全国中医药高等院校规划教材

全国中医药行业高等教育"十四五"创新教材

刮痧疗法

（第三版）

（供中医学、针灸推拿学、中西医临床医学、中医养生学、中医康复学等专业用）

主　编　佘延芬　杨继军

全国百佳图书出版单位
中国中医药出版社
·北京·

图书在版编目（CIP）数据

刮痧疗法/佘延芬，杨继军主编. —— 3 版. —— 北京：
中国中医药出版社，2024. 12. —— （全国中医药行业高等
教育"十四五"创新教材）.

ISBN 978 – 7 – 5132 – 9041 – 8

Ⅰ. R244. 4

中国国家版本馆 CIP 数据核字第 2024K86A26 号

融合教材服务说明

本教材为新形态融合教材，各教材配套数字教材和相关数字化教学资源（PPT 课件、视频、复
习思考题答案等）仅在全国中医药行业教育云平台"医开讲"发布。

资源访问说明

到"医开讲"网站（jh. e – lesson. cn）或扫描教材内任意二维码注册登录后，
即可访问相关数字化资源。

联系我们。

如您在使用数字资源的过程中遇到问题，请扫描右侧二维码联系我们。

中国中医药出版社出版

北京经济技术开发区科创十三街 31 号院二区 8 号楼

邮政编码　100176

传真　010 – 64405721

三河市同力彩印有限公司印刷

各地新华书店经销

开本 787×1092　1/16　印张 15. 25　字数 352 千字

2024 年 12 月第 3 版　2024 年 12 月第 1 次印刷

书号　ISBN 978 – 7 – 5132 – 9041 – 8

定价　60. 00 元

网址　www. cptcm. com

服 务 热 线　010 – 64405510

购 书 热 线　010 – 89535836

维 权 打 假　010 – 64405753

微信服务号　zgzyycbs

微商城网址　https：//kdt. im/LIdUGr

官 方 微 博　http：//e. weibo. com/cptcm

天猫旗舰店网址　https：//zgzyycbs. tmall. com

全国中医药高等院校规划教材
全国中医药行业高等教育"十四五"创新教材

《刮痧疗法》编委会

主　审　杨金生（中国中医科学院）
主　编　佘延芬（河北中医药大学）
　　　　杨继军（河北中医药大学）
副主编（以姓氏笔画排序）
　　　　王志福（福建中医药大学）
　　　　王　莹（河北北方学院）
　　　　石广霞（北京中医药大学）
　　　　汤继芹（山东中医药大学）
　　　　温景荣（天津中医药大学）
　　　　潘丽佳（河北中医药大学）
编　委（以姓氏笔画排序）
　　　　马巧琳（河南中医药大学）
　　　　王亚军（甘肃中医药大学）
　　　　王洪彬（华北理工大学）
　　　　冯　麟（贵州中医药大学）
　　　　邢海娇（河北中医药大学）
　　　　刘　君（河北中医药大学）
　　　　刘　密（湖南中医药大学）
　　　　安光辉（上海中医药大学）
　　　　安素红（邢台医学院）
　　　　何芙蓉（福建中医药大学）
　　　　张全爱（浙江中医药大学）
　　　　张晓琪（河北中医药大学）
　　　　张银娟（承德医学院）
　　　　张豪斌（陕西中医药大学）
　　　　郝　燕（广州中医药大学）
　　　　薛　玲（山西中医药大学）
秘　书　刘　君（河北中医药大学）
绘　图　王　迟

编写说明

刮痧疗法是祖国传统医学非药物疗法的重要组成部分，虽在临床应用中久负盛名，但是刮痧技术和理论长期以来并没有纳入学院教育的范畴，很大程度地影响了这门学科的推广和学术发展。我们组织全国 19 所高等医学院校 20 余名具有丰富教学与临床经验的专家教授编写《刮痧疗法》教材，填补了中医"刮痧疗法"正规、权威教材的空白。

本教材可供高等中医药院校中医学、针灸推拿学、中西医临床医学、中医养生学、中医康复学等专业本科教学使用，还作为护理学、临床医学、口腔医学、公共卫生与预防医学类等非中医专业选修课教材，也可以作为中医、针灸、康复及养生等临床工作者的参考用书。

教材内容包括刮痧理论、刮痧技术、刮痧应用等，分为上篇刮痧理论、中篇刮痧技术、下篇刮痧应用 3 个板块。上篇主要阐述刮痧疗法的起源和发展、刮痧疗法的理论基础和现代机制研究、经络腧穴学说，中篇主要阐述刮痧的器具与介质、刮痧的操作方法，下篇主要阐述刮痧治疗的原则和作用，常见内科疾病、妇儿科疾病、皮外科疾病、五官科疾病，以及美容、单纯性肥胖症、戒断综合征、疲劳综合征的刮痧治疗方法。目的在于使医学生掌握刮痧的基本知识、刮痧操作技能和常见病的刮痧治疗方法，能够具备在临床中独立进行刮痧诊疗操作的能力。

本教材特色有三，一是图文、视频并茂，注意培养学生的动手实践能力；二是教材内容浅显易懂，简便易学，应用层次广泛，不仅适用于中医相关专业使用，也可作为非中医专业的选修教材；三是理论与实践相结合，有利于刮痧学术的发展；四是积极融入现代教学手段，体例形式创新，融入数字化教材，包括视频、微课等教学资源，利用互联网和数字技术实现了教学资源的多元化和便捷性。学生可以通过数字化平台进行在线学习，观看视频，参与互动讨论。

本教材上篇刮痧理论由杨继军、邢海娇、刘君编写；中篇刮痧技术由佘延芬、王志福、温景荣、张银娟、安光辉编写；下篇刮痧应用由潘丽佳、王莹、汤继芹、何芙蓉、马巧琳、张全爱、刘密、薛玲、张晓琪、石广霞、王洪彬、王亚军、冯麟、张豪斌、郝燕、安素红编写。中篇刮痧技术中的插图由王迟绘制。

本教材为第 3 版，是在上一版的基础上，对部分内容和图片进行了补充和修订，并增加了数字化教学资源，但仍可能存在不足，恳请各院校师生和从事刮痧工作的同道在使用过程中提出宝贵意见和建议，以便再版时修订提高。

《刮痧疗法》编委会
2024 年 10 月

目　录

上篇　刮痧理论

第一章　概　述　▷▷▷▷

　　刮痧疗法是应用特制的刮痧工具，在人体体表的经络、腧穴及病变部位进行手法刮拭，达到防病治病目的一种治疗方法。刮痧疗法历史悠久，是祖国医学宝贵遗产之一，千百年来在民间广泛流传和应用，具有方法独特、简便安全、适应证广、疗效可靠等特点，是深受广大人民群众欢迎的非药物疗法。

　　从 20 世纪 90 年代开始，在发掘弘扬自然疗法过程中，刮痧疗法以崭新的面貌出现在世人面前。它在继承传统刮痧疗法的基础上有所创新，以中医整体观念为指导，以脏腑、经络学说等为理论基础，并且融入推拿手法，集诊断、预防、治疗、保健于一体，同时在刮痧工具、刮痧介质的使用方面也有了很大改进。这些创新拓展了刮痧疗法学科的内涵，使其理论不断完善，技术更加实用。目前，刮痧疗法是一种内病外治，对人体无毒副作用的自然疗法，针对日益增多的慢性病、疑难病、亚健康状态，其以独特的治疗方式和疗效得到众多医家和患者的一致好评，可以治疗内、外、妇、儿、皮肤、五官科等 400 多种疾病。同时，刮痧疗法在预防、保健方面的优势更加突出。

第一节　刮痧疗法的起源和发展

　　刮痧疗法源于民间，已有几千年的历史，但确切的发明年代及发明者却难以考证。在远古时期人们患病时，往往会本能地用手或石片捶击、按压、划刺机体某一部位，有时竟能使疾病得以缓解。原始的针刺工具是石器，称为"砭石"，《说文解字》注云："砭，以石刺病也。"砭石的作用与外形与当今使用的刮痧板相似，因此，刮痧的原始工具也是砭石。根据砭石起源的年代推测，刮痧疗法的雏形可追溯到新石器时代。

　　《黄帝内经》中记载了五种临床治疗方法，包括砭石、毒药、灸焫、九针、导引按跷。其中，砭石与刮痧疗法的源流有着紧密的联系。

　　刮痧疗法是和痧证同步发展的，当时刮痧疗法是治疗痧证的一种方法，在历代著作中均有记载。最早的痧证的痧采用的是"沙"字，当时痧的含义有二：一是病证发生过程中皮肤上有斑疹如沙粒，二是通过外治法可使患者皮肤出现紫红色的瘀点如沙，即所谓"得沙"。

晋代出现的沙虱病（恙虫病），是被携带疫毒邪气的沙虱幼虫叮咬而引起，以骤起发热，斑疹，叮咬处溃烂、结痂为主要表现的疫病。在《肘后备急方》等医籍中，采用拂、刮、挑、灸法，以排出侵入肌肤的沙虱毒，当时采用的刮拭工具为竹叶、茅叶，这是刮痧疗法最初的含义。

南宋叶大廉的《叶氏录验方》（1186）最早记载了"沙病"一名，元代孙仁存的《仁存孙氏治病活法秘方》中有"沙子病"或"沙子证"等名。"沙病"的主症是寒热、头痛、肢冷、呕恶、闷乱，严重者致人死亡。采用艾灸或麻绳擦拭等外治法可使这类病证患者的皮肤出现紫红色的瘀点如沙，故称为"沙病"。由此看来，麻绳是元代采用的刮痧工具之一。

元代危亦林《世医得效方·卷二·沙证》（1337）详细记载了绞肠痧，其曰："心腹绞痛，冷汗出，胀闷欲绝，俗谓绞肠痧（搅肠沙），今考之，此证乃名干霍乱。此亦由山岚瘴气，或因饥饱失时，阴阳乱而致。"本病类似于西医学的细菌性食物中毒、沙门氏菌属感染及传染性疾病霍乱等。对于"沙证"，《世医得效方》提出治疗方法，其曰："又法治沙证，但用苎麻蘸水，于颈项、两肘臂、两膝腕等处戛掠，见得血凝皮肤中，红点如粟粒状，然后盖覆衣被，吃少粥汤或葱豉汤，或清油葱茶，得汗即愈，此皆使皮肤腠理开发松利，诚不药之良法也。"所谓"戛掠"，唐代李周翰注说："戛，历刮也。"可见，"戛掠"就是刮痧，主要用于治疗"沙证"。元代出现的"苎麻戛掠法"，奠定了刮痧疗法的基础，并明确了这种能造成皮肤瘀点或瘀斑的外治法，目的是开腠理郁，行气血，出邪气。

明代医家对"沙证"的论述内容颇为丰富，但多集中在治疗绞肠痧方面。此时"沙"字逐渐向"痧"字过渡。这一时期的痧证外治法丰富，有刮、焠、针刺放血、针刺穴位、灸法、角筒法、推拿法等。明代著名医学家张景岳，将采用刮痧疗法的病例收集于著作之中，给予充分肯定。《景岳全书》云："向予荆人，年及四旬，于八月终，初寒之时，偶因暴雨后中阴寒痧毒之气，忽于二鼓时，上为呕恶，下为胸腹绞痛，势不可当，时值暮夜，药饵不及……甚至声不能出，水药毫不可入，危在顷刻间矣。"张景岳亲自采用民间秘传的刮痧疗法而获效。"余忽忆先年曾得秘传刮痧法，乃择一光滑细口瓷碗，别用热汤一钟，入香油一二匙，却将碗口蘸油汤内，令其暖而且滑，乃两手覆执其碗，于病者背心，轻轻向下刮之，以渐加重。碗干而寒，则再浸再刮，良久觉胸中胀滞渐有下行之意，稍见宽舒，始能出声。顷之，腹中大响，遂大泻如倾，其痛遂减，幸而得活。"张景岳对刮痧疗法的机理进行深入探讨，指出："细穷其义，盖以五脏之系，咸附于背，故向下刮之，则邪气亦随而降，凡毒气上行则逆，下行则顺，改逆为顺，所以得愈。虽近有两臂刮痧之法，亦能治痛，然毒深病急者，非治背不可也。"张景岳的精辟论述对确定刮痧疗法在医学界的地位影响极为深远，为后人广泛认识和使用刮痧疗法作出重要贡献。但在明代，"痧证"尚不属常见病种，故刮痧疗法的使用仍旧比较局限。

至明亡清兴之际，江淮吴越之地疫病流行猖獗一时，众多医家为之措手不及，因这类疫病多见黏膜、肌肤之下呈现出血点或充血点，状如沙粒，或散在，或密集，或聚积成片，或融合成斑。清代郭右陶在总结前人经验与个人实践的基础上，于1675—1678年撰写了《痧胀玉衡》一书。书中将这类疫病以"痧"字命名，将致病毒素称为"痧毒"。这类病证还具有"作肿作胀"的特点，故称之为"痧胀"。郭右陶认为，本病是因人体感受六淫邪气、疫气、秽浊之气后，毒邪内郁外发而成。"痧证先吐泻而心腹绞痛者，从秽气痧发者多；先心腹绞痛而吐泻者，从暑气痧发者多；心胸昏闷，痰涎胶结，从伤暑热痧发者多；遍身肿胀，疼痛难忍，四肢不举，舌强不言，从寒气、冰伏过时，郁为火毒而发痧者多。"在治疗过程中，他总结出以刮、放、药三法为主治疗，疗效肯定。在疫病流行时期，该书作出了重大贡献，同时对扩大刮痧疗法的治疗范围与推广普及亦发挥了十分重要的作用。该书被后人视为痧证和刮痧疗法专著。自17世纪下叶刊行之后，《痧胀玉衡》为医学界所重视，在近三百年内，重刻刊行竟有22次之多。

在清代，对痧证的认识已逐渐趋向以疫病为主，各种新旧疫病陆续纳入"痧证"范畴。第一个纳入痧证领域的是羊毛痧，清中期烂喉痧也被纳入，道光元年又有吊脚痧、瘪螺痧、霍乱痧等相继纳入。乾隆中期到光绪前期，对痧证的认识已进入鼎盛时期，痧证专著众多，甚至到了"无人不痧，无症不痧"的地步。与此同时，痧证的外治法也取得一些新进展，刮痧疗法的使用率急剧上升。19世纪，西医学对传染病病原的认识发展迅速，使伤寒、温病及痧证学说受到严峻的考验和冲击，那些原本因是"怪病"被纳入痧证的疫病相继脱身而去，对痧证的探究迅速淡化。虽然痧证名称渐渐被淘汰，但是治疗痧证的一些外治方法，如淬痧、放痧、刮痧等，却被保留下来。

清代论述痧证及刮痧疗法的专著较多，如刘奎著有《松峰说疫》、韩凌霄著有《瘟痧要编》、王凯著有《痧症全书》、沈金鳌著有《痧症燃犀照》、欧阳调律著有《痧法备旨》、李菩著有《治痧要略》、肖畏皇著有《痧病杂谈》、赵学敏著有《串雅外编》等，数十种相关医籍相继问世。吴师机在《理瀹骈文》中介绍了包括刮痧在内的多种外治方法，指出"刮之则邪气随降，病自松解"。

17至20世纪初，刮痧疗法为医界名家所重视，治疗范围不断扩大，方法不断改进和丰富。刮痧工具也日益多样，有手指、棉线、木针、刮舌刷子、羚羊角、瓷器、盐、铜币、银饰等数十种。至于刮痧所使用的润滑剂，应用最多者为油脂类，如普通食用油、香油，其次为水、酒类等。

20世纪初到20世纪50年代，由于对痧证的认识发生变化，刮痧疗法也逐渐从医界转入民间。民间对于痧证的治疗除刮痧、淬痧、放痧外，还有扯痧、揪痧和挤痧等方法。扯痧是用食指、拇指、中指，提扯患者皮肤一定的部位，使皮肤出痧。扯，包括拧的意思，故又称拧痧，适用于项背沉重者。揪痧是右手食指、中指屈起，指背蘸水或其他介质使其湿润，在患者喉咙两旁，或第6~7颈椎上下，用力揪拔，适用于咽喉肿痛者。挤痧是两手拇指，或单手食指、拇指，在疼痛的局部用力挤压，连续挤出一块块或一小排痧点，适用于前额、眉头或太阳穴等部位疼痛。

20 世纪 60 年代前期，我国初步建立了中医药专业队伍，并做了大量的继承、整理工作，刮痧疗法也有相应的发展。

20 世纪六七十年代，民间百姓仍然采用刮痧疗法治疗疾病，但在医疗机构应用刮痧疗法者较少。

20 世纪七八十年代，中国台湾预防医学专家吕季儒教授在前人经验的基础上不断改进，创造性地提出"经络刮痧法"。这一方法传至大陆，经由杨金生教授和王敬教授的推广、应用和深入研究，在理论和实践方面有了较大的发展。突出表现在以下方面：改进刮痧手法，对不同病证施以补或泻的不同手法；改进刮痧工具，使用天然水牛角刮痧板；改进刮痧介质，使用具有消炎镇痛、活血化瘀等作用的由十几味中药炼制而成的刮痧专用活血剂。除此之外，他们将经络刮痧和现代医学有机结合，扩展了刮痧的治疗范围。难能可贵的是，他们还将这一方法介绍到东南亚地区，使无数患者恢复健康，为将刮痧疗法推向新高度作出了贡献。

在经络刮痧的基础上，有些医者将生物全息理论运用到刮痧实践之中，从而总结出刮拭局部器官的不同区域，治疗全身疾病的"全息刮痧法"，拓宽了刮痧疗法的诊疗思路。实践证明，全息刮痧法可供选择的刮拭部位灵活多样，刮拭面积小，刮拭时间短，与疾病部位对应性强，疗效显著。当刮拭头、耳、手等暴露部位的全息穴区时，操作简便易行，不受环境限制，更易推广普及。临床可根据具体病情联合使用全息刮痧法与经络刮痧法，可增强刮痧治疗效果。

目前，在继承中国传统刮痧法和经络刮痧法的基础上，研究人员不断总结刮痧疗法的临床和教学实践经验，吸取当代诸多医家和广大群众在刮痧方面的新思路、好经验，在刮痧工具、刮痧介质的使用方面进一步改进，技术更加实用，刮痧疗法的理论也日益完善，逐渐形成刮痧疗法的学科内涵。刮痧疗法学科内涵是以中医整体观念为指导，以脏腑、经络学说等为理论基础，依据辨证施治的理念，采用刮拭等方法刺激有关经络、腧穴，达到疏通经络、梳理经筋、调节脏腑的作用，集诊断、治疗、预防保健于一体的独立新学科。

值得欣慰的是，虽然历史上常将刮痧疗法视为雕虫小技，难登大雅之堂，但目前刮痧疗法却越来越受到社会的青睐。针对日益增多的慢性病、疑难病、亚健康状态，刮痧疗法以其独特的治疗方式和疗效获得众多医务人员和患者的接受与认可，标志着刮痧疗法进入全新的发展时期。

第二节　刮痧疗法的理论基础和现代机制研究

一、理论基础

刮痧疗法以中医基础理论为指导，其中藏象学说和经络学说是刮痧疗法的重要理论依据。

刮痧疗法与针灸疗法一样，均以藏象学说、经络学说作为临床立法处方、治疗疾病、手法操作的理论依据。针灸疗法侧重于对经络上腧穴点的刺激，而刮痧疗法注重对经络的梳理和刺激，以达到疏通经络、调理脏腑、调和阴阳、扶正祛邪的目的。"藏象"二字，首见于《素问·六节藏象论》。藏指藏于体内的内脏，象指表现于外的生理、病理现象。藏象包括各个内脏实体及其生理活动和病理变化表现于外的各种征象。藏象学说是研究人体各个脏腑的生理功能、病理变化及其相互关系的学说。它是历代医家在医疗实践的基础上，在阴阳五行学说的指导下，概括总结而成的，是中医学理论体系中极其重要的组成部分。刮痧疗法依据表现于外的象，判断脏和腑的病变，选择与脏腑相关的经络和腧穴进行治疗。经络联络脏腑形体官窍，贯穿内外上下，其中经脉包括十二经脉、奇经八脉、十二经别；络脉包括十五络脉和难以计数的浮络、孙络等。经络系统中还包括连属部分十二经筋、十二皮部。经络学说即是研究人体经络的生理功能、病理变化及其与脏腑相互关系的学说。经络学说是刮痧疗法的核心理论基础。

在经络系统中，十二皮部是刮痧疗法刺激的主要部位。《素问·皮部论》云："凡十二经脉者，皮之部也，是故百病之始生也，必先于皮毛。"十二皮部不仅是十二经脉功能活动反映于体表的部位，也是经脉之气散布的所在，而且是病邪出入的门户。一方面，皮部位于人体最浅表部位，与外界直接接触，外邪通过皮部可深入络脉、经脉，深达脏腑，导致脏腑病变；而且皮部是络脉主要存在的部位。刮拭刺激作用于十二皮部，通过皮部将治疗信息传入经脉、内脏，进而疏通经络，调整脏腑，治疗络脉病候；同时还可开泄皮部毛窍汗孔，排出邪气毒素，从而达到治疗疾病的目的。另一方面，脏腑患病也可通过经脉、络脉反映于皮部，故可以通过皮部的变化，察知内在的病情。借助观察皮部的出痧情况，协助诊断，也是皮部理论在刮痧疗法中的具体体现。

在经络系统中，十二经筋是刮痧疗法刺激的另一主要部位。十二经筋是十二经脉所联系的筋肉系统，是十二经脉之气结聚于筋肉关节的外周连属部分，与十二经脉相伴循行，但循行方向是由四肢末端向头面部的"向心性"走向，具有连缀百骸、维络周身、主司关节运动的作用。并且依赖于慓疾滑利的卫气，从四末数筋并发，向心速行，布散阳气，濡养筋肉，从而能够完成人体坐、行、跑等静动转化的复杂联动。十二经筋有各自对应的经筋病，刮痧时可以梳理经筋，使卫气运行通畅，筋肉得到濡养，关节活动自如，从而治疗各经经筋病候。

二、现代机制研究

刮痧过程中产生的"痧"、疼痛及阳性反应物等是刮痧治疗中常见的现象，现代研究对刮痧后的各种反应实质进行了多方面的探讨，主要包括以下几个方面。

1. 微循环改变 刮痧时的机械刺激会导致局部皮肤和浅表组织的毛细血管扩张、破裂，形成出血点和瘀斑。这种现象被认为是局部微循环改善的结果，通过刺激皮下毛细血管，使血液和淋巴液流动增加，促进代谢废物和毒素的排出。

2. 炎症反应 "痧"的形成与局部的炎症反应有关。刮痧引起的机械刺激会激活局部的炎症反应，导致炎症介质如组胺、前列腺素等释放，进而引起血管扩张和通透性增加。这种反应在一定程度上有助于调节局部的免疫反应和修复过程。

3. 组织液外渗 刮痧过程中，机械压力导致皮下组织中的液体（如组织液、血浆）渗出至皮下组织，形成肉眼可见的红斑和瘀斑。这种液体外渗也是微血管破裂和通透性增加的结果。

4. 痛觉和感觉神经反应 刮痧刺激皮肤中的感觉神经末梢，可能会引起局部的疼痛和红斑反应。这种神经刺激不仅能缓解局部的疼痛，还可能通过脊髓和中枢神经系统的反馈调节，产生全身的镇痛效果。

5. 免疫反应 一些研究表明，刮痧能够增强机体的免疫功能。局部的机械刺激和随后的炎症反应可以吸引免疫细胞（如白细胞、巨噬细胞）到达刺激部位，增强局部和全身的免疫监视功能，从而提高机体对感染和疾病的抵抗力。

第三节 刮痧疗法的现实意义

一、寻求自然疗法的需要

自然疗法是指不需要药物治疗，通过预防和促进人体自我修复的过程，来达到防治疾病目的的治疗方式。自然疗法的重点在于预防疾病，帮助人体恢复或者提高人体本身就有的抗病能力。在21世纪初，世界卫生组织就倡导自然医学和现代医学相融合。随着生活水平的提高，人们越来越关注自己的身体，未病先防的观念被推崇，自然疗法越来越被世界民众认可。

刮痧疗法是继承传统中医学和发展现代科学的产物。现代工业的发展使刮拭工具的外部构造、表面光洁等方面更加适合人体各部位刮拭的需要，以水牛角为材质的刮痧板更加体现自然疗法的特点，避免金属类器具易造成皮肤伤痛、产生静电等不良反应，避免瓷器类、生物类器械易碎、不易携带的缺点，以及现代化学用品如塑料给人体皮肤造成的危害。刮痧疗法不仅在刮痧工具上选择更为合理，更重要的是在刮痧手法上结合按摩、点穴、针灸等操作手法，使刮痧成为不直接用手接触皮肤的按摩、点穴疗法，不用针刺入皮肉的针灸疗法，不用拔罐器皿的拔罐疗法，不用气功的通络导引方法。刮痧疗法发展到今天，治疗范围由从前的几种发展到目前能够治疗400多种疾病，其中对内科、妇科、儿科、外科、皮肤科、伤科、眼科等各科多种疾病有立竿见影之效，成为维护人体自然生态的、无毒副作用的、易被接受的济世良法。

二、既病防变的需要

有关部门的统计资料表明，我国目前死亡率最高的心脏病、脑血管病、肿瘤多是因为不良生活方式，不懂预防、保健常识造成的。要预防这些疾病，必须坚持自我保健，把人的健康从依靠医院和医生转向依靠家庭和自身，把健康真正掌握在自己手中。在众多的自我保健方法中，刮痧疗法是较容易掌握和实施的方法之一。刮痧疗法简单易学，不受时间、地点、条件的限制，一片刮板，随身携带，随时可刮，随地可刮，无任何不良反应，既经济又安全，是其他方法所不能取代的最佳自我保健方法。

三、未病先防的需要

刮痧疗法是我国原创的集预防、治疗、诊断为一体的中医药适宜技术，是中医药非物质文化遗产之一，国家出台的一系列政策中都包含这方面的内容：2009 年 5 月，国务院颁发《国务院关于扶持和促进中医药事业发展的若干意见》；2013 年 9 月，国务院发布《国务院关于促进健康服务业发展的若干意见》；2015 年 5 月，国务院发布《中医药健康服务发展规划（2015 - 2020 年）》；2016 年 2 月，国务院发布《中医药发展战略规划纲要（2016 - 2030 年）》。2019 年 10 月，中共中央、国务院印发《关于促进中医药传承创新发展的意见》；2021 年 2 月，国务院发布《关于加快中医药特色发展的若干政策措施》；2022 年 3 月，国务院发布《"十四五"中医药发展规划》；2023 年 2 月，国务院发布《中医药振兴发展重大工程实施方案》。这些国家政策均指出中医药作为中华民族的瑰宝，蕴含着丰富的哲学思想和人文精神，是我国文化软实力的重要体现，要做好中医药非物质文化遗产保护传承工作，同时要在全民健康服务、中医药旅游、中医药养生康复服务中发挥重要作用。

目前，刮痧疗法在预防保健中应用广泛，迎合了人们在解决温饱问题之后对健康和美的追求。在诸多健康养生馆中，刮痧疗法是主要养生保健技术，有的地区设立专门的刮痧养生馆。在美容界也从过去以外用美容产品为主，逐渐转向于对人体内环境的调理。皮肤美白、亮泽、滋润，头发乌黑光亮，去除面部皱纹、眼袋、痤疮、黄褐斑及减肥等，都可以通过刮痧疗法协调阴阳、调理五脏、调理气血而得以实现。刮痧美容技术亦开始传播到世界各地，并取得显著效果。在健康旅游项目中，刮痧疗法也是主要的中医特色项目。刮痧疗法作为有中医理论底蕴的技术必将在全民大健康领域中尽显风采。

总之，刮痧疗法经过漫长的发展，已经由原来粗浅、单一、经验的治疗方法，发展到今天成为有系统的中医理论指导，有切实可行的操作手法和实用工具，适应病种广泛，集防病、治病为一体的自然疗法。

第二章　经络腧穴学说 ▷▷▷▷

第一节　经络的基本概念

经络是经脉和络脉的总称，是人体内运行气血、联络脏腑、沟通内外、贯穿上下的通路。"经"，有路径的含义，为直行的主干；"络"，有网罗的含义，为经脉的分支，经脉和络脉虽有区别，但二者紧密相连。

经络纵横交错，贯穿上下，遍布全身，通过有规律的循行和复杂的联络交会，构成了经络系统。经络外布体表，内属脏腑，沟通表里，联络上下，将机体体表与体表之间、体表与脏腑之间、脏腑与脏腑之间紧密地联系在一起。经络系统将身体的各个部分协调统一，保证了人体生命活动的正常进行。

经络学说是刮痧疗法的主要理论依据，经络循行线是刮痧治疗的主要施术部位。

第二节　经络系统的组成

经络系统由经脉、络脉和连属于体表的十二经筋、十二皮部组成，其中经脉包括十二经脉、奇经八脉、十二经别，络脉包括十五络脉和难以计数的浮络、孙络等（图2－1）。

一、十二经脉

十二经脉也称十二正经，是经络系统的核心组成部分，包括手三阴经、手三阳经、足三阳经、足三阴经，对称分布于人体的头面、躯干和四肢，有一定的起止、循行部位和交接顺序，在肢体的分布和走向有一定的规律，与脏腑有直接的络属关系，是气血运行的主要通道。

（一）十二经脉的命名

十二经脉的名称各不相同，每一经脉的命名都是依据分布于手足、所属脏腑、阴阳属性命名的。

1. 以手足命名　行于上肢的经脉称为"手经"，行于下肢的经脉称为"足经"。

2. 以阴阳命名　阴阳学说认为一切事物都可以分为阴阳两方面，十二经脉也以阴阳命名，分布于上下肢内侧面的称为"阴经"；分布于上下肢外侧面的称为"阳经"。又根据阴阳之气的多寡，一阴一阳演化为三阴三阳（图2－2）。

十二经脉的手经、足经均有太阴、少阴、厥阴、阳明、太阳、少阳之分。

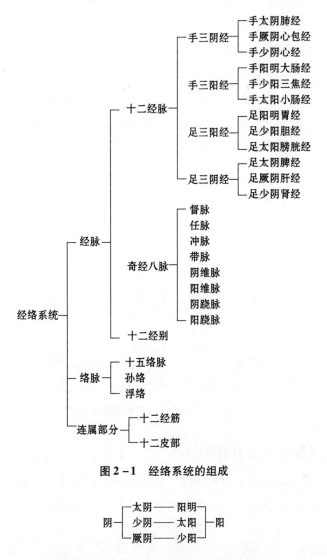

图2-1　经络系统的组成

$$阴\begin{cases}太阴\;——\;阳明\\少阴\;——\;太阳\\厥阴\;——\;少阳\end{cases}阳$$

图2-2　一阴一阳化为三阴三阳示意图

3. 以脏腑命名　经络与脏腑相关，具有相应的隶属关系，五脏"藏精气而不泻"，属阴，阴经属于脏；六腑"传化物而不藏"，属阳，阳经属于腑。经络理论认为，阴经属脏而络腑，阳经属腑而络脏，构成了阴与阳、脏与腑的表里相合及内属脏腑、外络肢节的关系。

结合以上三者，形成了十二经脉的具体名称。其中在上肢循行的手太阴与肺相属，称为手太阴肺经；手少阴与心相属，称为手少阴心经；手厥阴与心包相属，称为手厥阴心包经；手阳明与大肠相属，称为手阳明大肠经；手太阳与小肠相属，称为手太阳小肠经；手少阳与三焦相属，称为手少阳三焦经。在下肢循行的足阳明与胃相属，称为足阳明胃经；足太阳与膀胱相属，称为足太阳膀胱经；足少阳与胆相属，称为足少阳胆经；

足太阴与脾相属，称为足太阴脾经；足少阴与肾相属，称为足少阴肾经；足厥阴与肝相属，称为足厥阴肝经。

（二）十二经脉的循行走向与交接规律

十二经脉的循行方向：手三阴经从胸走手，交手三阳经；手三阳经从手走头，交足三阳经；足三阳经从头走足，交足三阴经；足三阴经从足走腹胸，交手三阴经。其交接规律为相表里的阴经与阳经在手足末端交接，同名的阳经在头面部交接，手足阴经在胸中交接，构成了"阴阳相贯，如环无端"的循环径路（图2-3）。

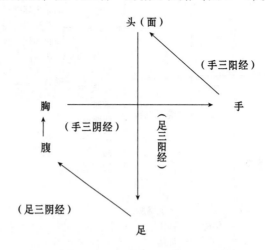

图2-3　十二经脉走向交接规律示意图

（三）十二经脉在体表分布的规律

十二经脉在体表的分布虽有曲折迂回，交错出入，但基本纵行贯通全身。除足阳明胃经外，属六腑的阳经，分布于四肢外侧和头面、躯干的背面；属六脏的阴经，则分布于四肢内侧和胸腹。

1. 头面部的分布　手三阳经从手走头，足三阳经从头走足，手足六阳经均行于头面部。诸阳经在头面部的分布特点：阳明经主要循行于面部，其中足阳明经行于额部；太阳经循行于面颊、头顶及枕项部；手、足少阳经主要循行于侧头耳颞部。另外，足厥阴肝经也循行至颠顶部。其分布规律是阳明在前，少阳在侧，太阳在后，厥阴在颠顶。

2. 四肢的分布　上肢外侧为手三阳经，下肢外侧为足三阳经；上肢内侧为手三阴经，下肢内侧为足三阴经。按照立正足尖向前，两手自然下垂，手掌面贴于大腿侧，手大指在前，小指在后的体位，将上下肢的内外侧均分成前、中、后3个区线，十二经脉在四肢的排列顺序：手足阴经为太阴在前、厥阴在中、少阴在后。其中足三阴经在内踝上8寸以下为厥阴在前、太阴在中、少阴在后，至内踝上8寸以上，太阴交出于厥阴之前；手足阳经为阳明在前、少阳在中、太阳在后。

3. 躯干部的分布　手三阳经循行于肩胛部；手三阴经均经腋下走出；足三阳经则为阳明经循行在前（胸腹部）；太阳经循行在后（颈背腰部）；少阳经循行在侧（腋、

胁、侧腹）；足三阴经均循行于前（腹、胸部）。循行于腹、胸部的经脉由内向外依次为足少阴肾经、足阳明胃经、足太阴脾经、足厥阴肝经。

（四）十二经脉的表里络属关系

十二经脉在体内与脏腑相连属，阳经属腑络脏主表，阴经属脏络腑主里，一脏配一腑，一阴配一阳，形成脏腑阴阳表里络属关系。手太阴肺经属肺络大肠，手阳明大肠经属大肠络肺，两者相表里；足太阴脾经属脾络胃，足阳明胃经属胃络脾，两者相表里；手少阴心经属心络小肠，手太阳小肠经属小肠络心，两者相表里；足少阴肾经属肾络膀胱，足太阳膀胱经属膀胱络肾，两者相表里；手厥阴心包经属心包络三焦，手少阳三焦经属三焦络心包，两者相表里；足厥阴肝经属肝络胆，足少阳胆经属胆络肝，两者相表里。由于这种表里络属关系，使得表里经在生理上密切联系，病理上相互影响，治疗时相互为用。

（五）十二经脉与脏腑器官的联络

十二经脉除与脏腑连属之外，还与循行分布的相应器官密切联系（表2-1），刮痧治疗中常以此为依据制定治疗方案。

表2-1　十二经脉与脏腑器官的联络

经脉名称	联络的脏腑	联络的器官
手太阴肺经	属肺，络大肠，还循胃口	喉咙
手阳明大肠	属大肠，络肺	入下齿中，夹口、鼻
足阳明胃经	属胃，络脾	起于鼻，入上齿，环口夹唇，循喉咙
足太阴脾经	属脾，络胃，流注心中	夹咽，连舌本，散舌下
手少阴心经	属心，络小肠，上肺	夹咽，系目系
手太阳小肠经	属小肠，络心，抵胃	循咽，至目内外眦，入耳中，抵鼻
足太阳膀胱经	属膀胱，络肾	起于目内眦，至耳上角，入络脑
足少阴肾经	属肾，络膀胱，上贯肝，入肺中，络心	循喉咙，夹舌本
手厥阴心包经	属心包，络三焦	
手少阳三焦经	属三焦，络心包	系耳后，出耳上角，入耳中，至目外眦
足少阳胆经	属胆，络肝	起于目外眦，下耳后，入耳中，出耳前
足厥阴肝经	属肝，络胆，夹胃，注肺	过阴器，连目系，环唇内

（六）十二经脉的流注次序

十二经脉是气血运行的主要通道，十二经脉的气血流注起于中焦的手太阴肺经，依次传注各经，最后传至足厥阴肝经，气血复再流注于手太阴肺经，形成首尾相贯、周而复始、如环无端的流注系统，使得气血流注周身，营养和维持各组织器官的功能活动（图2-4）。

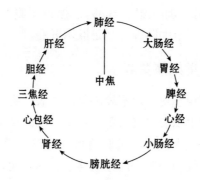

图2-4　十二经脉流注次序示意图

二、奇经八脉

（一）奇经八脉的概念

奇经八脉是指别道奇行的经脉，包括督脉、任脉、冲脉、带脉、阴维脉、阳维脉、阴跷脉、阳跷脉共八条，统称奇经八脉，是经络系统的重要组成部分。

（二）奇经八脉的生理功能

"奇"即奇异、奇特之意，奇经八脉与十二经脉相对而言，分布不如十二经脉那样有规律，除带脉外，皆为纵行循行，纵横交错循行于十二经脉之间。奇经八脉不直接隶属于十二脏腑，唯有任、督二脉各有所属腧穴，分别于人体前、后正中线上，并与十二经脉并称"十四经"。八脉相互之间也无表里络属关系，故称"奇经"。

1. 统帅、主导作用　奇经八脉在循行中与十二经脉交叉相接，不但补充了十二经脉循行分布上的不足，还将部位相近、功能相似的经脉联系起来。例如，督脉行于人体后正中线，与手足六阳经交会于大椎穴，总督一身之阳经，称为"阳脉之海"，可调节全身阳经之气血；任脉行于人体前正中线，与足三阴经交会于关元穴，足三阴经与手三阴经相接，任脉总任一身之阴经，为"阴脉之海"，可调阴经之气血；冲脉行于人体上下前后，灌渗三阴三阳，为"血海""十二经之海"，可调十二经之气血。督、任、冲三脉皆起于胞中，一同出于会阴部，但循行路径各有不同，故有"一源三歧"之称。带脉横行腰腹，约束纵行诸经，沟通腰腹部经脉；阴、阳维脉络一身表里之阴阳；阴、阳跷脉主宰一身左右之阴阳。奇经八脉起到了协调阴阳、调节经脉气血的作用。

2. 蓄积、渗灌的调节作用　十二经脉气血有余时，则流注蓄积于奇经八脉之中，以备不时之需，十二经脉气血不足时，奇经八脉就会溢出蓄积的气血，及时予以补充。奇经八脉对十二经脉的气血有蓄积和灌渗的双向调节作用，用以保持十二经脉气血的相对恒定状态。

三、十二经别

（一）十二经别的概念

十二经别行是十二经脉别行深入体腔的支脉。其分布特点可用"离、入、出、合"进行概括。十二经别在本经肘膝附近别出称为"离"；深入胸腹腔，呈向心性循行，称为"入"；然后浅出体表，上行于头颈部称为"出"；阴经与相表里的阳经相合，一并注入六阳经称为"合"。手足三阴三阳共成6组，称"六合"。

（二）十二经别的循行分布

足太阳、足少阴经别从腘部分出，入走肾与膀胱，上出于项，合于足太阳膀胱经；足少阳、足厥阴经别从下肢分出，行至毛际，入走肝胆，上系于目，合于足少阳胆经；足阳明、足太阴经别从髀部分出，入走脾胃，上出鼻颏，合于足阳明胃经；手太阳、手少阴经别从腋部分出，入走心与小肠，上出目内眦，合于手太阳小肠经；手少阳、手厥阴经别从所属正经分出，进入胸中，入走三焦，上出耳后，合于手少阳三焦经；手阳明、手太阴经别从所属正经分出，入走肺与大肠，上出缺盆，合于手阳明大肠经。

（三）十二经别的生理功能

1. 加强十二经脉表里两经在体内的联系　十二经别进入体腔后，表里两经相并而行，浅出于体表时阴经经别合于阳经经别，一起注入体表阳经，加强了十二经脉四肢部位表里经之间的联系。十二经别进入胸腹腔之后，大多数循行于该经属络的脏腑，尤其是阳经经别全部联系与本经有关的脏腑，使体内一脏一腑及表里两经的内在部分联系更加密切。

2. 加强体表与体内、四肢与躯干的向心性联系　十二经别从十二经脉的四肢部分出，进入体腔呈向心性循行，对加强体表与体内、四肢与躯干的向心性联系，以及加强由外向内的信息传递有重要作用。

3. 加强十二经脉和头面部的联系　十二经脉中的六阳经分布于头面部，六阴经的经别合于六阳经上达头面，不仅充实了经络学说的内容，而且为近代的耳针、面针、口针、鼻针、头针等奠定了理论基础。

4. 扩大十二经脉的主治范围　十二经别的循行使十二经脉的分布、联系部位更加周密，同时也扩大了十二经脉主治病证的范围。

5. 加强足六经与心的联系　足六经的经别上行经过胸、腹，不仅加强了腹腔内脏腑之间的联系，同时加强了与胸腔内心脏的联系，有重要的临床意义。

四、十五络脉

（一）十五络脉的概念

十五络脉是从经脉分出的斜行的细支脉，是络脉中较为重要的部分，对无数细小的络脉起着主导作用。络脉有十五条，十二经脉、任、督二脉各别出一络，加上脾之大络，统称为十五络脉。十五络脉各有一络穴，在刮痧治疗选穴方面有特殊意义。

（二）十五络脉的循行分布

十二经脉的络脉多分布于身体浅表部位，从四肢肘膝关节以下本经络穴分出后，均走向其相表里的经脉；督脉之络，从尾骨下长强分出后，散布于头部，并走向背部两侧的足太阳经；任脉之络，从胸骨剑突下鸠尾分出后，散布于腹部；脾之大络，出于腋下大包穴，散布于胸胁部。

（三）十五络脉的生理功能

1. 加强十二经脉表里两经在体表的联系 阴经的别络走向阳经，阳经的别络走向阴经，沟通了阴经与阳经在体表的联系。

2. 加强人体前、后、侧面的联系 督脉之络布散于头部，任脉之络布散腹部，脾之大络布散胸胁部，十五别络可加强十二经脉、任督二脉与人体躯干前、后、侧面的联系。

3. 渗灌气血以濡养周身 循行于经脉中的气血，通过别络的渗灌注入更为细小的分支，起到濡养作用。

五、十二经筋

（一）十二经筋的概念

经筋是十二经脉之气结聚散络于筋肉、关节的体系，是附属于十二经脉的筋膜系统，是经脉之气在四肢百骸、骨骼筋肉之间运行的又一通道，经筋受十二经脉气血的濡养和调节。十二经筋的循行分布，与其所辖经脉体表通路基本一致，其循行走向均从四肢末端走向头身，行于体表，不入内脏。全身筋肉按部位分属于手足三阴三阳，即十二经筋。

（二）十二经筋的生理功能

经筋的主要生理作用是连缀四肢百骸，维络周身，约束骨骼，调节肢体的屈伸活动，并对周身各部脏器起到一定的保护作用。

（三）十二经筋的循行

1. 手太阴经筋 起于手大拇指上，结于鱼际后，行于寸口动脉外侧，上沿前臂，结于肘中；再向上沿上臂内侧，进入腋下，出缺盆，结于肩髃前方，上面结于缺盆，下面结于胸里，分散通过膈部，到达季胁（图2-5）。

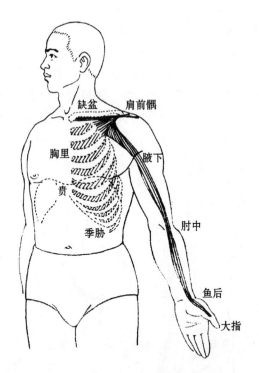

图2－5　手太阴经筋循行分布示意图

2. 手阳明经筋　起于食指末端，结于腕背，向上沿前臂外侧，结于肩髃；其分支，绕肩胛，夹脊旁；直行者，从肩髃部上颈；分支上面颊，结于鼻旁；直行的上出手太阳经筋的前方，上额角，络头部，下向对侧颔部（图2－6）。

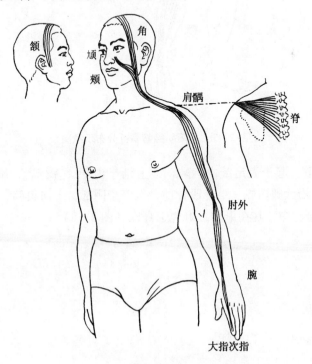

图2－6　手阳明经筋循行分布示意图

3. 足阳明经筋 起于第二、三、四趾，结于足背；斜向外上盖于腓骨，上结于膝外侧，直上结于髀枢（大转子部），向上沿胁肋，连属脊椎。直行者，上沿胫骨，结于膝部。分支结于腓骨部，并合足少阳的经筋。直行者，沿伏兔向上，结于股骨前，聚集于阴部，向上分布于腹部，结于缺盆，上颈部，夹口旁，会合于鼻旁，上方合于足太阳经筋——太阳为"目上网"（下睑）。其中分支从面颊结于耳前（图2-7）。

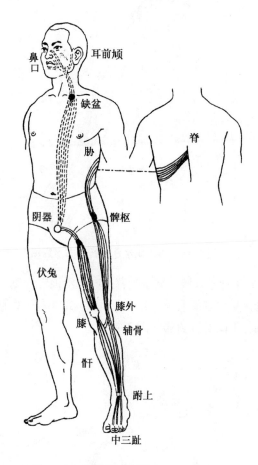

图2-7 足阳明经筋循行分布示意图

4. 足太阴经筋 起于大足趾内侧端，向上结于内踝；直行者，络于膝内辅骨（胫骨内髁部），向上沿大腿内侧，结于股骨前，聚集于阴部，上向腹部，结于脐，沿腹内，结于肋骨，散布于胸中；其在里的，附着于脊椎（图2-8）。

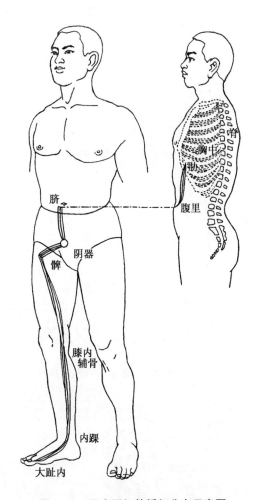

脊

胸中

胁

脐

腹里

阴器

髀

膝内
辅骨

内踝

大趾内

图2-8　足太阴经筋循行分布示意图

5. 手少阴经筋　起于手小指内侧，结于腕后锐骨（豆骨），向上结于肘内侧，再向上进入腋内，交手太阴经筋，行于乳里，结于胸中，沿膈向下，系于脐部（图2-9）。

6. 手太阳经筋　起于手小指上边，结于腕背，向上沿前臂内侧缘，结于肘内锐骨（肱骨内上髁）的后面，进入并结于腋下，其分支向后走腋后侧缘，向上绕肩胛，沿颈旁出走足太阳经筋的前方，结于耳后乳突；分支进入耳中；直行者，出耳上，向下结于下颌骨处，上方连属目外眦。还有一条支筋上向下颌角部，沿耳前，连属目外眦，上额，结于额角（图2-10）。

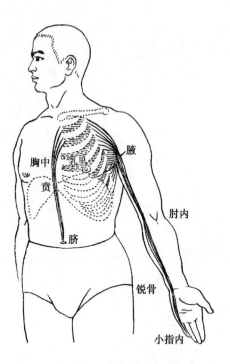

图2-9　手少阴经筋循行分布示意图

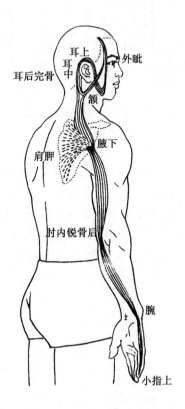

图2-10　手太阳经筋循行分布示意图

7. 足太阳经筋　起于足小趾，向上结于外踝，斜上结于膝部，在下者沿外踝结于足跟，向上沿跟腱结于腘部，其分支结于小腿肚（腨外），上向腘内侧，与腘部另支合并上行结于臀部，向上夹脊到达项部；分支别入结于舌根；直行者结于枕骨，上行至头顶，从额部下，结于鼻；分支形成"目上网"（即上睑），向下结于鼻旁，背部的分支从腋行外侧结于肩髃；一支进入腋下，向上出缺盆，上方结于耳行乳突（完骨）。又有分支从缺盆出，斜上结于鼻旁（图2-11）。

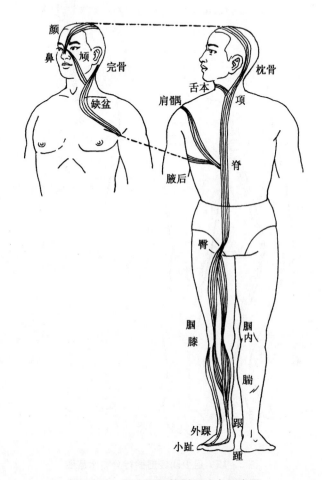

图2-11　足太阳经筋循行分布示意图

8. 足少阴经筋　起于足小趾的下边，同足太阳经筋并斜行内踝下方，结于足跟，与足太阳经筋会合，向上结于胫骨内侧髁下，同足太阴经筋一起向上，沿大腿内侧，结于阴部，沿脊里，夹膂，向上至项，结于枕骨，与足太阳经会合（图2-12）。

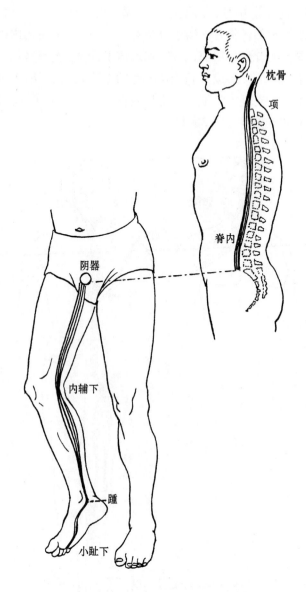

图 2 – 12　足少阴经筋循行分布示意图

9. 手厥阴经筋　起于手中指，与手太阴经筋并行，结于肘内侧，上经上臂内侧，结于腋下，向下散布于胁的前后；其分支进入腋内，散布于胸中，结于膈（图 2 – 13）。

10. 手少阳经筋　起于手无名指末端，结于腕背，向上沿前臂结于肘部，上绕上臂外侧缘上肩，走向颈部，合于手太阳经筋。其分支当下额角处进入，联系舌根；另一支从下颌角上行，沿耳前，连属目眦，上额，结于额角（图 2 – 14）。

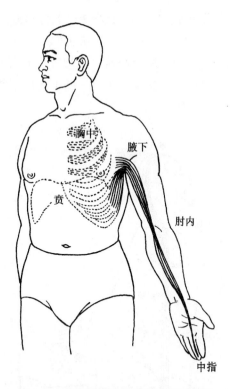

图 2 - 13　手厥阴经筋循行分布示意图

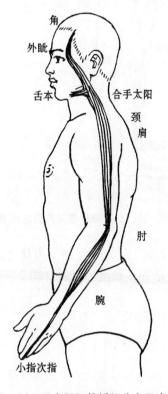

图 2 - 14　手少阳经筋循行分布示意图

11. 足少阳经筋 起于第四趾,向上结于外踝,上行沿胫外侧缘,结于膝外侧;其分支起于腓骨部。上走大腿外侧,前边结于"伏兔",后边结于骶部。直行者,经季胁,上走腋前缘,系于胸侧和乳部,结于缺盆。直行者,上出腋部,通过缺盆,行于足太阳经筋的前方,沿耳后,上额角,交会于头顶,向下走向下颌,上结于鼻旁。分支结于目外眦,成"外维"(图2-15)。

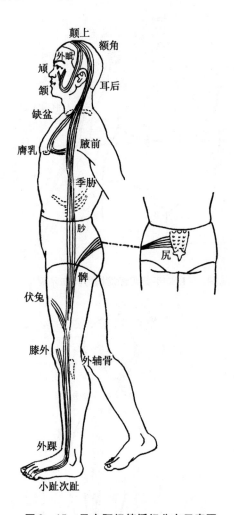

图2-15 足少阳经筋循行分布示意图

12. 足厥阴经筋 起于足大趾上边,向上结于内踝之前。沿胫骨向上结于胫骨内髁之上,向上沿大腿内侧,结于阴部,联络各经筋(图2-16)。

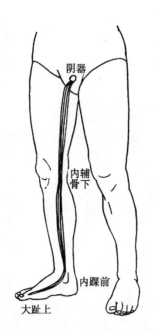

图 2 – 16　足厥阴经筋循行分布示意图

六、十二皮部

（一）十二皮部的概念

皮部是十二经脉功能活动反映于体表的部位，也是经络之气在皮肤所散布的部位，故称十二皮部。

（二）十二皮部的生理功能

十二皮部接受十二经脉及其络脉气血的濡养，位于人体最为浅表部位，可感知外界的变化，并具有调节自身的作用；十二皮部依赖布散于体表的卫气，发挥抗御外邪的作用。此外，十二皮部具有重要的诊断意义，皮 – 络 – 经 – 腑 – 脏为疾病传变的层次，经脉、脏腑的病变可反映于皮部，如通过观察刮拭情况可司外而揣内，推知脏腑病变。十二皮部与刮痧治疗密切相关，刮痧可通过对皮部的刺激达到防治疾病的目的。

（三）十二皮部的分布

十二皮部的分布与十二经脉在体表的分布区域相同（图 2 – 17）。

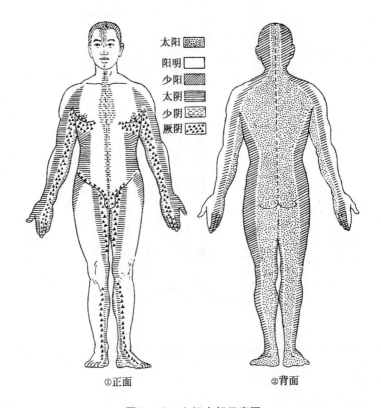

太阳
阳明
少阳
太阴
少阴
厥阴

①正面　　　　　　　②背面

图 2 - 17　六经皮部示意图

第三节　经络系统的临床运用

一、说明病理变化

经络系统在人体通内达外，当人体正气不足，抵抗力下降时，邪气侵入人体，经络不仅会成为外邪由表传里、由浅入深传入内脏的通路，还可成为脏腑病变相互传播的途径，并通过经络系统影响人体的其他部分。此外，由于经络系统负载、传导信息，也可以将疾病的信息传达反映于外。

二、指导辨证归经

经络循行有一定的部位，分属相应的脏腑，通过分析患者症状、体征，依据脏腑经络理论进行"循经辨证"以确定所属脏腑，如两胁疼痛为肝胆病变，胸痛连及左手臂、小指为心脏病变；或根据病变所在位置进行"分经辨证"以确定所属经脉，如头痛痛在前额属阳明，痛在两侧属少阳，痛在后项属太阳，痛在颠顶属肝经等。

三、指导刮痧治疗

刮痧治疗疾病主要是通过刮痧手法作用于体表经络、腧穴、经筋、皮部，从而激发经气，调整阴阳，调理脏腑，疏通经络，调节气血，促使机体的功能活动恢复常态。刮痧疗法的理论依据固然与经络、腧穴的密切相关，但就刮痧疗法的特点来看，原则上更突出强调以经络理论为指导制定治疗方案。

第四节　腧穴的概念、发展及分类

一、腧穴的概念

腧穴是人体脏腑经络之气输注体表的特殊部位。"腧"与"输"意同，有输注、转输之义；"穴"有孔隙之意，指经气所居。腧穴既是疾病的反应点，又是刮痧治疗的施术部位。经穴均分别归属于各经脉，各经又分属相应脏腑，由此腧穴、经脉、脏腑之间形成了密不可分的关系。

二、腧穴的发展

腧穴是人们在医疗实践中被发现的。远古时代，当人们身体有病时，就在疼痛局部进行砭刺、按摩、火灸，发现可以减轻或消除病痛，形成了对腧穴的最初阶段"以痛为腧"的认识。此时，腧穴既无定位，又无定名。随着人们医疗实践的增多，对腧穴的功能主治认识不断深化，知识积累越来越丰富，有些腧穴就有了明确的名称、位置描述，即定位、定名阶段。后来一些医家把越来越多的功能相近的腧穴进行归纳，逐渐认识到其与经脉、脏腑的联系，并将腧穴分别归属各经，是腧穴发展的成熟阶段。

《黄帝内经》中记载经穴约 160 个；至《针灸甲乙经》，经穴的记载已达 349 个，书中对腧穴的定位、主治、配伍、操作要领及腧穴排序都进行了详细论述。宋元时期，《铜人腧穴针灸图经》《十四经发挥》载穴 354 个，明代《针灸大成》载穴 359 个，并列有辨证选穴的范例。至清代，《针灸逢源》记载腧穴 361 个，一直沿用。现代根据中华人民共和国国家标准 GB/T12346—2006《腧穴名称与定位》，将经穴定为 362 个。

三、腧穴的分类

人体腧穴大致可以分为十四经穴、奇穴、阿是穴 3 类。

1. 十四经穴　简称"经穴"，是指归属于十二经脉和任、督二脉系统的腧穴，有具体名称、固定位置，分布在十四经循行线上，有明确的主治病证，目前经穴总数有 362 个，十四经穴是腧穴的主要部分。

2. 奇穴　又称"经外奇穴"，是指既有一定名称又有明确位置，却未归入或不便归入十四经范围的腧穴。其主治范围比较单纯，但对某些病证有特殊疗效，故历代医家颇为重视。奇穴分布较为分散，有的奇穴是多个腧穴的组合，如十宣、夹脊等。

3. 阿是穴 又称"天应穴""不定穴""压痛点"等。这类腧穴既无固定名称又无固定位置，而以压痛点或其他反应点作为施术部位，多位于病变附近，且无一定数目。

第五节 腧穴的主治特点及规律

腧穴的主治与脏腑、经络有密切关系，并具有相应的特点和规律。

一、腧穴的主治特点

《素问·五脏生成》说："人有大谷十二分，小溪三百五十四名，少十二俞，此皆卫气之所留止，邪气之所客也，针石缘而去之。"腧穴不仅是气血输注的部位，也是邪气所客之处所，又是防治疾病的刺激点。腧穴接受适当的刮拭刺激以通其经脉，调其气血，使阴阳归于平衡，脏腑趋于和调，而达到扶正祛邪的目的。腧穴的主治作用有以下3个方面的特点。

1. 近治作用 是一切腧穴主治作用的共同特点，即十四经穴、奇穴、阿是穴均有治疗该穴所在部位及邻近组织、器官病证的作用，如胃部的中脘、建里，均能治疗胃病；颈肩部的风池、肩井，均可治疗颈肩疼痛等。

2. 远治作用 是十四经穴主治作用的基本规律，尤其是十二经脉在四肢肘、膝关节以下腧穴的主治特点。这些腧穴不仅能治局部病证，而且能治本经循行所涉及的远端部位的组织、器官、脏腑病证，有的甚至具有影响全身的作用。例如，合谷不仅能治上肢病证，还能治疗头面部疾病；足三里不仅治疗下肢疾病，还能治疗胃肠病证。

3. 特殊作用 临床实践发现，很多腧穴对机体的不同状态，有双相性良性调整作用，如泄泻时刮拭天枢能止泻，便秘时刮拭天枢又能通便。此外，有些腧穴还具有相对的特异性，如刮拭大椎退热等。

二、腧穴的主治规律

腧穴的主治范围广泛，与其所属经络和所在部位的不同有直接关系，无论腧穴的近治作用，还是远治作用，都是以经络学说为依据的。归纳腧穴的主治作用呈现出一定的规律，有分经、分部两个方面，一般四肢部经穴以分经主治为主，头身部经穴以分部主治为主。

（一）分经主治规律

分经主治是指某一经脉腧穴均可治疗本经循行部位和相应脏腑的病证，故有"定经不定穴"及"宁失其穴，勿失其经"之说。另外，十四经穴既有各自分经主治的规律，又在主治某些疾病上有共同点，即二经或三经主治相同的病证。这说明，分经主治既有个性，又有共性（表2-2至表2-6）。

表 2-2　手三阴经穴主治

经名	本经主治特点	两经相同主治	三经相同主治
手太阴	肺、喉病		胸部病
手厥阴	心、胃病	神志病	
手少阴	心病		

表 2-3　手三阳经穴主治

经名	本经主治特点	两经相同主治	三经相同主治
手阳明	前头、鼻、口、齿病		咽喉病，热病
手少阳	侧头、胁肋病	眼病，耳病	
手太阳	后头、肩胛、神志病		

表 2-4　足三阳经穴主治

经名	本经主治特点	两经相同主治	三经相同主治
足阳明	前头、咽喉、口齿病，胃肠病		神志病，热病
足少阳	侧头、耳病，胁肋病	眼病	
足太阳	后头、腰背病（背俞并治脏腑病）		

表 2-5　足三阴经穴主治

经名	本经主治特点	两经相同主治	三经相同主治
足太阴	脾胃病		妇科病，腹部病
足厥阴	肝病	前阴病	
足少阴	肾、肺、咽喉病		

表 2-6　任、督二脉经穴主治

经名	本经主治特点	两经相同主治
任脉	脱证，虚证，寒证	神志病，脏腑病，妇科病
督脉	昏迷、中风、热病、头面病	

（二）分部主治规律

分部主治是指身体某一部位的腧穴可以治疗该部位及某类病证，即腧穴的分部主治与腧穴的位置相关，如肩胛部腧穴可以治疗肩胛部的疾病（落枕、颈痹等）（表 2-7 至表 2-8，图 2-18 至图 2-24）。

表2-7　头、面、颈、项部经穴主治

分部	主治
前头、侧头区	眼、鼻病
后头区	神志、头部病
项区	神志、咽喉、眼、头项病
眼区	眼病
鼻区	鼻病
颈区	舌、咽喉、气管、颈部病

表2-8　胸、腹、背、腰部经穴主治

前	后	主治
胸膺部	上背部	肺、心病（上焦病）
胁腹部	下背部	肝、胆、脾、胃病（中焦病）
少腹部	腰尻部	前后阴、肾、肠、膀胱病（下焦病）

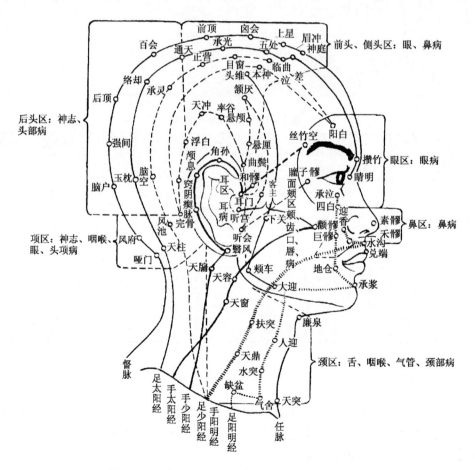

图2-18　头、面、颈、项部经穴主治规律示意图

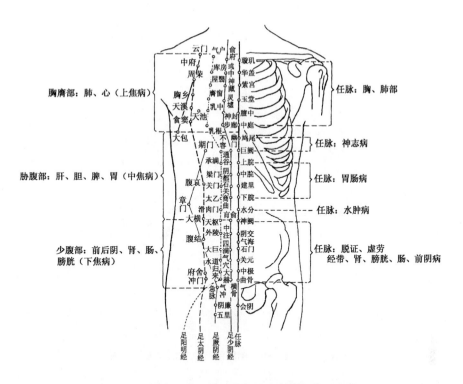

图 2-19　胸、膺、胁、腹部经穴主治规律示意图

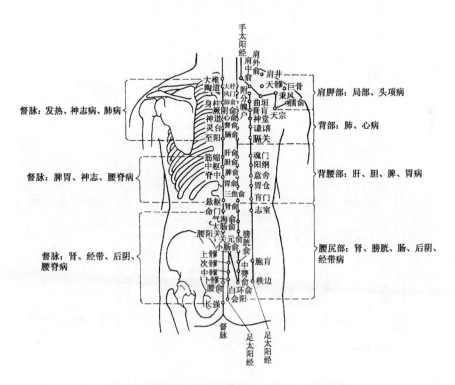

图 2-20　肩、腰、尻部经穴主治规律示意图

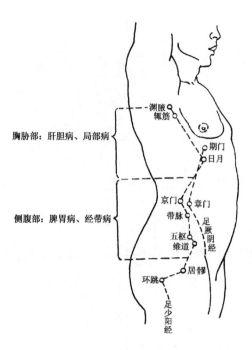

图 2-21　腋、胁、侧腹部经穴主治规律示意图

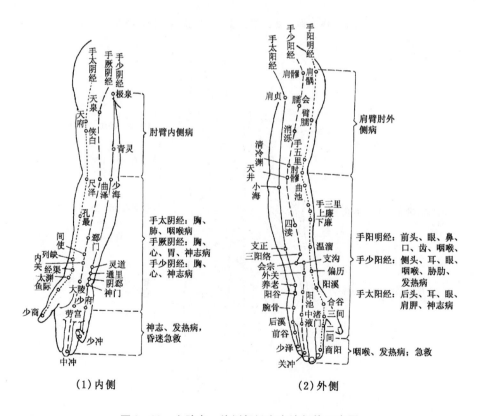

（1）内侧　　　　　　　　　　　　　（2）外侧

图 2-22　上肢内、外侧部经穴主治规律示意图

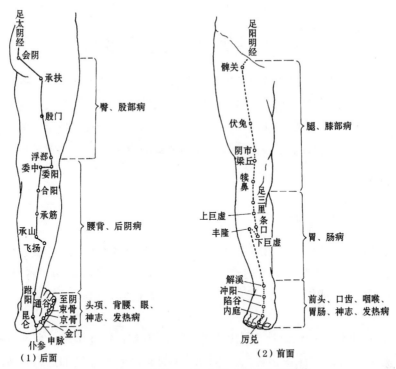

图 2-23　下肢前、后部经穴主治规律示意图

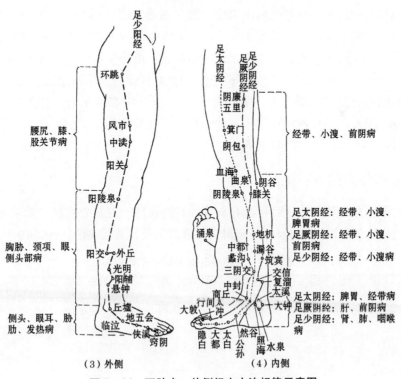

图 2-24　下肢内、外侧经穴主治规律示意图

第六节 特定穴的意义及应用

特定穴是指十四经经穴中具有特殊治疗作用，并按特定称号归类的腧穴，包括在四肢肘膝关节以下的五输穴、原穴、络穴、郄穴、八脉交会穴、下合穴；在胸腹、背腰部的募穴、背俞穴；在四肢躯干部的八会穴及全身各部的交会穴。特定穴的数量在经穴中占有相当大的比例，在临床应用方面有着极其重要的意义。

一、五输穴

（一）五输穴的概念

十二经在肘膝关节以下各有五个特定腧穴，分别命名为井、荥、输、经、合，称为"五输"。相关记载首见于《黄帝内经》，《灵枢·本输》详细阐明了各经井、荥、输、经、合穴的名称和具体位置，但缺少手少阴心经五输穴，由皇甫谧在《针灸甲乙经》中补充完备。

《灵枢·九针十二原》曰："所出为井，所溜为荥，所注为输，所行为经，所入为合。"古人用自然界的水流由小到大、出浅入深的变化形容经气的运行过程，将五输穴按井、荥、输、经、合的顺序，从四肢末端向肘膝方向依次排列。"井"穴多位于手足之末端，喻作水的源头，是经气所出部位，即"所出为井"。"荥"穴多位于掌指或跖趾关节之前，比喻水流尚小，萦迂未成大流，是经气流行部位，即"所溜为荥"。"输"穴多位于掌指或跖趾关节之后，喻作水流由小而大，由浅注深，是经气渐盛、由此注彼的部位，即"所注为输"。"经"穴多位于腕、踝关节以上，喻作水流变大，畅通无阻，是经气正盛而运行经过部位，即"所行为经"。"合"穴多位于肘、膝关节附近，喻作江河水流汇入湖海，是经气由此深入，进而会合于脏腑的部位，即"所入为合"。

五输穴每经5穴，十二经脉共有60个。

（二）五输穴的五行配属

五输穴不仅有经脉归属，而且具有自身的五行属性。五输穴按照"阴井木""阳井金"和五行生克规律进行配属。十二经脉五输穴穴名及其五行属性见表2-9、表2-10。

表2-9 六阴经五输穴与五行配属表

六阴经	井（木）	荥（火）	输（土）	经（金）	合（水）
手太阴肺经	少商	鱼际	太渊	经渠	尺泽
手厥阴心包经	中冲	劳宫	大陵	间使	曲泽
手少阴心经	少冲	少府	神门	灵道	少海
足太阴脾经	隐白	大都	太白	商丘	阴陵泉
足厥阴肝经	大敦	行间	太冲	中封	曲泉
足少阴肾经	涌泉	然谷	太溪	复溜	阴谷

表 2 – 10 六阳经五输穴与五行配属表

六阳经	井（金）	荥（水）	输（木）	经（火）	合（土）
手阳明大肠经	商阳	二间	三间	阳溪	曲池
手少阳三焦经	关冲	液门	中渚	支沟	天井
手太阳小肠经	少泽	前谷	后溪	阳谷	小海
足阳明胃经	厉兑	内庭	陷谷	解溪	足三里
足少阳胆经	足窍阴	侠溪	足临泣	阳辅	阳陵泉
足太阳膀胱经	至阴	足通谷	束骨	昆仑	委中

（三）五输穴的临床应用

1. 按五输穴主治特点取穴 《灵枢·顺气一日分为四时》曰："病在脏者，取之井；病变于色者，取之荥；病时间时甚者，取之输；病变于音者，取之经；经满而血者，病在胃及以饮食不节得病者，取之合。"其后《难经》又明确提出"井主心下满，荥主身热，输主体重节痛，经主喘咳寒热，合主逆气而泄"的理论。综合近代临床应用情况，井穴多用于急救；荥穴主要用于治疗热证；输穴可用于治疗躯体沉重、关节疼痛等疾患；经穴主治咳喘、恶寒发热；合穴主要用于治疗脏腑病证。

2. 按五行生克关系选穴 《难经·六十九难》提出"虚者补其母，实者泻其子"的观点，将五输穴配属五行，然后按"生我者为母，我生者为子"的原则，虚证选用母穴，实证选用子穴，亦称为子母补泻取穴法。在具体运用时，又分本经子母补泻和他经子母补泻两种。其中本经子母补泻法即选用病变脏腑之经之穴，他经子母补泻法即根据病变脏腑的五行属性选经选穴（表 2 – 11）。

表 2 – 11 子母补泻取穴表

		脏					腑						
		金	水	木	火	相火	土	金	水	木	火	相火	土
本经子母穴	经脉	肺经	肾经	肝经	心经	心包经	脾经	大肠经	膀胱经	胆经	小肠经	三焦经	胃经
	母穴	太渊	复溜	曲泉	少冲	中冲	大都	曲池	至阴	侠溪	后溪	中渚	解溪
	子穴	尺泽	涌泉	行间	神门	大陵	商丘	二间	束骨	阳辅	小海	天井	厉兑
他经子母穴	母经	脾经	肺经	肾经	肝经	肝经	心经	胃经	大肠经	膀胱经	胆经	胆经	小肠经
	母穴	太白	经渠	阴谷	大敦	大敦	少府	足三里	商阳	足通谷	足临泣	足临泣	阳谷
	子经	肾经	肝经	心经	脾经	脾经	肺经	膀胱经	胆经	小肠经	胃经	胃经	大肠经
	子穴	阴谷	大敦	少府	太白	太白	经渠	足通谷	足临泣	阳谷	足三里	足三里	商阳

3. 按季节取穴 中医学认为，人与自然是有机的整体，人体经气随着四季阴阳之气的变更而变化。调理经气，可顺应季节规律，依人体阳气的深浅而治之，以恢复机体阴阳的平衡。《难经·七十四难》曰："春刺井者邪在肝；夏刺荥（荥）者邪在心；季

夏刺输者邪在脾；秋刺经者邪在肺；冬刺合者邪在肾。"说明春夏之季，阳气生发在上，人体之气行于浅表，刮痧治疗时宜采用啄法轻取；秋冬之季，阳气收敛在下，人体之气潜伏于里，刮痧治疗时宜采用按法重取。

二、原穴、络穴

（一）原穴、络穴的概念

1. 原穴的概念　十二脏腑原气输注、经过和留止于十二经脉四肢部的腧穴，称为原穴，又称"十二原"。"原"含本原、原气之意，是人体生命活动的原动力，为十二经之根本。《难经·六十六难》曰："三焦者，原气之别使也，主通行原气，历经于五脏六腑。"三焦为原气之别使，三焦之气导源于肾间动气，输布全身，调和内外，宣导上下，关系着脏腑气化功能，而原穴正是其所流注的部位。原穴有 12 个，多分布于腕踝关节附近。阴经原穴与五输穴中的输穴实为一穴，即所谓"阴经以输为原"；阳经另置一原，位于五输穴中的输穴之后（表 2 – 12）。

表 2 – 12　十二经原穴

经脉	原穴	经脉	原穴
手太阴肺经	太渊	手阳明大肠经	合谷
手厥阴心包经	大陵	手少阳三焦经	阳池
手少阴心经	神门	手太阳小肠经	腕骨
足太阴脾经	太白	足阳明胃经	冲阳
足厥阴肝经	太冲	足少阳胆经	丘墟
足少阴肾经	太溪	足太阳膀胱经	京骨

2. 络穴的概念　十五络脉从经脉分出处各有一腧穴，称之为络穴，共 15 个，又称"十五络穴"。"络"，有联络、散布之意。十二经脉各有一络脉分出，故各有一络穴。十二经脉的络穴位于四肢肘膝关节以下；任脉络穴鸠尾位于上腹部；督脉络穴长强位于尾骶部；脾之大络大包穴位于胸胁部。络穴的作用主要是扩大了经脉的主治范围（表 2 – 13）。

表 2 – 13　十五络穴

经脉	络穴	经脉	络穴
手太阴肺经	列缺	手阳明大肠经	偏历
手厥阴心包经	内关	手少阳三焦经	外关
手少阴心经	通里	手太阳小肠经	支正
足太阴脾经	公孙	足阳明胃经	丰隆
足厥阴肝经	蠡沟	足少阳胆经	光明
足少阴肾经	大钟	足太阳膀胱经	飞扬
任脉	鸠尾	督脉	长强
脾之大络	大包		

（二）原穴、络穴的临床应用

1. 原穴的临床应用 《灵枢·九针十二原》曰："五脏有疾也，当取之十二原。"原穴可以调整脏腑之气，故常选取原穴治疗脏腑疾病，同时也可借助原穴协助诊断脏腑病证。

2. 络穴的临床应用 根据"经脉所通，主治所及"的原理，络穴可治疗本经循行所过部位的疾病及本脏腑的病证。当十五络脉异常，出现各自的虚、实病候时，皆可取相应的络穴加以治疗。络穴是络脉从本经别出的部位，络穴除可治疗其络脉的病证外，由于十二络脉具有加强表里两经的联系作用，故又可治疗表里两经的病证。清代医家喻嘉言有"初病在经，久病在络"之论，气、血、痰、湿等邪气积聚，常由经至络，故慢性疾病均可取络穴治疗。

3. 原穴、络穴的配合应用 临床上常把先病脏腑经脉的原穴和后病的相表里脏腑经脉络穴相配合应用，用以治疗表里同病者，称为原络配穴法或主客原络配穴法。

三、俞穴、募穴

（一）俞、募穴的概念

1. 俞穴的概念 是指脏腑之气输注于背腰部的腧穴，又称"背俞穴"。"俞"有传输之意，即脏腑之气由内向外输注于此。六脏六腑各有一背俞穴，共12个。俞穴均位于背腰部足太阳膀胱经第1侧线上，大体依脏腑位置的高低而上下排列，并分别冠以脏腑之名。俞穴在背为阳。

2. 募穴的概念 是指脏腑之气汇聚于胸腹部的腧穴，又称"腹募穴"。"募"有汇集之意，即脏腑之气血由内向外汇聚于此。六脏六腑各有一募穴，共12个。募穴均位于胸腹部有关经脉上，其位置与其相关脏腑所处部位相近。募穴在腹为阴（表2-14）。

表2-14 六脏六腑俞穴与募穴

脏腑	俞穴	募穴
肺	肺俞	中府
心包	厥阴俞	膻中
心	心俞	巨阙
大肠	大肠俞	天枢
三焦	三焦俞	石门
小肠	小肠俞	关元
胃	胃俞	中脘
胆	胆俞	日月
膀胱	膀胱俞	中极
脾	脾俞	章门
肝	肝俞	期门
肾	肾俞	京门

（二）俞穴、募穴的临床应用

俞、募穴在刮痧临床治疗的应用十分广泛，有治疗与诊断两个方面的作用。

1. 用于治疗 由于背俞穴和募穴均为脏腑之气输注和汇聚的部位，其分布大体与对应的脏腑所在部位上下排列相近，故俞、募穴均可治疗相关脏腑病变。由于俞、募穴均与脏腑之气密切联系，临床常将病变脏腑的俞、募穴配合运用，发挥其协同作用，称为俞募配穴法。俞穴和募穴还可用于治疗与脏腑联属的组织器官疾患。

《难经·六十七难》曰："阴病行阳，阳病行阴。"是指腹为阴，背为阳，脏病、阴经病（阴病）变常可反映于阳部的背俞穴；腑病、阳经病（阳病）常可反映于阴部的募穴。依据《素问·阴阳应象大论》"从阴引阳，从阳引阴"的论述，临床上腑病、热病、实证和痛症多选募穴，脏病、寒证、虚证多选俞穴。

2. 用于诊断 由于"阴病行阳，阳病行阴"，故脏腑发生病变时，可在相应的俞、募穴上出现病理反应，临床可以利用俞、募穴诊察疾病。例如，刮痧治疗中常根据膀胱经背俞穴出痧的客观情况，为临床诊断提供有力的依据。

四、郄穴

（一）郄穴的概念

十二经脉和奇经八脉中的阴跷、阳跷、阴维、阳维脉之经气深聚的部位，称为"郄穴"。"郄"有空隙、孔窍之意。郄穴共有 16 个，故称为十六郄穴。除胃经的梁丘之外，都分布于四肢肘膝关节以下（表 2 – 15）。

表 2 – 15　十六郄穴表

阴经	郄穴	阳经	郄穴
手太阴肺经	孔最	手阳明大肠经	温溜
手厥阴心包经	郄门	手少阳三焦经	会宗
手少阴心经	阴郄	手太阳小肠经	养老
足太阴脾经	地机	足阳明胃经	梁丘
足厥阴肝经	中都	足少阳胆经	外丘
足少阴肾经	水泉	足太阳膀胱经	金门
阴跷脉	交信	阳跷脉	跗阳
阴维脉	筑宾	阳维脉	阳交

（二）郄穴的临床应用

郄穴是经气深聚之处，与经脉脏腑有密切的关系。郄穴主要有治疗、诊断两个方面的作用。

1. 用于治疗 郄穴可调理脏腑功能，疏导经络气血，以治疗本经循行部位及所属脏腑的急性病证见长，尤其在治疗急性疼痛和出血方面有独特的疗效。阴、阳经郄穴在主治上各有侧重。阴经郄穴活血止痛，擅长治疗血分病，也用于脏腑病证。阳经郄穴行气通络，多用于各种肿痛病证。

2. 用于诊断　郄穴是经脉之气深聚之处，且能较快反映病候，故对脏腑急性病的诊断有积极意义。

五、八会穴

（一）八会穴的概念

脏、腑、气、血、筋、脉、骨、髓八种精气分别聚会的八个腧穴，称为八会穴，共有 8 个。八会穴是根据人体生理情况和腧穴的特点命名的，其中脉会、髓会、骨会与奇恒之腑有关。八会穴的脏、腑、气、血、骨之会穴位于躯干部；筋、脉、髓之会穴位于四肢部（表 2 – 16）。

表 2 – 16　八会穴表

脏会	腑会	气会	血会	筋会	脉会	骨会	髓会
章门	中脘	膻中	膈俞	阳陵泉	太渊	大杼	绝骨

（二）八会穴的临床应用

八会穴虽属于不同经脉，但对于各自所会的脏、腑、气、血、筋、脉、骨、髓相关的病证有特殊的治疗作用，临床上常将其作为治疗这些病证的主要穴位。《难经·四十五难》曰："热病在内者，取其会之穴也。"提示八会穴还可治疗相关的热病。

六、八脉交会穴

（一）八脉交会穴的概念

十二经脉与奇经八脉相通的八个腧穴，称为八脉交会穴，共有 8 个，又称"交经八穴"。八脉交会穴均位于腕踝部的上下（表 2 – 17）。

表 2 – 17　八脉交会穴表

归经	八脉交会穴	相通经脉	相合部位
足太阴脾经	公孙	冲脉	胃、心、胸
手厥阴心包经	内关	阴维脉	
足少阳胆经	足临泣	带脉	目外眦、颊、项、耳后、肩
手少阳三焦经	外关	阳维脉	
手太阳小肠经	后溪	督脉	目内眦、项、耳、肩
足太阳膀胱经	申脉	阳跷脉	
手太阴肺经	列缺	任脉	胸、肺、膈、喉咙
足少阴肾经	照海	阴跷脉	

（二）八脉交会穴的临床运用

1. 治疗奇经八脉的病证　十二经脉气血有蓄积、渗灌的作用，八脉交会穴正是奇经八脉与十二经脉相交会的腧穴，故具有调节十二经脉及奇经八脉的功用。在临床上当奇经八脉出现疾病时，可选对应的八脉交会穴来治疗。

2. 治疗相合部位的病证　临床也可将公孙和内关、后溪和申脉、足临泣和外关、列缺和照海上下配合应用，治疗相关部位的疾病。

七、下合穴

（一）下合穴的概念

六腑之气下合于足三阳经的腧穴，称为下合穴，又称"六腑下合穴"，共有 6 个，均位于下肢。其中胃、胆、膀胱的下合穴位于本经，大肠、小肠的下合穴同位于胃经，三焦的下合穴位于膀胱经（2 – 18）。

表 2 – 18　下合穴表

六腑	下合穴	归属经脉
小肠	下巨虚	胃经
大肠	上巨虚	胃经
三焦	委阳	膀胱经
膀胱	委中	膀胱经
胃	足三里	胃经
胆	阳陵泉	胆经

（二）下合穴的临床运用

六腑的病理现象可反映于相应的下合穴，故下合穴常作为治疗六腑病证主穴和临床诊断之用。

1. 用于治疗　《灵枢·邪气脏腑病形》曰："合治内腑。"指出下合穴主要用于治疗六腑疾病，临床六腑相关疾病常选其相应的下合穴治疗。

2. 用于诊断　下合穴可辅助诊断六腑疾病，如胆道疾患在阳陵泉穴有明显的压痛，肠痈患者在上巨虚穴也有明显的压痛。

第七节　腧穴的定位方法

历代医家都非常重视腧穴定位，《太平圣惠方》曰："穴点以差讹，治病全然纰缪。"取穴是否准确，直接影响疗效。为了准确取穴，必须掌握腧穴的定位方法。常用的腧穴定位方法有以下 4 种。

一、骨度折量定位法

骨度折量定位法是以《灵枢·骨度》所规定的人体各部的分寸为基础，结合历代医家创用的折量分寸而确定的腧穴定位方法。该法主要以骨节为标志，将两骨节之间的长度或宽度，折量为一定的分寸，用以确定腧穴的位置。不论男女、老少、高矮、胖瘦，均可按一定的骨度分寸在其自身测量，是一种准确度比较高的腧穴定位方法（表 2 - 19，图 2 - 25）。

表 2 - 19　常用骨度分寸表

部位	起止点	折量寸	度量法	说明
头面部	前发际正中至后发际正中	12	直寸	用于确定头部腧穴的纵向距离
	眉间（印堂）至前发际正中	3	直寸	用于确定前或后发际及其头部腧穴的纵向距离
	两额角发际（头维）之间	9	横寸	用于确定头前部腧穴的横向距离
	耳后两乳突（完骨）之间	9	横寸	用于确定头后部腧穴的横向距离
胸腹胁部	胸骨上窝（天突）胸剑结合中点（歧骨）	9	直寸	用于确定胸部任脉腧穴的纵向距离
	剑胸结合中点（歧骨）至脐中	8	直寸	用于确定上腹部腧穴的纵向距离
	脐中至耻骨联合上缘（曲骨）	5	直寸	用于确定下腹部腧穴的纵向距离
	两乳头之间	8	横寸	用于确定胸腹部腧穴的横向距离
	两肩胛骨喙突内侧缘之间	12	横寸	用于确定胸部腧穴的横向距离
背腰部	肩胛骨内侧缘至后正中线	3	横寸	用于确定背腰部腧穴的横向距离
上肢部	腋前、后纹头至肘横纹（平尺骨鹰嘴）	9	直寸	用于确定上臂部腧穴的纵向距离
	肘横纹（平尺骨鹰嘴）至腕掌（背）侧远端横纹	12	直寸	用于确定前臂部腧穴的纵向距离
下肢部	耻骨联合上缘至髌底	18	直寸	用于确定大腿部腧穴的纵向距离
	髌底至髌尖	2	直寸	
	髌尖（膝中）至内踝尖	15	直寸	用于确定小腿内侧部腧穴的纵向距离
	胫骨内侧髁下方阴陵泉至内踝尖	13	直寸	
	股骨大转子至腘横纹（平髌尖）	19	直寸	用于确定大腿前外侧部腧穴的纵向距离
	臀沟至腘横纹	14	直寸	用于确定大腿后部腧穴的纵向距离
	腘横纹（平髌尖）至外踝尖	16	直寸	用于确定小腿外侧部腧穴的纵向距离
	内踝尖至足底	3	直寸	用于确定足内侧部腧穴的纵向距离

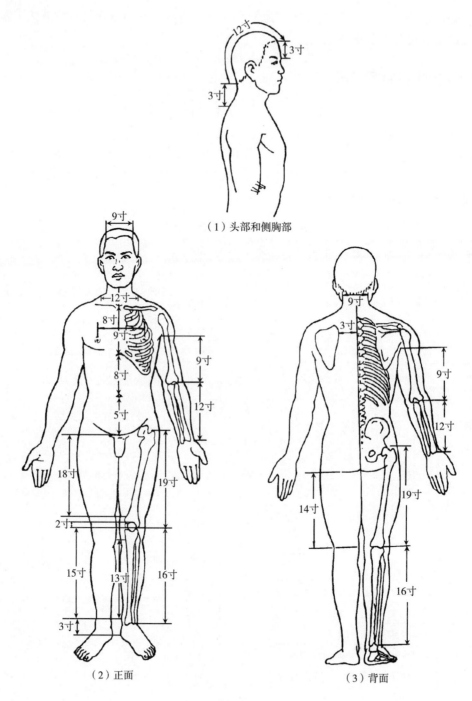

（1）头部和侧胸部

（2）正面

（3）背面

图 2-25 人体骨度分寸示意图

二、体表解剖标志定位法

体表解剖标志定位法是以人体解剖学的各种体表标志为依据确定腧穴定位的方法，

可分为固定标志和活动标志两种。

1. 固定标志　指各部位在自然姿势下，由骨节和肌肉所形成的突起或凹陷、发际、五官轮廓、指（趾）甲、乳头、肚脐等可见的标志，可以借助这些标志确定腧穴的位置，如肚脐正中定神阙，眉头定攒竹。

2. 活动标志　指各部的关节、肌肉、肌腱、皮肤随着活动姿势而出现的空隙、凹陷、突起、皱纹、尖端等标志，据此亦可确定腧穴的位置。例如，微握拳，远侧掌横纹头尖端定后溪；在耳屏与下颌关节之间微张口呈凹陷处取听宫；下颌角前上方约一横指当咀嚼时咬肌隆起，按之凹陷处取颊车等。

三、指寸定位法

指寸定位法是指依据患者本人手指所规定的分寸来量取腧穴的定位方法，又称"指寸法"。在具体取穴时，医者应当在骨度折量定位法的基础上，参照患者的手指进行比量，并结合体表解剖标志定位等方法，以确定腧穴的定位。常用的指寸有以下 3 种（图 2-26）。

1. 中指同身寸　以患者的中指屈曲时中节桡侧两端纹头之间的距离作为 1 寸。

2. 拇指同身寸　以患者拇指的指间关节的宽度作为 1 寸。

3. 横指同身寸　以患者 2 指至 5 指并拢时中指中节横纹水平为标准，四指的宽度为 3 寸，又称"一夫法"。

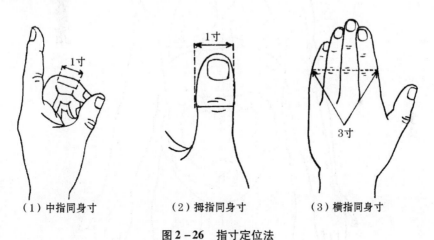

（1）中指同身寸　　　（2）拇指同身寸　　　（3）横指同身寸

图 2-26　指寸定位法

四、简便取穴法

简便取穴法是临床中一种简便易行的腧穴定位方法，如两耳尖直上与督脉相交处取百会；立正姿势，手臂自然下垂，中指端取风市等。简便取穴法是根据长期临床实践经验总结出来的，是一种辅助腧穴定位方法。由于个体差异较大，为了取穴准确，最好结合体表解剖标志、骨度分寸定位等方法进行腧穴定位。

第八节 十四经脉及其腧穴

一、手太阴肺经

（一）经脉循行

肺手太阴之脉，起于中焦，下络大肠，还循胃口，上膈属肺，从肺系横出腋下，下循臑内，行少阴心主之前，下肘中，循臂内上骨下廉，入寸口，上鱼，循鱼际，出大指之端。

其支者，从腕后，直出次指内廉，出其端（《灵枢·经脉》）（图2-27）。

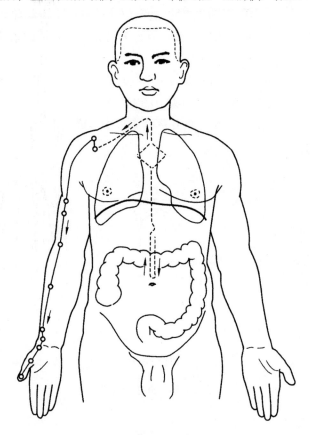

图2-27 手太阴肺经经脉循行示意图

（二）经脉病候

《灵枢·经脉》：是动则病，肺胀满，膨膨而喘咳，缺盆中痛，甚则交两手而瞀，此为臂厥。

是主肺所生病者。咳，上气，喘喝，烦心，胸满，臑臂内前廉痛厥，掌中热。

气盛有余，则肩背痛，风寒汗出中风，小便数而欠；气虚，则肩背痛、寒，少气不足以息，溺色变。

（三）经脉腧穴

见表 2 - 20，图 2 - 28。

表 2 - 20 手太阴肺经腧穴

穴名	特定穴	定位	主治
中府	肺之募穴	在胸部，横平第1肋间隙，锁骨下窝外侧，前正中线旁开6寸	①咳嗽、气喘、胸满痛等胸肺病证；②肩背痛
云门		在胸部，锁骨下窝凹陷中，肩胛骨喙突内缘，前正中线旁开6寸	①咳嗽、气喘、胸痛等胸肺病证；②肩背痛
天府		在臂前区，腋前纹头下3寸，肱二头肌桡侧缘处。	①咳嗽、气喘、鼻衄等肺系病证；②瘿气；③上臂痛
侠白		在臂前区，腋前纹头下4寸，肱二头肌桡侧缘处	①咳嗽、气喘等肺系病证；②心痛、干呕；③上臂痛
尺泽	合穴	在肘区，肘横纹上，肱二头肌腱桡侧缘凹陷中	①咳嗽、气喘、咳血、咽喉肿痛等肺系实热性病证；②肘臂挛痛；③急性吐泻、中暑、小儿惊风等急症
孔最	郄穴	在前臂前区，腕掌侧远端横纹上7寸，尺泽与太渊连线上	①咯血、咳嗽、气喘、咽喉肿痛等肺系病证；②肘臂挛痛
列缺	络穴，八脉交会穴（通任脉）	在前臂，腕掌侧远端横纹上1.5寸，拇短伸肌腱与拇长展肌腱之间，拇长展肌腱沟的凹陷中	①咳嗽、气喘、咽喉肿痛等肺系病证；②偏正头痛、齿痛、项强痛、口眼歪斜等头面部疾患；③手腕痛
经渠	经穴	在前臂前区，腕掌侧远端横纹上1寸，桡骨茎突与桡动脉之间	①咳嗽、气喘、胸痛、咽喉肿痛等肺系病证；②手腕痛
太渊	输穴，原穴，八会穴之脉会	在腕前区，桡骨茎突与舟状骨之间，拇长展肌腱尺侧凹陷中	①咳嗽、气喘等肺系疾患；②无脉症；③腕臂痛
鱼际	荥穴	在手外侧，第1掌骨桡侧中点赤白肉际处	①咳嗽、咯血、咽干、咽喉肿痛、失音等肺系热性病证；②掌中热；③小儿疳积
少商	井穴	在手指，拇指末节桡侧，指甲根角侧上方0.1寸（指寸）	①咽喉肿痛、鼻衄、高热、昏迷等肺系实热证；②癫狂

二、手阳明大肠经

（一）经脉循行

大肠手阳明之脉，起于大指次指之端，循指上廉，出合谷两骨之间，上入两筋之中，循臂上廉，入肘外廉，上臑外前廉，上肩，出髃骨之前廉，上出于柱骨之会上，下入缺盆络肺，下膈属大肠。

其支者，从缺盆上颈贯颊，入下齿中，还出夹口，交人中，左之右、右之左，上夹鼻孔（《灵枢·经脉》）（图2-29）。

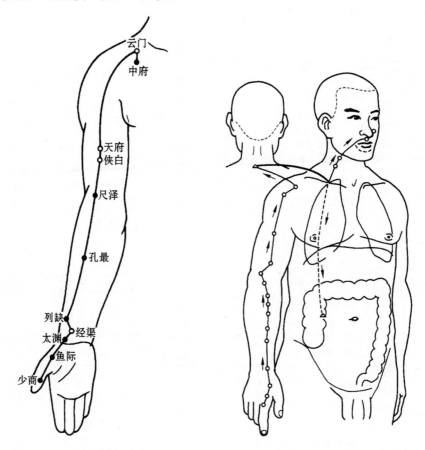

图2-28　手太阴肺经腧穴总图　　　　图2-29　手阳明大肠经经脉循行示意图

（二）经脉病候

《灵枢·经脉》：是动则病，齿痛，颈肿。是主津所生病者，目黄，口干，鼽衄，喉痹，肩前臑痛，大指次指痛不用。

气有余，则当脉所过者热肿；虚，则寒栗不复。

（三）经脉腧穴

见表2-21，图2-30。

表 2 – 21　手阳明大肠经腧穴

穴名	特定穴	定位	主治
商阳	井穴	在手指，食指末节桡侧，指甲根角侧上方0.1寸（指寸）	①齿痛、咽喉肿痛等五官疾患；②热病、昏迷等热证、急症
二间	荥穴	在手指，第2掌指关节桡侧远端赤白肉际处	①鼻衄、齿痛等五官疾患；②热病
三间	输穴	在手背，第2掌指关节桡侧近端凹陷中	①齿痛、咽喉肿痛等五官疾患；②腹胀、肠鸣等肠腑病证；③嗜睡
合谷	原穴	在手背，第2掌骨桡侧中点处	①头痛、目赤肿痛、齿痛、鼻衄、口眼歪斜、耳聋等头面五官诸疾；②发热、恶寒等外感病证；③热病无汗或多汗；④经闭、滞产等妇产科病证；⑤口面、五官及颈部手术针麻常用穴
阳溪	经穴	在腕区，腕背侧远端横纹桡侧，桡骨茎突远端，解剖学"鼻咽窝"凹陷中	①头痛、目赤肿痛、耳聋等头面五官疾患；②手腕痛
偏历	络穴	在前臂，腕背侧远端横纹上3寸，阳溪与曲池连线上	①耳聋、鼻衄等五官疾患；②手臂酸痛；③腹部胀满；④水肿
温溜	郄穴	在前臂，腕背侧远端横纹上5寸，阳溪与曲池连线上	①急性肠鸣、腹痛等肠腑病证；②疔疮；③头痛、面肿、咽喉肿痛等头面病证；④肩背酸痛
下廉		在前臂，肘横纹下4寸，阳溪与曲池连线上	①肘臂痛；②头痛，眩晕，目痛；③腹胀，腹痛
上廉		在前臂，肘横纹下3寸，阳溪与曲池连线上	①肘臂痛、半身不遂、手臂麻木等上肢病证；②头痛；③肠鸣，腹痛
手三里		在前臂，肘横纹下2寸，阳溪与曲池连线上	①手臂无力、上肢不遂等上肢病证；②腹痛，腹泻；③齿痛，颊肿
曲池	合穴	在肘区，尺泽与肱骨外上髁连线的中点凹陷处	①手臂痹痛、上肢不遂等上肢病证；②热病；③眩晕；④腹痛、吐泻等肠胃病证；⑤咽喉肿痛、齿痛、目赤肿痛等五官热性病证；⑥瘾疹、湿疹、瘰疬等皮外科疾患；⑦癫狂
肘髎		在肘区，肱骨外上髁上缘，髁上嵴的前缘	肘臂痛、麻木、拘急等局部病证
手五里		在臂部，肘横纹上3寸，曲池与肩髃连线上	①肘臂挛痛；②瘰疬
臂臑	手足太阳、阳维之会	在臂部，曲池上7寸，三角肌前缘处	①肩臂疼痛不遂、颈项拘急等肩、颈项病证；②瘰疬；③目疾

穴名	特定穴	定位	主治
肩髃	手阳明、阳跷之会	在三角肌区，肩峰外侧缘前端与肱骨大结节两骨间凹陷中	①肩臂疼痛、上肢不遂等肩、上肢病证；②瘾疹
巨骨	手阳明、阳跷之会	在肩胛区，锁骨肩峰端与肩胛冈之间凹陷中	①肩背手臂疼痛、臂不举等局部病证；②瘰疬，瘿气
天鼎		在颈部，横平环状软骨，胸锁乳突肌后缘	①咽喉肿痛、暴喑气梗、吞咽困难等咽喉病证；②瘿气，瘰疬
扶突		在胸锁乳突肌区，横平喉结，胸锁乳突肌前、后缘中间	①咽喉肿痛、暴喑、吞咽困难、呃逆等咽喉病证；②瘿气，瘰疬；③咳嗽，气喘；④颈部手术针麻用穴
口禾髎		在面部，横平人中沟上1/3与下2/3交点，鼻孔外缘直下	鼻衄、鼻塞、口歪、口噤不开等局部病证
迎香	手足阳明之会	在面部，鼻翼外缘中点旁，鼻唇沟中	①鼻塞、鼽衄等鼻病；②口歪、面痒等面部病证；③胆道蛔虫病

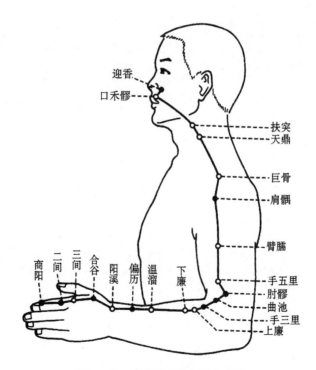

图2-30 手阳明大肠经腧穴总图

三、足阳明胃经

（一）经脉循行

胃足阳明之脉，起于鼻之交頞中，旁约太阳之脉，下循鼻外，入上齿中，还出夹口环唇，下交承浆，却循颐后下廉，出大迎，循颊车，上耳前，过客主人，循发际，至额颅。

其支者，从大迎前下人迎，循喉咙，入缺盆，下膈属胃络脾。

其直者，从缺盆下乳内廉，下夹脐，入气街中。

其支者，起于胃口，下循腹里，下至气街中而合，以下髀关，抵伏兔，下膝髌中，下循胫外廉，下足跗，入中指内间。

其支者，下膝三寸而别，下入中指外间。

其支者，别跗上，入大指间，出其端（《灵枢·经脉》）（图2-31）。

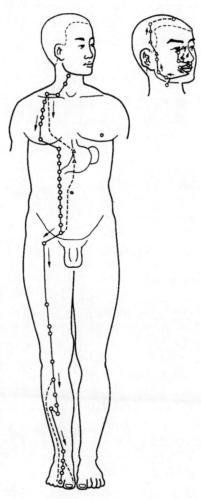

图2-31 足阳明胃经经脉循行示意图

（二）经脉病候

《灵枢·经脉》：是动则病，洒洒振寒，善伸，数欠，颜黑，病至则恶人与火，闻木声则惕然而惊，心欲动，独闭户塞牖而处，甚则欲上高而歌，弃衣而走，贲响腹胀，是为骭厥。

是主血所生病者，狂，疟，温淫，汗出，鼽衄，口喎，唇胗，颈肿，喉痹，大腹水肿，膝髌肿痛，循膺、乳、气街、股、伏兔、骭外廉、足跗上皆痛，中指不用。

气盛，则身以前皆热，其有余于胃，则消谷善饥，溺色黄；气不足，则身以前皆寒栗，胃中寒则胀满。

（三）经脉腧穴

见表2-22，图2-32。

表2-22　足阳明胃经腧穴

穴名	特定穴	定位	主治
承泣	足阳明、阳跷、任脉之会	在面部，眼球与眶下缘之间，目正视，瞳孔直下	①眼睑眴动、迎风流泪、夜盲、近视等目疾；②口眼歪斜，面肌痉挛
四白		在面部，眶下孔处	①目赤痛痒、目翳、眼睑眴动等目疾；②口眼歪斜、面痛、面肌痉挛等面部病证；③头痛，眩晕
巨髎	跷脉、足阳明之会	在面部，横平鼻翼下缘，瞳孔直下	口眼歪斜、面痛、鼻衄、齿痛、唇颊肿等局部五官病证
地仓	跷脉、手足阳明之会	在面部，口角旁开0.4寸（指寸）	口角歪斜、面痛、流涎等局部病证
大迎		在面部，下颌角前方，咬肌附着部的前缘凹陷中，面动脉搏动处	口歪、颊肿、齿痛面肿等局部病证
颊车		在面部，下颌角前上方一横指（中指）	齿痛、口角歪斜、颊肿、牙关不利等局部病证
下关	足阳明、少阳之会	在面部，颧弓下缘中央与下颌切迹之间凹陷中	①牙关不利、口眼歪斜、齿痛、面痛等面口病证；②耳聋、耳鸣、聤耳等耳疾
头维	足少阳、阳明之会	在头部，额角发际直上0.5寸，头正中线旁开4.5寸	头痛、目眩、目痛等头目病证
人迎	足阳明、少阳之会	在颈部，横平喉结，胸锁乳突肌前缘，颈总动脉搏动处	①瘰疬，瘿气；②咽喉肿痛；③高血压；④气喘
水突		在颈部，横平环状软骨，胸锁乳突肌前缘	①咽喉肿痛、失音等咽喉局部病证；②咳嗽，气喘

续表

穴名	特定穴	定位	主治
气舍		在胸锁乳突肌区，锁骨上小窝，锁骨胸骨端上缘，胸锁乳突肌胸骨头与锁骨头中间的凹陷中	①咽喉肿痛；②瘿瘤，瘰疬；③气喘，呃逆；④颈项强痛
缺盆		在颈外侧区，锁骨上大窝，锁骨上缘凹陷中，前正中线旁开4寸	①咳嗽气喘、咽喉肿痛、缺盆中痛等肺系及局部病证；②瘰疬
气户		在胸部，锁骨下缘，前正中线旁开4寸	气喘、咳嗽、胸胁胀满、呃逆、胸胁胀痛等胸肺病证
库房		在胸部，第1肋间隙，前正中线旁开4寸	咳嗽、气喘、咳唾脓血、胸胁胀痛等胸肺病证
屋翳		在胸部，第2肋间隙，前正中线旁开4寸	①咳嗽、气喘、唾脓血痰、胸胁胀痛等胸肺病证；②乳痈、乳癖等乳疾
膺窗		在胸部，第3肋间隙，前正中线旁开4寸	①咳嗽、气喘、胸胁胀痛等胸肺病证；②乳痈
乳中		在胸部，乳头中央	①乳痈；②难产
乳根		在胸部，第5肋间隙，前正中线旁开4寸	乳痈、乳癖、乳汁少等乳部疾患；②咳嗽，气喘，呃逆；③胸痛
不容		在上腹部，脐中上6寸，前正中线旁开2寸	腹胀、呕吐、胃痛、纳少等胃疾
承满		在上腹部，脐中上5寸，前正中线旁开2寸	胃痛、吐血、纳少等胃疾
梁门		在上腹部，脐中上4寸，前正中线旁开2寸	腹胀、纳少、胃痛、呕吐等胃疾
关门		上腹部，脐中上3寸，前正中线旁开2寸	腹痛、腹胀、肠鸣泄泻等胃肠病证
太乙		在上腹部，脐中上2寸，前正中线旁开2寸	①腹痛、腹胀；②癫狂、心烦等神志疾患
滑肉门		在上腹部，脐中上1寸，前正中线旁开2寸	①腹痛，腹胀，呕吐；②癫狂
天枢	大肠之募穴	在腹部，横平脐中，前正中线旁开2寸	①腹痛、腹胀、痢疾、腹泻、便秘等胃肠病证；②痛经、月经不调等妇科疾患
外陵		在下腹部，脐中下1寸，前正中线旁开2寸	①腹痛，疝气；②痛经

穴名	特定穴	定位	主治
大巨		在下腹部，脐中下2寸，前正中线旁开2寸	①小腹胀满；②小便不利等水液输布排泄失常性疾患；③疝气；④遗精、早泄等男科疾患
水道		在下腹部，脐中下3寸，前正中线旁开2寸	①小腹胀满；②小便不利等水液输布排泄失常性疾患；③疝气；④痛经、不孕等妇科疾患
归来		在下腹部，脐中下4寸，前正中线旁开2寸	①小腹痛、疝气；②月经不调、带下、阴挺等妇科疾患
气冲		在腹股沟区，耻骨联合上缘，前正中线旁开2寸，动脉搏动处	①肠鸣，腹痛；②疝气；③月经不调、不孕、阳痿、阴肿等妇科病及男科病
髀关		在股前区，股直肌近端、缝匠肌与阔筋膜张肌3条肌肉之间凹陷中	下肢痿痹、腰痛、膝冷等腰及下肢病证
伏兔		在股前区，髌底上6寸，髂前上棘与髌底外侧端的连线上	①下肢痿痹、腰痛、膝冷等腰及下肢病证；②疝气；③脚气
阴市		在股前区，髌底上3寸，股直肌肌腱外侧缘	①下肢痿痹、膝关节屈伸不利；②疝气
梁丘	郄穴	在股前区，髌底上2寸，股外侧肌与股直肌肌腱之间	①急性胃痛、膝肿、下肢不遂等下肢病证；②乳痈、乳痛等乳疾
犊鼻		在膝前区，髌韧带外侧凹陷中	膝痛、屈伸不利、下肢麻痹等下肢、膝关节病证
足三里	合穴，胃下合穴	在小腿外侧，犊鼻下3寸，犊鼻与解溪连线上	①胃痛、呕吐、噎膈、腹胀、泄泻、便秘、痢疾等胃肠病证；②下肢痿痹；③癫狂等神志病；④乳痈、肠痈等外科疾患；⑤虚劳诸证，为强壮保健要穴
上巨虚	大肠下合穴	在小腿外侧，犊鼻下6寸，犊鼻与解溪连线上	①痢疾、肠鸣、腹痛、腹胀、便秘、泄泻、肠痈等胃肠病证；②下肢痿痹
条口		在小腿外侧，犊鼻下8寸，犊鼻与解溪连线上	①下肢痿痹，转筋；②肩臂痛；③脘腹疼痛
下巨虚	小肠下合穴	在小腿外侧，犊鼻下9寸，犊鼻与解溪连线上	①腹泻、痢疾、小腹痛等胃肠病证；②下肢痿痹；③乳痈
丰隆	络穴	在小腿外侧，外踝尖上8寸，胫骨前肌的外缘	①头痛，眩晕；②癫狂；③痰多、咳嗽等痰饮病证；④下肢痿痹；⑤腹胀，便秘
解溪	经穴	在踝区，踝关节前面中央凹陷中，当𧿹长伸肌腱与趾长伸肌腱之间	①下肢痿痹、踝关节病、足下垂等下肢、踝关节疾患；②头痛，眩晕；③癫狂；④腹胀，便秘
冲阳	原穴	在足背，第2跖骨基底部与中间楔状骨关节处，可触及足背动脉	①胃痛；②口眼歪斜；③癫狂；④足痿无力

续表

穴名	特定穴	定位	主治
陷谷	输穴	在足背，第2、3跖骨间，第2跖趾关节近端凹陷中	①面肿、水肿等水液输布失常性疾患；②足背肿痛；③肠鸣，腹痛
内庭	荥穴	在足背，第2、3趾间，趾蹼缘后方赤白肉际处	①齿痛、咽喉肿痛、鼻衄等五官热性病证；②热病；③吐酸、腹泻、痢疾、便秘等肠胃病证；④足背肿痛，跖趾关节痛
厉兑	井穴	在足趾，第2趾末节外侧，趾甲根角侧后方0.1寸（指寸）	①鼻衄、齿痛、咽喉肿痛等实热性五官病证；②热病；③多梦、癫狂等神志疾患

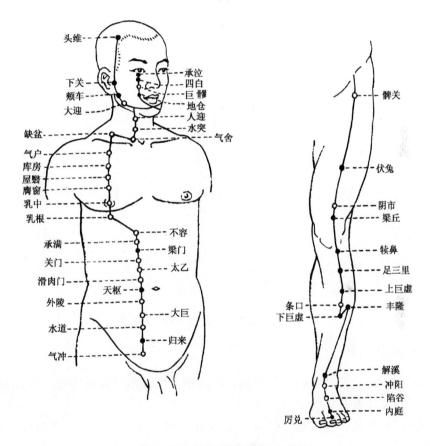

图2-32 足阳明胃经腧穴总图

四、足太阴脾经

（一）经脉循行

脾足太阴之脉，起于大指之端，循指内侧白肉际，过核骨后，上内踝前廉，上腨内，循胫骨后，交出厥阴之前，上膝股内前廉，入腹属脾络胃，上膈，夹咽，连舌本，散舌下。

其支者，复从胃，别上膈，注心中（《灵枢·经脉》）（图2-33）。

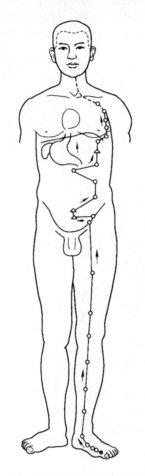

图2-33　足太阴脾经经脉循行示意图

（二）经脉病候

《灵枢·经脉》：是动则病，舌本强，食则呕，胃脘痛，腹胀善噫，得后与气，则快然如衰，身体皆重。

是主脾所生病者，舌本痛，体重不能动摇，食不下，烦心，心下急痛，溏、瘕、泄，水闭，黄疸，不能卧，强立，股膝内肿厥，足大指不能用。

脾之大络……实则身尽痛，虚则百节皆纵。

（三）经脉腧穴

见表2-23，图2-34。

表 2 - 23 足太阴脾经腧穴

穴名	特定穴	定位	主治
隐白	井穴	在足趾，大趾末节内侧，趾甲根角侧后方0.1寸（指寸）	①月经过多、崩漏等妇科病；②尿血、便血等慢性出血证；③癫狂，多梦；④惊风；⑤腹满，暴泄
大都	荥穴	在足趾，第1跖趾关节远端赤白肉际凹陷中	①腹胀、胃痛、呕吐、泄泻、便秘等脾胃病证；②热病无汗
太白	输穴，原穴	在跖区，第1跖趾关节近端赤白肉际凹陷中	①腹胀、肠鸣、泄泻、胃痛、便秘等脾胃病证；②体重节痛
公孙	络穴，八脉交会穴（通冲脉）	在跖区，第1跖骨底的前下缘赤白肉际处	①胃痛、呕吐、腹痛、痢疾、泄泻等脾胃肠腑病证；②心烦、失眠、狂证等神志病证；逆气里急、气上冲心（奔豚气）等冲脉病证
商丘	经穴	在踝区，内踝前下方，舟骨粗隆与内踝尖连线中点凹陷中	①腹胀、泄泻、便秘等脾胃病证；②黄疸；③足踝痛
三阴交	足太阴、厥阴、少阴之会	在小腿内侧，内踝尖上3寸，胫骨内侧缘后际	①肠鸣、腹胀、腹泻等脾胃虚弱诸证；②月经不调、崩漏、带下、阴挺、不孕、滞产等妇科病证；③遗精、阳痿、遗尿等生殖泌尿系统疾患；④心烦，失眠，高血压；⑤下肢痿痹；⑥阴虚诸证
漏谷		在小腿内侧，内踝尖上6寸，胫骨内侧缘后际	①腹胀，肠鸣；②小便不利，遗精；③下肢痿痹
地机	郄穴	在小腿内侧，阴陵泉下3寸，胫骨内侧缘后际	①月经不调、痛经、崩漏等妇科病证；②腹痛、腹泻等脾胃病证；③疝气；④小便不利、水肿等脾不运化水湿病证
阴陵泉	合穴	在小腿内侧，胫骨内侧髁下缘与胫骨内侧缘之间的凹陷中	①腹胀，腹泻，水肿，黄疸；②小便不利或失禁，遗尿；③阴部痛，痛经，遗精；④膝痛
血海		在股前区，髌底内侧端上2寸，股内侧肌隆起处	①月经不调、痛经、经闭等妇科病；②瘾疹、湿疹、丹毒等血热性皮肤病；③膝股内侧痛
箕门		在股前区，髌底内侧端与冲门的连线上1/3与下2/3交点，长收肌和缝匠肌交角的动脉搏动处	①小便不通，遗溺；②腹股沟肿痛
冲门	足太阴、厥阴之会	在腹股沟区，腹股沟斜纹中，髂外动脉搏动处的外侧	①腹痛，疝气；②崩漏、带下、胎气上冲等妇科病证
府舍	足太阴、阴维、厥阴之会	在下腹部，脐中下4.3寸，前正中线旁开4寸	腹痛、疝气、积聚等下腹部病证
腹结		在下腹部，脐中下1.3寸，前正中线旁开4寸	①腹痛，腹泻，食积；②疝气
大横	足太阴、阴维之会	在腹部，脐中旁开4寸	腹痛、腹泻、便秘等脾胃病证

续表

穴名	特定穴	定位	主治
腹哀	足太阴、阴维之会	在上腹部,脐中上3寸,前正中线旁开4寸	腹痛、消化不良、便秘、痢疾等脾胃肠腑病证
食窦		在胸部,第5肋间隙,前正中线旁开6寸	①胸胁胀痛;②腹胀、嗳气、反胃等胃气失降性病证;③水肿
天溪		在胸部,第4肋间隙,前正中线旁开6寸	①胸胁疼痛,咳嗽;②乳痈,乳汁少
胸乡		在胸部,第3肋间隙,前正中线旁开6寸	胸胁胀痛
周荣		在胸部,第2肋间隙,前正中线旁开6寸	①咳嗽,气喘;②胸胁胀痛
大包	脾之大络	在胸外侧区,第6肋间隙,在腋中线上	①气喘;②胸胁痛;③全身疼痛;④四肢无力

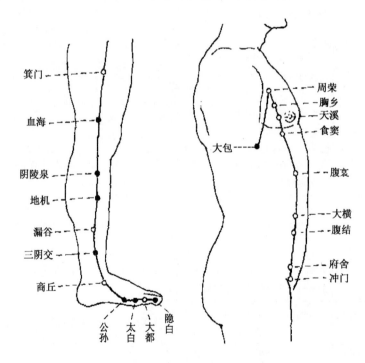

图 2-34 足太阴脾经腧穴总图

五、手少阴心经

(一)经脉循行

心手少阴之脉,起于心中,出属心系,下膈络小肠。

其支者，从心系上夹咽，系目系。

其直者，复从心系却上肺，下出腋下，下循臑内后廉，行太阴、心主之后，下肘内，循臂内后廉，抵掌后锐骨之端，入掌内后廉，循小指之内，出其端（《灵枢·经脉》）（图2-35）。

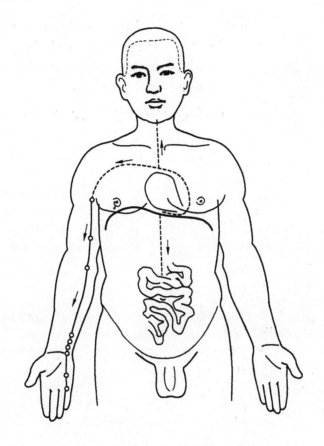

图2-35 手少阴心经经脉循行示意图

（二）经脉病候

《灵枢·经脉》：是动则病，嗌干，心痛，渴而欲饮，是为臂厥。

是主心所生病者，目黄，胁痛，臑臂内后廉痛、厥，掌中热。

（三）经脉腧穴

见表2-24，图2-36。

表 2-24　手少阴心经腧穴

穴名	特定穴	定位	主治
极泉		在腋区，腋窝中央，腋动脉搏动处	①心痛、心悸等心疾；②肩臂疼痛、臂丛神经损伤等痛证；③瘰疬；④腋臭；⑤上肢针麻用穴
青灵		在臂前区，肘横纹上3寸，肱二头肌的内侧沟中	①头痛，振寒；②胁痛，肩臂痛
少海	合穴	在肘前区，横平肘横纹，肱骨内上髁前缘	①心痛、癔症等心病、神志病；②肘臂挛痛，臂麻手颤；③头项痛，腋胁部痛；④瘰疬
灵道	经穴	在前臂前区，腕掌侧远端横纹上1.5寸，尺侧腕屈肌腱的桡侧缘	①心痛，悲恐善笑；②暴喑；③腕臂挛痛
通里	络穴	在前臂前区，腕掌侧远端横纹上1寸，尺侧腕屈肌腱的桡侧缘	①心悸、怔忡等心疾；②暴喑，舌强不语；③腕臂痛
阴郄	郄穴	在前臂前区，腕掌侧远端横纹上0.5寸，尺侧腕屈肌腱的桡侧缘	①心痛、惊悸等心病；②骨蒸盗汗；③吐血，衄血
神门	原穴，输穴	在腕前区，腕掌侧远端横纹尺侧端，尺侧屈腕肌腱的桡侧缘	①心痛、心烦、健忘失眠、惊悸怔忡、痴呆、癫狂痫等心与神志病证；②高血压；③胸胁痛
少府	荥穴	在手掌，横平第5掌指关节近端，第4、5掌骨之间	①心悸、胸痛等心胸病；②阴痒，阴痛；③痈疡；④手小指挛痛
少冲	井穴	在手指，小指末节桡侧，指甲根角侧上方0.1寸（指寸）	①心悸、心痛、癫狂、昏迷等心与神志病证；②热病；③胸胁痛

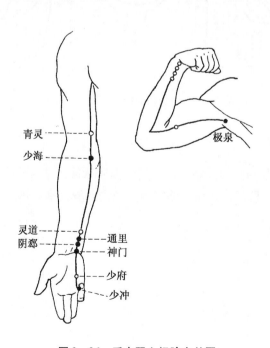

图 2-36　手少阴心经腧穴总图

六、手太阳小肠经

（一）经脉循行

小肠手太阳之脉，起于小指之端，循手外侧上腕，出踝中，直上循臂骨下廉，出肘内侧两骨之间，上循臑外后廉，出肩解，绕肩胛，交肩上，入缺盆络心，循咽下膈，抵胃属小肠。

其支者，从缺盆循颈上颊，至目锐眦，却入耳中。

其支者，别颊上䪼抵鼻，至目内眦，斜络于颧（《灵枢·经脉》）（图2-37）。

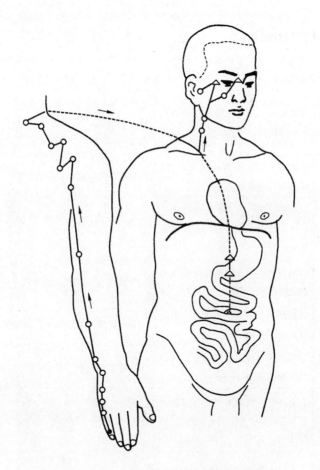

图2-37　手太阳小肠经经脉循行示意图

（二）经脉病候

《灵枢·经脉》：是动则病，嗌痛，颔肿，不可以顾，肩似拔，臑似折。

是主液所生病者，耳聋，目黄，颊肿，颈、颔、肩、臑、肘臂外后廉痛。

（三）经脉腧穴

见表 2 – 25，图 2 – 38。

表 2 – 25　手太阳小肠经腧穴

穴名	特定穴	定位	主治
少泽	井穴	在手指，小指末节尺侧，指甲根角侧上方0.1寸（指寸）	①乳汁少、乳痈等乳疾；②热病、昏迷等急症、热证；③咽喉肿痛、目翳、头痛等头面五官病证
前谷	荥穴	在手指，第5掌指关节尺侧远端赤白肉际凹陷中	①热病；②乳痈，乳少；③目痛、头项急痛、耳鸣、咽喉肿痛等头面五官病证
后溪	输穴，八脉交会穴（通督脉）	在手内侧，第5掌指关节尺侧近端赤白肉际凹陷中	①头项强痛、腰背痛、肘臂及手指挛痛等痛证；②耳聋，目赤；③疟疾；④癫狂
腕骨	原穴	在腕区，第5掌骨底与三角骨之间的赤白肉际凹陷中	①指挛腕痛，头项强痛；②目翳；③黄疸；④热病，疟疾
阳谷	经穴	在腕后区，尺骨茎突与三角骨之间的凹陷中	①颈颌肿、臂外侧痛、手腕痛等痛证；②头痛、头眩、耳聋、耳鸣等头面五官病证；③热病；④癫狂病
养老	郄穴	在前臂后区，腕背横纹上1寸，尺骨头桡侧凹陷中	①目视不明；②肩臂肘腕酸痛
支正	络穴	在前臂后区，腕背侧远端横纹上5寸，尺骨尺侧与尺侧腕屈肌之间	①头痛，项强，肘臂酸痛；②热病；③癫狂；④疣症
小海	合穴	在肘后区，尺骨鹰嘴与肱骨内上髁之间凹陷处	①肘臂疼痛、麻木；②癫狂
肩贞		在肩胛区，肩关节后下方，腋后纹头直上1寸	①肩臂疼痛，上肢不遂；②瘰疬
臑俞	手足太阳、阳维、跷脉之会	在肩胛区，腋后纹头直上，肩胛冈下缘凹陷中	①肩臂酸痛，肩不举；②瘰疬
天宗		在肩胛区，肩胛冈中点与肩胛骨下角连线的上1/3与下2/3交点凹陷中	①肩胛疼痛、肩背部损伤等局部病证；②气喘
秉风	手阳明、手太阳、手足少阳之会	在肩胛区，肩胛冈中点上方冈上窝中	肩胛疼痛不举、上肢酸麻等肩胛、上肢病证
曲垣		在肩胛区，肩胛冈内侧端上缘凹陷中	肩胛拘挛疼痛
肩外俞		在脊柱区，第1胸椎棘突下，后正中线旁开3寸	肩背酸痛、颈项强急等肩背、颈项痹证

续表

穴名	特定穴	定位	主治
肩中俞		在脊柱区，第7颈椎棘突下，后正中线旁开2寸	①咳嗽，气喘；②肩背疼痛
天窗		在颈部，横平喉结，胸锁乳突肌的后缘	①耳聋、耳鸣、咽喉肿痛、暴喑等五官病证；②颈项强痛
天容		在颈部，下颌角后方，胸锁乳突肌的前缘凹陷中	①耳聋、耳鸣、咽喉肿痛等五官病证；②头痛，颈项强痛
颧髎	手少阳、太阳之会	在面部，颧骨下缘，目外眦直下凹陷中	口眼歪斜、眼睑𥆧动、齿痛、面痛等
听宫	手足少阳、手太阳之会	在面部，耳屏正中与下颌骨髁状突之间的凹陷中	①耳聋、耳鸣、聤耳等耳疾；②齿痛

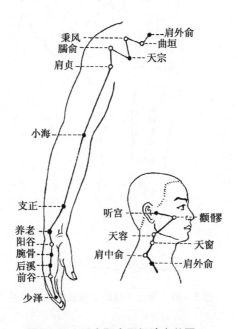

图 2-38 手太阳小肠经腧穴总图

七、足太阳膀胱经

（一）经脉循行

膀胱足太阳之脉，起于目内眦，上额交颠。

其支者，从颠至耳上角。

其直者，从颠入络脑，还出别下项，循肩膊内，夹脊抵腰中，入循膂，络肾，属膀胱。

其支者，从腰中，下夹脊贯臀，入腘中。

其支者，从膊内左右别下贯胛，夹脊内，过髀枢，循髀外后廉下合腘中。以下贯腨内，出外踝之后，循京骨，至小指外侧（《灵枢·经脉》）（图2－39）。

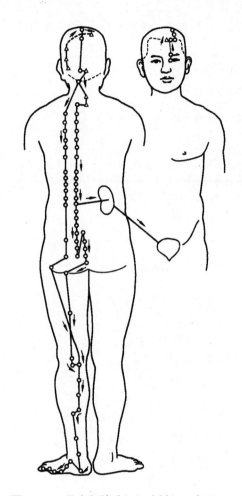

图2－39 足太阳膀胱经经脉循行示意图

（二）经脉病候

《灵枢·经脉》：是动则病，冲头痛，目似脱，项如拔，脊痛，腰似折，髀不可以曲，腘如结，腨如裂，是为踝厥。

是主筋所生病者，痔，疟，狂、癫疾，头囟项痛，目黄，泪出，鼽衄，项、背、腰、尻、腘、腨、脚皆痛，小指不用。

（三）经脉腧穴

见表2－26，图2－40。

表 2-26　足太阳膀胱经腧穴

穴名	特定穴	定位	主治
睛明	手足太阳、足阳明之会	在面部，目内眦内上方眶内侧壁凹陷中	①目赤肿痛、目眩、流泪、目视不明、近视、夜盲、色盲等目疾；②急性腰扭伤，坐骨神经痛；③心悸，怔忡
攒竹		在面部，眉头凹陷中，额切迹处	①头痛，眉棱骨痛；②眼睑瞤动、眼睑下垂、口眼㖞斜、目视不明、目赤肿痛、迎风流泪等眼部病证；③呃逆
眉冲		在头部，额切迹直上入发际 0.5 寸	①头痛，眩晕；②鼻塞，鼻衄；③癫痫
曲差		在头部，前发际正中直上 0.5 寸，旁开 1.5 寸	①头痛，目眩；②鼻塞、鼻衄等鼻部病证
五处		在头部，前发际正中直上 1 寸，旁开 1.5 寸	①头痛，目眩；②癫痫
承光		在头部，前发际正中直上 2.5 寸，旁开 1.5 寸	①头痛，目眩；②鼻塞；③热病
通天		在头部，前发际正中直上 4 寸，旁开 1.5 寸	①头痛，眩晕；②鼻塞、鼻衄、鼻渊等鼻部病证
络却		在头部，前发际正中直上 5.5 寸，旁开 1.5 寸	①眩晕；②耳鸣，目视不明
玉枕		在头部，横平枕外隆凸上缘，后发际正中旁开 1.3 寸。	①头项痛，目痛；②鼻塞
天柱		在颈后区，横平第 2 颈椎棘突上际，斜方肌外缘凹陷中	①后头痛、项强、肩背腰痛等痹证；②鼻塞；③目痛；④癫狂痫；⑤热病
大杼	八会穴之骨会	在脊柱区，第 1 胸椎棘突下，后正中线旁开 1.5 寸	①咳嗽，发热；②项强，肩背痛
风门	督脉、足太阳之会	在脊柱区，第 2 胸椎棘突下，后正中线旁开 1.5 寸	①感冒、咳嗽、发热、头痛等外感病证；②项强，胸背痛
肺俞	背俞穴	在脊柱区，第 3 胸椎棘突下，后正中线旁开 1.5 寸	①咳嗽、气喘、咯血等肺疾；②骨蒸潮热、盗汗等阴虚病证；③瘙痒、瘾疹等皮肤病
厥阴俞	背俞穴	在脊柱区，第 4 胸椎棘突下，后正中线旁开 1.5 寸	①心痛，心悸；②胸闷，咳嗽；③呕吐
心俞	背俞穴	在脊柱区，第 5 胸椎棘突下，后正中线旁开 1.5 寸	①心痛、惊悸、失眠、健忘、癫痫等心与神志病变；②咳嗽、咯血等肺疾；③盗汗，遗精
督俞		在脊柱区，第 6 胸椎棘突下，后正中线旁开 1.5 寸	①心痛，胸闷；②寒热，气喘；③腹胀、腹痛、肠鸣、呃逆等胃肠病证
膈俞	八会穴之血会	在脊柱区，第 7 胸椎棘突下，后正中线旁开 1.5 寸	①瘀血诸证；②呕吐、呃逆、气喘、吐血等上逆之证；③瘾疹，皮肤瘙痒；④贫血；⑤潮热，盗汗

续表

穴名	特定穴	定位	主治
肝俞	背俞穴	在脊柱区，第9胸椎棘突下，后正中线旁开1.5寸	①黄疸、胁痛等肝胆病证；②目赤、目视不明、目眩、夜盲、迎风流泪等目疾；③癫狂痫；④脊背痛
胆俞	背俞穴	在脊柱区，第10胸椎棘突下，后正中线旁开1.5寸	①黄疸、口苦、胁痛等肝胆病证；②肺痨，潮热
脾俞	背俞穴	在脊柱区，第11胸椎棘突下，后正中线旁开1.5寸	①腹胀、纳呆、呕吐、腹泻、痢疾、便血、水肿等脾胃肠腑病证；②多食善饥，身体消瘦；③背痛
胃俞	背俞穴	在脊柱区，第12胸椎棘突下，后正中线旁开1.5寸	①胃脘痛、呕吐、腹胀、肠鸣等胃疾；②多食善饥，身体消瘦
三焦俞	背俞穴	在脊柱区，第1腰椎棘突下，后正中线旁开1.5寸	①腹胀、肠鸣、呕吐、腹泻、痢疾等脾胃肠腑病证；②小便不利、水肿等三焦气化不利病证；③腰脊强痛
肾俞	背俞穴	在脊柱区，第2腰椎棘突下，后正中线旁开1.5寸	①腰酸痛、头晕、耳鸣、耳聋等肾虚病证；②遗尿、遗精、阳痿、早泄、不育等泌尿生殖系疾患；③月经不调、带下、不孕等妇科病证；④消渴
气海俞		在脊柱区，第3腰椎棘突下，后正中线旁开1.5寸	①肠鸣，腹胀；②痛经；③腰痛
大肠俞	背俞穴	在脊柱区，第4腰椎棘突下，后正中线旁开1.5寸	①腰腿痛；②腹胀、泄泻、便秘等胃肠病证
关元俞		在脊柱区，第5腰椎棘突下，后正中线旁开1.5寸	①腹胀，泄泻；②腰骶痛；③小便不利或频数，遗尿
小肠俞	背俞穴	在骶区，横平第1骶后孔，骶正中嵴旁开1.5寸	①遗精、遗尿、尿血尿痛、带下等泌尿生殖系统疾患；②泄泻，痢疾；③疝气；④腰骶痛
膀胱俞	背俞穴	在骶区，横平第2骶后孔，骶正中嵴旁开1.5寸	①小便不利、遗尿等膀胱气化功能失调病证；②腰脊强痛；③腹泻，便秘
中膂俞		在骶区，横平第3骶后孔，骶正中嵴旁开1.5寸	①腹泻；②疝气；③腰骶痛
白环俞		在骶区，横平第4骶后孔，骶正中嵴旁开1.5寸	①遗尿，遗精；②月经不调，带下；③疝气；④腰骶痛
上髎		在骶区，正对第1骶后孔中	①大小便不利；②月经不调、阴挺、带下等妇科病证；③遗精，阳痿；④腰骶痛
次髎		在骶区，正对第2骶后孔中	①月经不调、痛经、带下等妇科病证；②小便不利；③遗精、阳痿等男科病证；④疝气；⑤腰骶痛，下肢痿痹
中髎		在骶区，正对第3骶后孔中	①便秘，泄泻；②小便不利；③月经不调，带下；④腰骶痛
下髎		在骶区，正对第4骶后孔中	①腹痛，便秘；②小便不利；③带下；④腰骶痛

续表

穴名	特定穴	定位	主治
会阳		在骶区，尾骨端旁开0.5寸	①痔疾，泄泻，便血；②带下；③阳痿
承扶		在股后区，臀沟的中点	①腰骶臀股部疼痛；②痔疾
殷门		在股后区，臀沟下6寸，股二头肌与半腱肌之间	腰痛，下肢痿痹
浮郄		在膝后区，腘横纹上1寸，股二头肌腱的内侧缘	①股腘部麻木、疼痛；②便秘
委阳	三焦之下合穴	在膝部，腘横纹上，股二头肌腱的内侧缘	①腹满，小便不利；②腰脊强痛，腿足拘挛
委中	合穴，膀胱之下合穴	在膝部，腘横纹中点	①腰背痛、下肢痿痹等腰及下肢病证；②腹痛、急性吐泻等急症；③瘾疹，丹毒；④遗尿，小便不利
附分		在脊柱区，第2胸椎棘突下，后正中线旁开3寸	颈项强痛、肩背拘急、肘臂麻木等痹证
魄户		在脊柱区，第3胸椎棘突下，后正中线旁开3寸	①咳嗽、气喘、肺痨等肺疾；②项强，肩背痛
膏肓		在脊柱区，第4胸椎棘突下，后正中线旁开3寸	①咳嗽、气喘、肺痨等肺系虚损病证；②健忘、遗精、盗汗、羸瘦等虚劳诸证；③肩胛痛
神堂		在脊柱区，第5胸椎棘突下，后正中线旁开3寸	①咳嗽、气喘、胸闷等肺胸病证；②脊背强痛
谚语		在脊柱区，第6胸椎棘突下，后正中线旁开3寸	①咳嗽，气喘；②肩背痛；③疟疾，热病
膈关		在脊柱区，第7胸椎棘突下，后正中线旁开3寸	①胸闷、呕吐、嗳气等气上逆之病证；②脊背强痛
魂门		在脊柱区，第9胸椎棘突下，后正中线旁开3寸	①胸胁胀痛，背痛；②呕吐，腹泻
阳纲		在脊柱区，第10胸椎棘突下，后正中线旁开3寸	①肠鸣、腹痛、泄泻等胃肠病证；②黄疸；③消渴
意舍		在脊柱区，第11胸椎棘突下，后正中线旁开3寸	腹胀、肠鸣、泄泻、呕吐等胃肠病证
胃仓		在脊柱区，第12胸椎棘突下，后正中线旁开3寸	①腹胀、胃脘痛、小儿食积等脾胃病证；②水肿；③脊背痛
肓门		在腰区，第1腰椎棘突下，后正中线旁开3寸	①腹痛、胃痛、痞块、便秘等胃肠病证；②乳疾

穴名	特定穴	定位	主治
志室		在腰区，第2腰椎棘突下，后正中线旁开3寸	①遗精、阳痿等肾虚病证；②小便不利，水肿；③腰脊强痛
胞肓		在骶区，横平第2骶后孔，骶正中嵴旁开3寸	①肠鸣、腹胀、便秘等胃肠病证；②腰脊痛；③癃闭
秩边		在骶区，横平第4骶后孔，骶正中嵴旁开3寸	①腰骶痛、下肢痿痹等腰及下肢病证；②小便不利，癃闭；③便秘，痔疾；④阴痛
合阳		在小腿后区，腘横纹下2寸，腓肠肌内、外侧头之间	①腰脊痛，下肢痿痹；②疝气；③崩漏
承筋		在小腿后区，腘横纹下5寸，腓肠肌两肌腹之间	①腰腿拘急、疼痛；②痔疾
承山		在小腿后区，腓肠肌两肌腹与肌腱交角处	①腰腿拘急、疼痛；②痔疾，便秘；③疝气，腹痛
飞扬		在小腿后区，昆仑直上7寸，腓肠肌外下缘与跟腱移行处	①腰腿痛；②头痛，目眩；③鼻塞，鼻衄；④痔疾
跗阳	阳跷脉之郄穴	在小腿后区，昆仑直上3寸，腓骨与跟腱之间	①腰骶痛、下肢痿痹、外踝肿痛等腰、下肢病证；②头痛
昆仑	经穴	在踝区，外踝尖与跟腱之间的凹陷中	①后头痛，项强，目眩；②腰骶痛，脚跟痛；③癫痫；④难产
仆参		在跟区，昆仑直下，跟骨外侧，赤白肉际处	①下肢痿弱，足跟痛；②癫痫
申脉	八脉交会穴（通阳跷脉）	在踝区，外踝尖直下，外踝下缘与跟骨之间凹陷中	①失眠、癫狂痫等神志病证；②头痛，眩晕；③腰腿酸痛
金门	郄穴	在足背，外踝前缘直下，第5跖骨粗隆后方，骰骨下缘凹陷中	①头痛、腰痛、外踝痛、下肢痿痹等痛证、痹证；②癫痫；③小儿惊风
京骨	原穴	在跖区，第5跖骨关节粗隆前下方，赤白肉际处	①头痛，项强；②腿痛；③目翳；④癫痫
束骨	输穴	在跖区，第5跖趾关节的近端，赤白肉际处	①头痛、项强、目眩等头部疾患；②腰腿痛；③癫狂
足通谷	荥穴	在跖区，第5跖趾关节的远端，赤白肉际处	①头痛，项强；②目眩，鼻衄；③癫狂
至阴	井穴	在足趾，小趾末节外侧，趾甲根角侧后方0.1寸（指寸）	①胎位不正，滞产；②头痛，目痛；③鼻塞，鼻衄

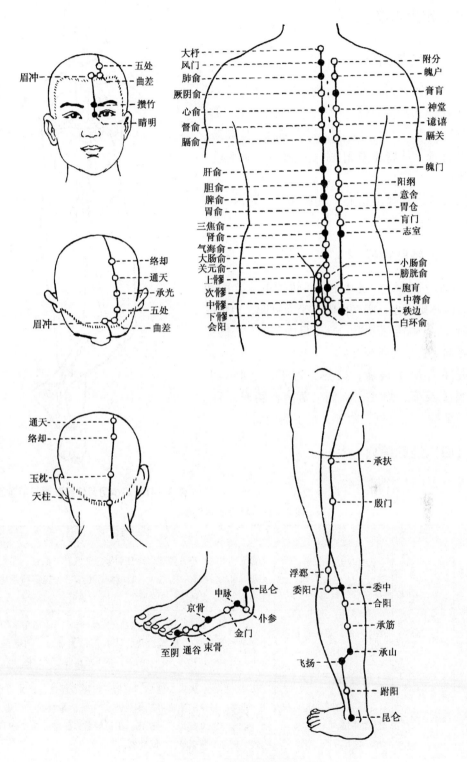

图 2-40　足太阳膀胱经腧穴总图

八、足少阴肾经

（一）经脉循行

肾足少阴之脉，起于小指之下，邪走足心，出于然骨之下，循内踝之后，别入跟中，以上踹内，出腘内廉，上股内后廉，贯脊属肾，络膀胱。

其直者，从肾上贯肝膈，入肺中，循喉咙，夹舌本。

其支者，从肺出络心，注胸中（《灵枢·经脉》）（图2-41）。

（二）经脉病候

《灵枢·经脉》：是动则病，饥不欲食，面如漆柴，咳唾则有血，喝喝而喘，坐而欲起，目肮肮如无所见，心如悬若饥状，气不足则善恐，心惕惕如人将捕之，是为骨厥。

是主肾所生病者，口热、舌干、咽肿，上气，嗌干及痛，烦心，心痛，黄疸，肠澼，脊、股内后廉痛，痿、厥，嗜卧，足下热而痛。

（四）经脉腧穴

见表2-27，图2-42。

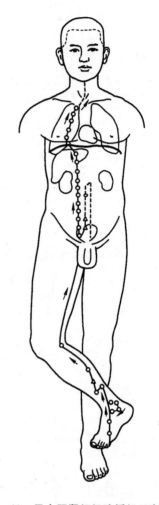

图2-41　足少阴肾经经脉循行示意图

表2-27　足少阴肾经腧穴

穴名	特定穴	定位	主治
涌泉	井穴	在足底，屈足卷趾时足心最凹陷中	①昏厥、中暑、小儿惊风、癫狂痫等急症及神志病证；②头痛，头晕，目眩，失眠；③咯血、咽喉痛、喉痹、失音等肺系病证；④小便不利，大便难；⑤奔豚气；⑥足心热
然谷	荥穴	在足内侧，足舟骨粗隆下方，赤白肉际处	①月经不调、阴挺、阴痒、白浊等妇科病证；②遗精、阳痿、小便不利等泌尿生殖系疾患；③腹泻；④咯血，咽喉肿痛；⑤小儿脐风，口噤不开；⑥消渴；⑦下肢痿痹，足跗痛
太溪	输穴，原穴	在踝区，内踝尖与跟腱之间的凹陷中	①头痛、目眩、失眠、健忘、遗精、阳痿等肾虚证；②咽喉肿痛、齿痛、耳聋、耳鸣等阴虚性五官病证；③咳嗽、气喘、胸痛、咯血等肺系疾患；④消渴，小便频数，便秘；⑤月经不调；⑥腰脊痛，下肢厥冷，内踝肿痛

穴名	特定穴	定位	主治
大钟	络穴	在跟区，内踝后下方，跟骨上缘，跟腱附着部前缘凹陷中	①痴呆；②癃闭，遗尿，便秘；③月经不调；④咯血，气喘；⑤腰脊强痛，足跟痛
水泉	郄穴	在跟区，太溪直下1寸，跟骨结节内侧凹陷中	①月经不调、痛经、阴挺等妇科病证；②小便不利，淋证，血尿
照海	八脉交会穴（通阴跷脉）	在踝区，内踝尖下1寸，内踝下缘边际凹陷中	①失眠、癫痫等精神、神志病证；②咽喉干痛、目赤肿痛等五官热性病证；③月经不调、痛经、带下、阴挺等妇科病证；④小便频数，癃闭
复溜	经穴	在小腿内侧，内踝尖上2寸，跟腱的前缘	①水肿、汗证（无汗或多汗）等津液输布失调病证；②泄泻、肠鸣、腹胀等胃肠病证；③腰脊强痛，下肢痿痹
交信	阴跷脉之郄穴	在小腿内侧，内踝尖上2寸，胫骨内侧缘后际凹陷中	①月经不调、崩漏、阴挺、阴痒等妇科病证；②泄泻、便秘、痢疾等胃肠病证；③五淋；④疝气
筑宾	阴维脉之郄穴	在小腿内侧，太溪直上5寸，比目鱼肌与跟腱之间	①癫狂；②疝气；③呕吐涎沫，吐舌；④小腿内侧痛
阴谷	合穴	在膝后区，腘横纹上，半腱肌肌腱外侧缘	①癫狂；②阳痿、小便不利、月经不调、崩漏等泌尿生殖系疾患；③膝股内侧痛
横骨	冲脉、足少阴之会	在下腹部，脐中下5寸，前正中线旁开0.5寸	①少腹痛；②遗精、阳痿、遗尿、小便不利等生殖泌尿系疾患；③疝气
大赫	冲脉、足少阴之会	在下腹部，脐中下4寸，前正中线旁开0.5寸	①遗精，阳痿；②阴挺、带下、月经不调等妇科疾患；③泄泻，痢疾
气穴	冲脉、足少阴之会	在下腹部，脐中下3寸，前正中线旁开0.5寸	①月经不调，带下，不孕；②小便不利；③泄泻；④奔豚气
四满	冲脉、足少阴之会	在下腹部，脐中下2寸，前正中线旁开0.5寸	①月经不调、崩漏、带下、产后恶露不净等妇产科病证；②遗精、遗尿；③小腹痛、脐下积聚、疝瘕等腹部疾患；④便秘，水肿
中注	冲脉、足少阴之会	在下腹部，脐中下1寸，前正中线旁开0.5寸	①月经不调；②腹痛、大便燥结、泄泻等胃肠病证
肓俞	冲脉、足少阴之会	在腹部，脐中旁开0.5寸	①腹痛绕脐、腹胀、泄泻、便秘等胃肠病证；②疝气；③月经不调
商曲	冲脉、足少阴之会	在上腹部，脐中上2寸，前正中线旁开0.5寸	①胃痛、腹痛、腹胀、泄泻、便秘等胃肠病证；②腹中积聚
石关	冲脉、足少阴之会	在上腹部，脐中上3寸，前正中线旁开0.5寸	①胃痛、呕吐、腹痛、便秘等胃肠病证；②产后腹痛，不孕

续表

穴名	特定穴	定位	主治
阴都	冲脉、足少阴之会	在上腹部，脐中上4寸，前正中线旁开0.5寸	胃痛、腹胀、便秘等胃肠病证
腹通谷	冲脉、足少阴之会	在上腹部，脐中上5寸，前正中线旁开0.5寸	①腹痛、腹胀、胃痛、呕吐等胃肠病证；②心痛、心悸、胸痛等心胸病证
幽门	冲脉、足少阴之会	在上腹部，脐中上6寸，前正中线旁开0.5寸	腹痛、呕吐、善哕、腹胀、泄泻等胃肠病证
步廊		在胸部，第5肋间隙，前正中线旁开2寸	①胸痛、咳嗽、气喘等胸肺疾患；②乳痈
神封		在胸部，第4肋间隙，前正中线旁开2寸	①咳嗽、气喘、胸胁支满等胸肺疾患；②乳痈；③呕吐，不嗜食
灵墟		在胸部，第3肋间隙，前正中线旁开2寸	①胸胁支满、咳嗽、气喘等胸肺疾患；②乳痈；③呕吐
神藏		在胸部，第2肋间隙，前正中线旁开2寸	①胸胁支满、咳嗽、气喘等胸肺疾患；②呕吐，不嗜食
彧中		在胸部，第1肋间隙，前正中线旁开2寸	①胸胁支满、咳嗽、气喘、痰涌等肺系病证
俞府		在胸部，锁骨下缘，前正中线旁开2寸	咳嗽、气喘、胸痛等胸肺疾患

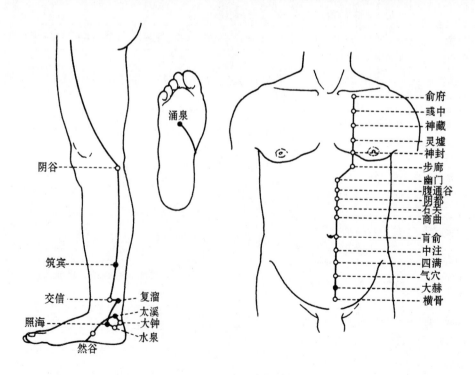

图2-42　足少阴肾经腧穴总图

九、手厥阴心包经

（一）经脉循行

心主手厥阴心包络之脉，起于胸中，出属心包，下膈，历络三焦。

其支者，循胸出胁，下腋三寸，上抵腋下循臑内，行太阴少阴之间，入肘中，下臂行两筋之间，入掌中，循中指出其端。

其支者，别掌中，循小指次指出其端（《灵枢·经脉》）（图 2 −43）。

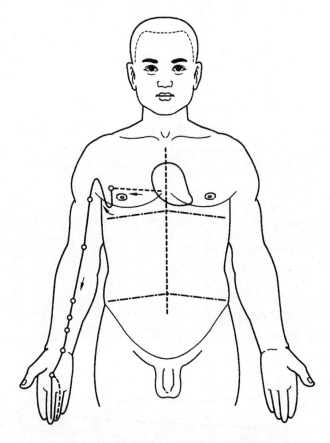

图 2 −43　手厥阴心包经经脉循行示意图

（二）经脉病候

《灵枢·经脉》：是动则病，手心热，臂、肘挛急，腋肿；甚则胸胁支满，心中憺憺大动，面赤，目黄，喜笑不休。

是主脉所生病者，烦心，心痛，掌中热。

（三）经脉腧穴

见表 2 −28，图 2 −44。

表 2-28　手厥阴心包经腧穴

穴名	特定穴	定位	主治
天池	手厥阴、足少阳之会	在胸部，第4肋间隙，前中线旁开5寸	①咳嗽、痰多、胸闷、气喘、胸痛等心肺病证；②腋下肿痛，乳痈；③瘰疬
天泉		在臂前区，腋前纹头下2寸，肱二头肌的长、短头之间	①心痛、胸胁胀满、咳嗽等心肺病证；②胸背及上臂内侧痛
曲泽	合穴	在肘前区，肘横纹上，肱二头肌腱的尺侧缘凹陷中	①心痛、善惊、心悸等心系病证；②胃痛、呕吐、呕血等胃腑热性病证；③暑热病；④肘臂挛痛，上肢颤动
郄门	郄穴	在前臂前区，腕掌侧远端横纹上5寸，掌长肌腱与桡侧腕屈肌腱之间	①急性心痛、心悸、胸痛、心烦等心胸病证；②咯血、呕血、衄血等热性出血证；③疔疮；④癫痫
间使	经穴	在前臂前区，腕掌侧远端横纹上3寸，掌长肌腱与桡侧腕屈肌腱之间	①心痛、心悸等心系病证；②胃痛、呕吐等热性胃病；③热病，疟疾；④癫狂痫证；⑤腋肿，肘挛，臂痛
内关	络穴，八脉交会穴（通阴维脉）	在前臂前区，腕掌侧远端横纹上2寸，掌长肌腱与桡侧腕屈肌腱之间	①心痛、胸闷、心动过速或过缓等心系病证；②胃痛、呕吐、呃逆等胃腑病证；③眩晕，中风，偏瘫，偏头痛；④失眠、郁证、癫狂痫等神志病证；⑤肘臂挛痛
大陵	输穴，原穴	在腕前区，腕掌侧远端横纹中，掌长肌腱与桡侧腕屈肌腱之间	①心痛，心悸，胸胁满痛；②胃痛、呕吐、口臭等胃腑病证；③癫狂痫、喜笑悲恐等神志病证；④臂、手挛痛
劳宫	荥穴	在掌区，横平第3掌指关节近端，第2、3掌骨之间偏于第3掌骨	①中风昏迷、中暑等急症；②心痛、烦闷、癫狂痫等心与神志疾患；③口疮，口臭；④鹅掌风
中冲	井穴	在手指，中指末端最高点	①中风昏迷、舌强不语、中暑、昏厥、小儿惊风等急症；②热病，舌下肿痛

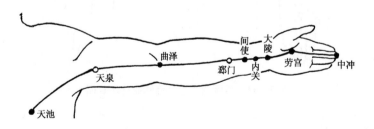

图 2-44　手厥阴心包经腧穴总图

十、手少阳三焦经

（一）经脉循行

三焦手少阳之脉，起于小指次指之端，上出两指之间，循手表腕，出臂外两骨之间，上贯肘，循臑外上肩，而交出足少阳之后，入缺盆，布膻中，散络心包，下膈，循属三焦。

其支者，从膻中上出缺盆，上项，系耳后直上，出耳上角，以屈下颊至颓。

其支者，从耳后入耳中，出走耳前，过客主人前，交颊，至目锐眦（《灵枢·经脉》）（图2-45）。

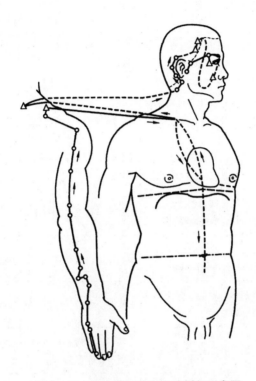

图2-45 手少阳三焦经经脉循行示意图

（二）经脉病候

《灵枢·经脉》：是动则病，耳聋，浑浑焞焞，嗌肿，喉痹。

是主气所生病者，汗出，目锐眦痛，颊肿，耳后、肩、臑、肘、臂外皆痛，小指次指不用。

（三）经脉腧穴

见表2-29，图2-46。

表2-29 手少阳三焦经腧穴

穴名	特定穴	定位	主治
关冲	井穴	在手指，第4指末节尺侧，指甲根角侧上方0.1寸（指寸）	①头痛、目赤、耳聋、耳鸣、喉痹、舌强等头面五官病证；②热病，中暑

穴名	特定穴	定位	主治
液门	荥穴	在手背，第4、5指间，指蹼缘上方赤白肉际凹陷中	①头痛、目赤、耳鸣、耳聋、喉痹等头面五官热性病证；②疟疾；③手臂痛
中渚	输穴	在手背，第4、5掌骨间，第4掌指关节近端凹陷中	①头痛、目赤、耳聋、耳鸣、喉痹等头面五官病证；②热病，疟疾；③肩背肘臂疼痛，手指不能屈伸
阳池	原穴	在腕后区，腕背侧远端横纹上，指伸肌腱的尺侧缘凹陷中	①耳聋、喉痹等五官病证；②消渴，口干；③腕痛，肩臂痛
外关	络穴，八脉交会穴（通阳维脉）	在前臂后区，腕背侧远端横纹上2寸，尺骨与桡骨间隙中点	①热病；②头痛、目赤肿痛、耳聋、耳鸣等头面五官病证；③瘰疬；④胁肋痛；⑤上肢痿痹不遂
支沟	经穴	在前臂后区，腕背侧远端横纹上3寸，尺骨与桡骨间隙中点	①暴喑，耳聋，耳鸣；②胁肋痛；③便秘；④瘰疬；⑤热病
会宗	郄穴	在前臂后区，腕背侧远端横纹上3寸，尺骨的桡侧缘	①耳聋，耳鸣；②上肢痹痛
三阳络		在前臂后区，腕背侧远端横纹上4寸，尺骨与桡骨间隙中点	①手臂痛；②暴喑、耳聋、龋齿痛等五官病证
四渎		在前臂后区，肘尖下5寸，尺骨与桡骨间隙中点	①耳聋、暴喑、齿痛、咽喉肿痛等五官病证；②手臂痛
天井	合穴	在肘后区，肘尖上1寸凹陷中	①耳聋；②癫痫；③瘰疬，瘿气；④偏头痛、胁肋痛、颈项肩臂痛等痛证
清冷渊		在臂后区，肘尖与肩峰角连线上，肘尖上2寸	头痛、目痛、胁痛、肩臂痛等痛证
消泺		在臂后区，肘尖与肩峰角连线上，肘尖上5寸	头痛、颈项强痛、齿痛等痛证
臑会		在臂后区，肩峰角下3寸，三角肌的后下缘	①肩臂痛；②瘿气，瘰疬
肩髎		在三角肌区，肩峰角与肱骨大结节两骨间凹陷中	臂痛，肩重不能举
天髎	手少阳、阳维之会	在肩胛区，肩胛骨上角骨际凹陷中	肩臂痛，颈项强急
天牖		在颈部，横平下颌角，胸锁乳突肌的后缘凹陷中	①头晕、头痛、项强、目不明、暴聋、鼻衄、喉痹等头项五官病证；②瘰疬；③肩背痛
翳风	手足少阳之会	在颈部，耳垂后方，乳突下端前方凹陷中	①耳鸣、耳聋等耳疾；②口眼歪斜、牙关紧闭、面风、颊肿等面口病证；③瘰疬

续表

穴名	特定穴	定位	主治
瘈脉		在头部，乳突中央，角孙与翳风沿耳轮弧形连线的上 2/3 与下 1/3 的交点处	①头痛；②耳聋，耳鸣；③小儿惊风
颅息		在头部，角孙与翳风沿耳轮弧形连线的上 1/3 与下 2/3 的交点处	①头痛；②耳聋，耳鸣；③小儿惊风
角孙		在头部，耳尖正对发际处	①项强，头痛；②痄腮，齿痛；③目赤肿痛，目翳
耳门		在耳区，耳屏上切迹与下颌骨髁突之间的凹陷中	①耳聋、耳鸣、聤耳等耳疾；②齿痛，颈颌痛
耳和髎	手足少阳、手太阳之会	在头部，鬓发后缘，耳郭根的前方，颞浅动脉的后缘	①头重痛，耳鸣；②牙关紧闭，口歪
丝竹空		在面部，眉梢凹陷中	①癫痫；②头痛、目眩、目赤肿痛、眼睑眴动等头目病证；③齿痛

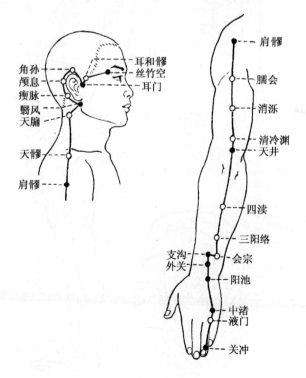

图 2-46　手少阳三焦经腧穴总图

十一、足少阳胆经

（一）经脉循行

胆足少阳之脉，起于目锐眦，上抵头角，下耳后，循颈行手少阳之前，至肩上，却交出手少阳之后，入缺盆。

其支者，从耳后入耳中，出走耳前，至目锐眦后。

其支者，别锐眦，下大迎，合于手少阳，抵于颇，下加颊车，下颈合缺盆以下胸中，贯膈络肝属胆，循胁里，出气街，绕毛际，横入髀厌中。

其直者，从缺盆下腋，循胸过季胁，下合髀厌中，以下循髀阳，出膝外廉，下外辅骨之前，直下抵绝骨之端，下出外踝之前，循足跗上，入小指次指之间。

其支者，别跗上，入大指之间，循大指歧骨内出其端，还贯爪甲，出三毛（《灵枢·经脉》）（图2-47）。

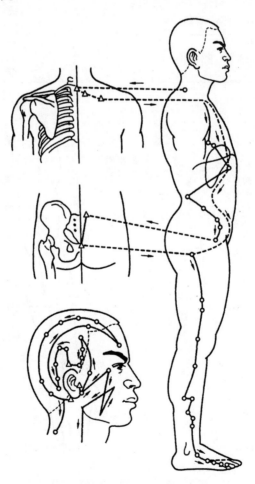

图2-47 足少阳胆经经脉循行示意图

(二) 经脉病候

《灵枢·经脉》：是动则病，口苦，善太息，心胁痛，不能转侧，甚则面微有尘，体无膏泽，足外反热，是为阳厥。

是主骨所生病者，头痛，颔痛，目锐眦痛，缺盆中肿痛，腋下肿，马刀侠瘿，汗出振寒，疟，胸胁、肋、髀、膝外至胫、绝骨、外踝前及诸节皆痛，小指次指不用。

(三) 经脉腧穴

见表 2 - 30，图 2 - 48。

表 2 - 30　足少阳胆经腧穴

穴名	特定穴	定位	主治
瞳子髎	手太阳、手足少阳之会	在面部，目外眦外侧 0.5 寸凹陷中	①头痛；②目赤肿痛、怕光羞明、迎风流泪、内障、目翳等目疾
听会		在面部，耳屏间切迹与下颌骨髁状突之间凹陷中	①耳鸣、耳聋、聤耳等耳疾；②齿痛，口眼歪斜
上关	手少阳、足阳明之会	在面部，颧弓上缘中央凹陷中	①耳鸣、耳聋、聤耳等耳疾；②口眼歪斜、面痛、齿痛、口噤等面口病证
颔厌	手少阳、足阳明之会	在头部，从头维至曲鬓的弧形连线（其弧度与鬓发弧度相应）的上 1/4 与下 3/4 的交点处	①偏头痛，眩晕；②惊痫；③目外眦痛、齿痛、耳鸣等五官病证
悬颅		在头部，从头维至曲鬓的弧形连线的中点处	①偏头痛；②目赤肿痛；③齿痛
悬厘	手足少阳、阳明之会	在头部，从头维至曲鬓的弧形连线的上 3/4 与下 1/4 的交点处	①偏头痛；②目赤肿痛；③耳鸣
曲鬓	足太阳、少阳之会	在头部，耳前鬓角发际后缘与耳尖水平线的交点处	头痛连齿、颔颊肿、牙关紧闭等头面病证
率谷	足太阳、少阳之会	在头部，耳尖直上入发际 1.5 寸	①头痛，眩晕；②小儿急、慢惊风
天冲	足太阳、少阳之会	在头部，耳根后缘直上，入发际 2 寸	①头痛；②癫痫；③齿龈肿痛
浮白		在头部，耳后乳突的后上方，从天冲至完骨的弧形连线的上 1/3 与下 2/3 交点处	①头痛、耳鸣、耳聋、齿痛等头面病证；②瘿气
头窍阴	足太阳、少阳之会	在头部，耳后乳突的后上方，从天冲到完骨的弧形连线的上 2/3 与下 1/3 交点处	①头痛，眩晕；②耳鸣，耳聋

穴名	特定穴	定位	主治
完骨	足太阳、少阳之会	在头部，耳后乳突的后下方凹陷中	①癫痫；②头痛、颈项强痛、颊肿、喉痹、齿痛、口眼歪斜等头项五官病证
本神	足少阳、阳维之会	在头部，前发际上0.5寸，头正中线旁开3寸	①癫痫，小儿惊风，中风；②头痛，目眩
阳白	足少阳、阳维之会	在头部，眉上1寸，瞳孔直上	①前头痛；②眼睑下垂，口眼歪斜；③目痛、视物模糊、眼睑𥆑动等目疾
头临泣	足太阳、足少阳、阳维之会	在头部，前发际上0.5寸，瞳孔直上	①头痛；②目眩、目痛、流泪、目翳等目疾；③鼻塞，鼻渊；④小儿惊痫
目窗	足少阳、阳维之会	在头部，前发际上1.5寸，瞳孔直上	①头痛；②目眩、目痛、远视、近视等目疾；③小儿惊痫
正营	足少阳、阳维之会	在头部，前发际上2.5寸，瞳孔直上	头痛、头晕、目眩等头目病证
承灵	足少阳、阳维之会	在头部，前发际上4寸，瞳孔直上	①头痛，眩晕；②目痛；③鼻渊、鼻衄、鼻塞、多涕等鼻疾
脑空	足少阳、阳维之会	在头部，横平枕外隆凸的上缘，风池直上	①热病；②头痛、颈项强痛；③目眩、目赤肿痛、鼻痛、耳聋等五官病证；④癫痫，惊悸
风池	足少阳、阳维之会	在颈后区，枕骨之下，胸锁乳突肌上端与斜方肌上端之间的凹陷中	①中风、癫痫、头痛、眩晕、耳聋、耳鸣等内风所致病证；②感冒、鼻塞、鼻衄、目赤肿痛、口眼歪斜等外风所致病证；③颈项强痛
肩井	手足少阳、阳维之会	在肩胛区，第7颈椎棘突与肩峰最外侧点连线的中点	①颈项强痛，肩背痹痛，上肢不遂；②难产、乳痈、乳汁不下、乳癖等妇产科及乳房疾患；③瘰疬
渊腋		在胸外侧区，第4肋间隙中，在腋中线上	①胸满，胁痛；②腋下肿，上肢痹痛
辄筋		在胸外侧区，第4肋间隙中，在腋中线前1寸	①胸满，喘息；②呕吐，吞酸；③腋肿，胁痛，肩背痛
日月	胆之募穴，足太阴、少阳之会	在胸部，第7肋间隙中，前正中线旁开4寸	黄疸、胁肋疼痛等肝胆病证；呕吐、吞酸、呃逆等肝胆犯胃病证
京门	肾之募穴	在上腹部，第12肋骨游离端的下际	①小便不利、水肿等水液代谢失调病证；②肠鸣、泄泻、腹胀等胃肠病证；③腰痛，胁痛
带脉	足少阳、带脉之会	在侧腹部，第11肋骨游离端垂线与脐水平线的交点上	①月经不调、闭经、赤白带下等妇科经带病证；②疝气；③腰痛，胁痛

穴名	特定穴	定位	主治
五枢	足少阳、带脉之会	在下腹部，横平脐下 3 寸，髂前上棘内侧	①阴挺、赤白带下、月经不调、小腹痛等妇科病证；②疝气，少腹痛；③腰胯痛
维道	足少阳、带脉之会	在下腹部，髂前上棘内下 0.5 寸	①阴挺、带下、月经不调等妇科病证；②疝气，少腹痛；③腰胯痛
居髎	阳跷、足少阳之会	在臀区，髂前上棘与股骨大转子最凸点连线的中点处	①腰腿痹痛，瘫痪；②疝气，少腹痛
环跳	足少阳、太阳之会	在臀区，股骨大转子最凸点与骶管裂孔连线的外 1/3 与内 2/3 交点处	①腰胯疼痛、半身不遂、下肢痿痹等腰腿疾患；②风疹
风市		在股部，直立垂手，掌心贴于大腿时，中指尖所指凹陷中，髂胫束后缘	①中风半身不遂、下肢痿痹麻木等下肢疾患；②遍身瘙痒
中渎		在股部，腘横纹上 7 寸，髂胫束后缘	下肢痿痹、麻木、半身不遂等下肢疾患
膝阳关		在膝部，股骨外上髁后上缘，股二头肌腱与髂胫束之间的凹陷中	膝腘肿痛、挛急及小腿麻木等下肢、膝关节疾患
阳陵泉	合穴，八会穴之筋会，胆之下合穴	在小腿外侧，腓骨头前下方凹陷中	①黄疸、胁肋痛、口苦、呕吐、吞酸等肝胆犯胃病证；②半身不遂、下肢痿痹麻木、膝肿痛等下肢、膝关节疾患；③小儿惊风
阳交	阳维脉之郄穴	在小腿外侧，外踝尖上 7 寸，腓骨后缘	①惊狂、癫痫等神志病证；②瘛疭；③胸胁满痛；④下肢痿痹
外丘	郄穴	在小腿外侧，外踝尖上 7 寸，腓骨前缘	①癫狂；②胸胁胀满；③下肢痿痹
光明	络穴	在小腿外侧，外踝尖上 5 寸，腓骨前缘	①目痛、夜盲、近视、目花等目疾；②胸乳胀痛；③下肢痿痹
阳辅	经穴	在小腿外侧，外踝尖上 4 寸，腓骨前缘	①偏头痛、目外眦痛、咽喉肿痛、腋下肿痛、胸胁满痛等头面躯体痛证；②瘰疬；③下肢痿痹
悬钟	八会穴之髓会	在小腿外侧，外踝尖上 3 寸，腓骨前缘	①痴呆、中风等髓海不足疾患；②颈项强痛，胸腹胀满，下肢痿痹
丘墟	原穴	在踝区，外踝的前下方，趾长伸肌腱的外侧凹陷中	①目赤肿痛、目生翳膜等目疾；②颈项痛、腋下肿、胸胁痛、外踝肿痛等痛证；③足内翻、足下垂

续表

穴名	特定穴	定位	主治
足临泣	输穴，八脉交会穴（通带脉）	在足背，第4、5跖骨底结合部的前方，第5趾长伸肌腱外侧凹陷中	①偏头痛、目赤肿痛、胁肋痛、足跗肿痛等痛证；②月经不调，乳痈；③瘰疬
地五会		在足背，第4、5跖骨间，第4跖趾关节近端凹陷中	①头痛、目赤肿痛、胁痛、足跗肿痛等痛证；②耳鸣，耳聋；③乳痈
侠溪	荥穴	在足背，第4、5趾间，趾蹼缘后方赤白肉际处	①惊悸；②头痛、眩晕、颊肿、耳鸣、耳聋、目赤肿痛等头面五官病证；③胁肋痛、膝股痛、足跗肿痛等痛证；④乳痈；⑤热病
足窍阴	井穴	在足趾，第4趾末节外侧，趾甲根角侧后方0.1寸（指寸）	①头痛、目眩、目赤肿痛、耳聋、耳鸣、喉痹等头面五官病证；②胸胁痛，足跗肿痛

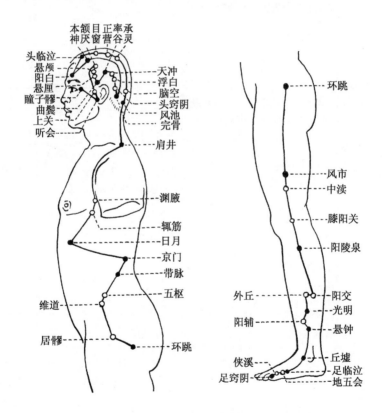

图 2-48　足少阳胆经腧穴总图

十二、足厥阴肝经

（一）经脉循行

肝足厥阴之脉，起于大指丛毛之际，上循足跗上廉，去内踝一寸，上踝八寸，交出太阴之后，上腘内廉，循股阴入毛中，环阴器，抵小腹，夹胃属肝络胆，上贯膈，布胁肋，循喉咙之后，上入颃颡，连目系，上出额，与督脉会于颠。

其支者，从目系下颊里，环唇内。

其支者，复从肝别贯膈，上注肺（《灵枢·经脉》）（图 2 - 49）。

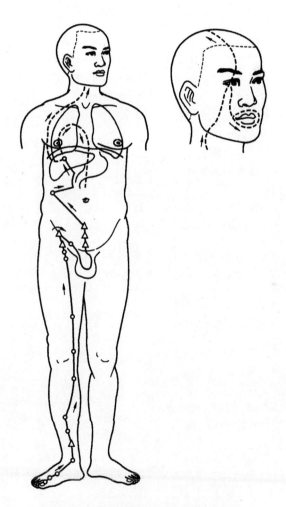

图 2 - 49 足厥阴肝经经脉循行示意图

（二）经脉病候

《灵枢·经脉》：是动则病，腰痛不可以俯仰，丈夫㿉疝，妇人少腹肿，甚则嗌干，面尘，脱色。

是主肝所生病者，胸满，呕逆，飧泄，狐疝，遗溺，闭癃。

（三）经脉腧穴

见表 2 - 31，图 2 - 50。

表 2 - 31   足厥阴肝经腧穴

穴名	特定穴	定位	主治
大敦	井穴	在足趾，大趾末节外侧，趾甲根角侧后方 0.1 寸（指寸）	①疝气、少腹痛、尿血、癃闭、遗尿、淋疾等泌尿系病证；②阴缩、阴中痛、月经不调、崩漏、阴挺等月经病及前阴病证；③癫痫，善寐
行间	荥穴	在足背，第 1、2 趾之间，趾蹼缘后方赤白肉际处	①中风、癫痫、头痛、目眩、目赤肿痛、青盲、口歪等肝经风热病证；②月经不调、痛经、闭经、崩漏、带下等妇科经带病证；③阴中痛，疝气；④遗尿、癃闭、淋疾等泌尿系病证；⑤胸胁满痛
太冲	输穴，原穴	在足背，第 1、2 跖骨间，跖骨底结合部前方凹陷中，或触及动脉搏动	①小儿惊风、癫狂痫、中风、头痛、眩晕、耳鸣、目赤肿痛、口歪、咽痛等肝经风热病证；②月经不调、痛经、闭经、崩漏、带下、难产等妇产科病证；③黄疸、胁痛、腹胀、呕逆等肝胃病证；④癃闭，遗尿；⑤足跗肿，下肢痿痹
中封	经穴	在踝区，内踝前，胫骨前肌肌腱的内侧缘凹陷中	①疝气；②阴缩、阴茎痛，遗精；③小便不利；④腰痛、少腹痛、内踝肿痛等痛证
蠡沟	络穴	在小腿内侧，内踝尖上 5 寸，胫骨内侧面的中央	①月经不调、赤白带下、阴挺、阴痒等妇科病证；②小便不利；③疝气，睾丸肿痛
中都	郄穴	在小腿内侧，内踝尖上 7 寸，胫骨内侧面的中央	①疝气，小腹痛；②崩漏，恶露不尽；③泄泻
膝关		在膝部，胫骨内侧髁的下方，阴陵泉后 1 寸	膝髌肿痛，下肢痿痹
曲泉	合穴	在膝部，腘横纹内侧端，半腱肌肌腱内缘凹陷中	①月经不调、痛经、带下、阴挺、阴痒、产后腹痛、腹中包块等妇科病证；②遗精，阳痿，疝气；③小便不利；④膝髌肿痛，下肢痿痹
阴包		在股前区，髌底上 4 寸，股薄肌与缝匠肌之间	①月经不调；②遗尿，小便不利；③腰骶痛引小腹
足五里		在股前区，气冲直下 3 寸，动脉搏动处	①少腹胀痛；②小便不利，阴挺，睾丸肿痛；③瘰疬
阴廉		在股前区，气冲直下 2 寸	①月经不调，赤白带下；②少腹疼痛

续表

穴名	特定穴	定位	主治
急脉		在腹股沟区，横平耻骨联合上缘，前正中线旁开2.5寸	①少腹痛，疝气；②阴挺
章门	脾之募穴，八会穴之脏会	在侧腹部，在第11肋游离端的下际	①腹痛、腹胀、肠鸣、泄泻、呕吐等胃肠病证；②胸胁痛、黄疸、痞块等肝脾病证
期门	肝之募穴	在胸部，第6肋间隙，前正中线旁开4寸	①胸胁胀满疼痛、呕吐、呃逆、吞酸、腹胀、泄泻等肝胃病证；②奔豚气；③乳痈

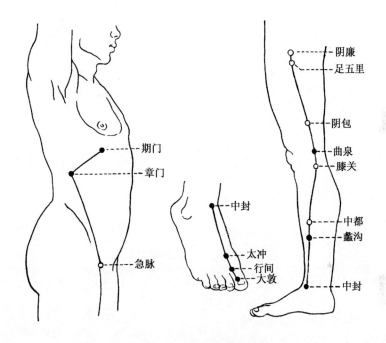

图 2 – 50　足厥阴肝经腧穴总图

十三、任脉

（一）经脉循行

任脉者，起于中极之下，以上毛际，循腹里上关元，至咽喉，上颐循面入目（《素问·骨空论》）（图2–51）。

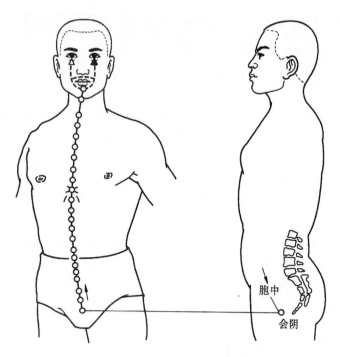

图 2-51　任脉经脉循行示意图

（二）任脉腧穴

见表 2-32，图 2-52。

表 2-32　任脉腧穴

任脉	特定穴	定位	主治
会阴	任脉、督脉、冲脉之会	在会阴区，男性在阴囊根部与肛门连线的中点，女性在大阴唇后联合与肛门连线的中点	①溺水窒息、昏迷、癫狂痫等急危症、神志病证；②小便不利、遗尿、遗精、阴痛、阴痒、脱肛、阴挺、痔疾等前后二阴疾患；③月经不调
曲骨	任脉、足厥阴之会	在下腹部，耻骨联合上缘，前正中线上	①小便淋沥、遗尿等泌尿系病证；②遗精、阳痿、阴囊湿痒等男科病证；③月经不调、赤白带下、痛经等妇科经带病证
中极	募穴、足三阴、任脉之会	在下腹部，脐中下4寸，前正中线上	①小便不利、遗尿、癃闭等泌尿系病证；②阳痿、早泄、遗精等男科病证；③月经不调、阴挺、阴痒、带下、崩漏、产后恶露不止、不孕等妇科病证
关元	足三阴、任脉之会，小肠之募穴	在下腹部，脐中下3寸，前正中线上	①中风脱证、虚劳冷惫、羸瘦无力等元气虚损病证；②少腹疼痛，疝气；③腹泻、痢疾、脱肛、便血等肠腑病证；④五淋、尿血、尿频、尿闭等泌尿系病证；⑤遗精、阳痿、早泄、白浊等男科病证；⑥月经不调、经闭、经痛、赤白带下、阴挺、崩漏、恶露不止、胞衣不下等妇科病证；⑦保健灸常用穴

任脉	特定穴	定位	主治
石门	三焦之募穴	在下腹部，脐中下 2 寸，前正中线上	①腹胀、泄利、绕脐疼痛等肠腑病证；②奔豚气，疝气；③水肿，小便不利；④遗精，阳痿；⑤经闭、带下、崩漏、产后恶露不止等妇科病证
气海		在下腹部，脐中下 1.5 寸，前正中线上	①虚脱、形体羸瘦、脏气衰惫、乏力等气虚病证；②水谷不化、绕脐腹痛、腹泻、痢疾、便秘等肠腑病证；③遗尿、小便不利等泌尿系病证；④遗精，阳痿，疝气；⑤月经不调、痛经、经闭、崩漏、带下、阴挺、产后恶露不止、胞衣不下等妇科病证；⑥保健灸常用穴
阴交	任脉、冲脉、少阴之会	在下腹部，脐中下 1 寸，前正中线上	①腹痛，疝气；②水肿，小便不利；③月经不调、血崩、带下等妇科经带病证
神阙		在脐区，脐中央	①中风脱证、虚脱等元阳暴脱；②腹胀、腹痛、腹泻、痢疾、脱肛、便秘等肠腑病证；③水肿，小便不利；④保健灸常用穴
水分		在上腹部，脐中上 1 寸，前正中线上	①水肿、小便不利等水液输布失常病证；②腹痛、腹胀、泄泻、反胃吐食等胃肠病证
下脘	足太阴、任脉之会	在上腹部，脐中上 2 寸，前正中线上	①脘痛、腹胀、泄泻、呕吐、食谷不化、小儿疳积等脾胃病证；②痞块
建里		在上腹部，脐中上 3 寸，前正中线上	①胃脘疼痛、呕吐、食欲不振、腹胀、腹痛等脾胃病证；②水肿
中脘	胃之募穴，八会穴之腑会	在上腹部，脐中上 4 寸，前正中线上	①胃脘痛、腹胀、呕吐、呃逆、吞酸、纳呆、疳积等脾胃病证；②黄疸；③脏躁，癫狂
上脘		在上腹部，脐中上 5 寸，前正中线上	①胃痛、腹胀、呕吐、呃逆等胃腑病证；②癫痫
巨阙	心之募穴	在上腹部，脐中上 6 寸，前正中线上	①癫狂痫；②胸痛，心悸；③呕吐，吞酸
鸠尾	络穴	在上腹部，剑胸结合下 1 寸，前正中线上	①癫狂痫；②胸痛；③腹胀，呃逆
中庭		在上腹部，剑胸结合中点处，前正中线上	①胸腹胀满、噎膈、呕吐等胃气上逆病证；②心痛；③梅核气
膻中	心包之募穴，八会穴之气会	在上腹部，横平第 4 肋间隙，前正中线上	①咳嗽、气喘、胸闷心痛、噎膈、呃逆等胸中气机不畅病证；②产后少乳、乳痈、乳癖等胸乳病证
玉堂		在胸部，横平第 3 肋间隙，前正中线上	咳嗽、气短、喘息、胸闷、胸痛、两乳肿痛、呕吐等气机不畅病证

续表

任脉	特定穴	定位	主治
紫宫		在胸部，横平第 2 肋间隙，前正中线上	咳嗽，气喘，胸痛
华盖		在胸部，横平第 1 肋间隙，前正中线上	咳嗽，气喘，胸痛
璇玑		在胸部，胸骨上窝下 1 寸，前正中线上	①咳嗽，气喘，胸痛；②咽喉肿痛；③积食
天突		在颈前区，胸骨上窝中央，前正中线上	①咳嗽、哮喘、胸痛、咽喉肿痛、暴喑等肺系病证；②瘿气、噎膈、梅核气等气机不畅病证
廉泉		在颈前区，喉结上方，舌骨上缘凹陷中，前正中线上	中风失语、暴喑、吞咽困难、舌缓流涎、舌下肿痛、口舌生疮、喉痹等咽喉口舌病证
承浆	足阳明、任脉之会	在面部，颏唇沟的正中凹陷处	①口歪、龈肿、流涎等口部病证；②暴喑；③癫痫

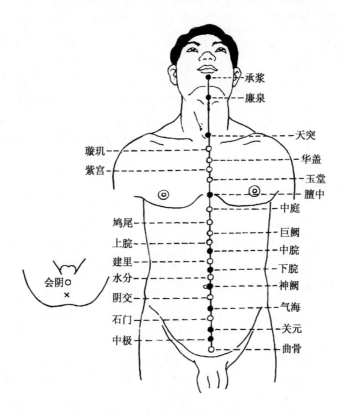

图 2-52　任脉腧穴总图

十四、督脉

（一）经脉循行

督脉者，起于下极之俞，并于脊里，上至风府，入属于脑（《难经·二十八难》）（图2-53）。

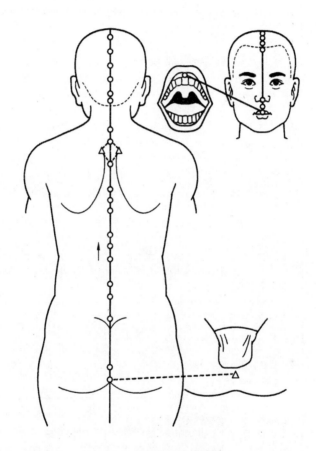

图2-53 督脉循行示意图

（二）督脉腧穴

见表2-33，图2-54。

表2-33 督脉腧穴

穴名	特定穴	定位	主治
长强	络穴	在会阴区，尾骨下方，尾骨端与肛门连线的中点处	①泄泻、痢疾、便秘、便血、痔疾、脱肛等肠腑病证；②癫狂痫；③腰脊尾骶部疼痛

穴名	特定穴	定位	主治
腰俞		在骶区，正对骶管裂孔，后正中线上	①月经不调、经闭等月经病；②腰脊强痛，下肢痿痹；③痹证；④腹泻、便秘、痔疾、脱肛、便血等肠腑病证
腰阳关		在脊柱区，第4腰椎棘突下凹陷中，后正中线上	①腰骶疼痛，下肢痿痹；②月经不调、赤白带下等妇科病证；③遗精、阳痿等男科病证
命门		在脊柱区，第2腰椎棘突下凹陷中，后正中线上	①腰骶疼痛，下肢痿痹；②月经不调、赤白带下、痛经、经闭、不孕等妇科病证；③遗精、阳痿，精冷不育、小便频数等男性肾阳不足病证；④小腹冷痛，腹泻
悬枢		在脊柱区，第1腰椎棘突下凹陷中，后正中线上	①腰脊强痛；②腹胀、腹痛、完谷不化、泄泻、痢疾等肠腑病证
脊中		在脊柱区，第11胸椎棘突下凹陷中，后正中线上	①癫痫；②黄疸；③腹泻、痢疾、痔疾、脱肛、便血等肠腑病证；④腰脊强痛；⑤小儿疳积
中枢		在脊柱区，第10胸椎棘突下凹陷中，后正中线上	①黄疸；②呕吐、腹满、胃痛、食欲不振等脾胃病证；③腰背痛
筋缩		在脊柱区，第9胸椎棘突下凹陷中，后正中线上	①癫狂痫；②抽搐、脊强、四肢不收、筋挛拘急等筋病；③胃痛；④黄疸
至阳		在脊柱区，第7胸椎棘突下凹陷中，后正中线上	①胸胁胀痛、黄疸等肝胆病证；②咳嗽气喘；③腰背疼痛，脊强
灵台		在脊柱区，第6胸椎棘突下凹陷中，后正中线上	①咳嗽，气喘；②项强，背痛；③疔疮
神道		在脊柱区，第5胸椎棘突下凹陷中，后正中线上	①心痛、惊悸、怔忡等心疾；②失眠健忘、中风不语、癫痫等精神、神志病；③咳嗽，气喘；④腰脊强，肩背痛
身柱		在脊柱区，第3胸椎棘突下凹陷中，后正中线上	①身热、头痛、咳嗽、气喘等外感病证；②惊厥、癫狂痫证等神志病证；③腰脊强痛；④疔疮发背
陶道		在脊柱区，第1胸椎棘突下凹陷中，后正中线上	①热病、疟疾、恶寒发热、咳嗽、气喘等外感病证；②骨蒸潮热；③癫狂；④脊强
大椎	三阳、督脉之会	在脊柱区，第7颈椎棘突下凹陷中，后正中线上	①热病、疟疾、恶寒发热、咳嗽、喘逆等外感病证；②骨蒸潮热；③癫狂痫证、小儿惊风等神志病；④项强，脊痛；⑤风疹，痤疮
哑门	督脉、阳维之会	在颈后区，第2颈椎棘突上际凹陷中，后正中线上	①舌缓不语，暴喑；②癫狂痫证、癔症等神志病；③头痛，颈项强痛

穴名	特定穴	定位	主治
风府	督脉、阳维之会	在颈后区，枕外隆凸直下，两侧斜方肌之间凹陷中	①癫狂痫、癔症、中风等内风为患神志病证；②头痛、眩晕、颈项强痛、咽喉肿痛、失音、目痛、鼻衄等内、外风为患病证
脑户	督脉、足太阳之会	在头部，枕外隆凸的上缘凹陷中	①头晕，项强；②失音；③癫痫
强间		在头部，后发际正中直上4寸	①头痛，目眩，颈项强痛；②癫狂
后顶		在头部，后发际正中直上5.5寸	①头痛，眩晕；②癫狂痫证
百会	督脉、足太阳之会	在头部，前发际正中直上5寸	①中风不语、痴呆、癫疾、失眠、健忘、癫狂痫证、癔症等神志病；②头风、头痛、眩晕、耳鸣等头面病证；③脱肛、胃下垂、阴挺等气失固摄而致的下陷性病证
前顶		在头部，前发际正中直上3.5寸	①眩晕，头痛；②鼻渊；③癫狂痫
囟会		在头部，前发际正中直上2寸	①眩晕，头痛；②鼻渊；③癫狂痫
上星		在头部，前发际正中直上1寸	①鼻渊、鼻衄、头痛、目痛等头面病证；②疟疾，热病；③癫狂
神庭	督脉、足太阳、足阳明之会	在头部，前发际正中直上0.5寸	①癫狂痫、失眠、惊悸等神志病证；②头痛、眩晕、目赤肿痛、目翳、鼻渊、鼻衄等头面五官病证
素髎		在面部，鼻尖的正中央	①惊厥、昏迷、新生儿窒息、休克、呼吸衰竭等急危重症；②鼻渊、鼻衄等鼻疾
水沟	督脉、手足阳明之会	在面部，人中沟的上1/3与中1/3交点处	①昏迷、晕厥、中风、中暑、休克、呼吸衰竭等急危重症，为急救要穴之一；②癫狂痫证、癔症、急慢惊风等神志病；③鼻塞、鼻衄、面肿、口歪、齿痛、牙关紧闭等面鼻口病证；④挫闪腰痛
兑端		在面部，上唇结节的中点	①昏迷、晕厥、癫狂、癔症等神志病证；②口歪、口臭、齿痛、口噤等口部病证
龈交		在上唇内，上唇系带与上牙龈的交点	①齿痛、口歪、口噤、口臭、齿衄、面赤、颊肿等面口部病证；②痔疮；③癫狂
印堂		在头部，两眉毛内侧端中间的凹陷中	①痴呆、痫证、失眠、健忘等神志病证；②头痛，眩晕；③鼻衄，鼻渊；④小儿惊风，产后血晕，子痫

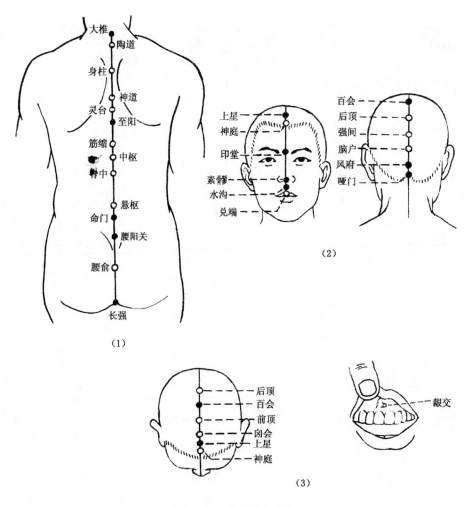

图 2-54　督脉腧穴总图

第九节　经外奇穴

常见经外奇穴见表 2-34。

表 2-34　经外奇穴定位及主治

穴名	定位	主治
四神聪	在头部，百会前后、左右各旁开 1 寸，共 4 穴	头痛，眩晕，失眠，健忘，癫痫狂
当阳	在头部，瞳孔直上，前发际上 1 寸	偏正头痛，眩晕，目赤肿痛
鱼腰	在头部，瞳孔直上，眉毛中	①眉棱骨痛，眼睑下垂；②目赤肿痛，目翳；③口眼歪斜
太阳	在头部，眉梢与目外眦之间，向后约一横指的凹陷中	①目疾；②头痛；③咽喉肿痛

穴名	定位	主治
耳尖	在耳区，在外耳轮的最高点	①目赤肿痛，目翳，麦粒肿；②咽喉肿痛
球后	在面部，眶下缘外1/4与内3/4交界处	目疾
上迎香	在面部，鼻翼软骨与鼻甲的交界处，近鼻翼沟上端处	①鼻塞，鼻渊；②目赤肿痛，迎风流泪；③头痛
内迎香	在鼻孔内，鼻翼软骨与鼻甲交界的黏膜处	①鼻疾；②目赤肿痛
聚泉	在口腔内，舌背正中缝的中点处	①舌强，舌缓，食不知味；②消渴，气喘
海泉	在口腔内，舌下系带中点处	①舌体肿胀，舌缓不收；②消渴
金津	在口腔内，舌下系带左侧的静脉上	①舌强不语，舌肿，口疮；②呕吐，消渴
玉液	在口腔内，舌下系带右侧的静脉上	①舌强不语，舌肿，口疮；②呕吐，消渴
翳明	在颈部，翳风后1寸	目疾，耳鸣，失眠，头痛
颈百劳	在颈部，第7颈椎棘突直上2寸，后正中线旁开1寸	①颈项强痛；②咳嗽，气喘，骨蒸潮热，盗汗
子宫	在下腹部，脐中下4寸，前正中线旁开3寸	子宫脱垂、不孕、痛经、崩漏、月经不调
定喘	在脊柱区，横平第7颈椎棘突下，后正中线旁开0.5寸	①哮喘，咳嗽；②落枕，肩背痛，上肢疼痛不举
夹脊	在脊柱区，第1胸椎至第5腰椎棘突下两侧，后正中线旁开0.5寸，一侧17穴	①胸1~5夹脊：心肺、胸部及上肢疾病；②胸6~12夹脊：胃肠、脾、肝、胆疾病；③腰1~5夹脊：下肢疼痛，腰骶、小腹部疾病
胃脘下俞	在脊柱区，横平第8胸椎棘突下，后正中线旁开1.5寸	①胃痛，腹痛，胸胁痛；②消渴，胰腺炎
痞根	在腰区，横平第1腰椎棘突下，后正中线旁开3.5寸	①腰痛；②痞块，癥瘕
下极俞	在腰区，第3腰椎棘突下	①腰痛；②小便不利，遗尿
腰眼	在腰区，横平第4腰椎棘突下，后正中线旁开约3.5寸凹陷中	①腰痛；②尿频，月经不调，带下
十七椎	在腰区，第5腰椎棘突凹陷中	①腰骶痛；②痛经，崩漏，月经不调，遗尿
腰奇	在骶区，尾骨端直上2寸，骶角之间凹陷中	①便秘；②癫痫，失眠，头痛
肘尖	在肘后区，尺骨鹰嘴的尖端	痈疽，疔疮，瘰疬
二白	在前臂前区，腕掌侧远端横纹上4寸，桡侧腕屈肌腱的两侧，一肢2穴	①痔疮，脱肛；②前臂痛，胸胁痛
中泉	在前臂后区，腕背侧远端横纹上，指总伸肌腱桡侧的凹陷中	①胸胁胀满，咳嗽，气喘，心痛；②胃脘疼痛

穴名	定位	主治
中魁	在手指，中指背面，近侧指间关节的中点处	①牙痛，鼻出血；②噎膈，反胃，呕吐
大骨空	在手指，拇指背面，指间关节的中点处	①目痛，目翳；②吐泻，衄血
小骨空	在手指，小指背面，近侧指间关节的中点处	目赤肿痛，目翳，咽喉肿痛
腰痛点	在手背，第2、3掌骨间及第4、5掌骨间，腕背侧远端横纹与掌指关节的中点处，一手2穴	急性腰扭伤
外劳宫	在手背，第2、3掌骨间，掌指关节后0.5寸（指寸）凹陷中	①落枕；②手指麻木，手指屈伸不利
八邪	在手背，第1~5指间，指蹼缘后方赤白肉际处，左右共8穴	①烦热，目痛；②毒蛇咬伤，手背肿痛，手指麻木
四缝	在手指，第2~5指掌面的近侧指间关节横纹的中央，一手4穴	①小儿疳积；②百日咳
十宣	在手指，十指尖端，距指甲游离缘0.1寸（指寸），左右共10穴	①昏迷，高热，晕厥，中暑，癫痫；②咽喉肿痛
髋骨	在股前区，梁丘两旁各1.5寸，一肢2穴	鹤膝风，下肢痿痹
鹤顶	在膝前区，髌底中点的上方凹陷中	①膝关节酸痛，脚足无力；②鹤膝风
百虫窝	在股前区，髌底内侧端上3寸	①皮肤瘙痒，风疹，湿疹，疮疡；②蛔虫病
内膝眼	在膝部，髌韧带内侧凹陷处的中央	膝肿痛
外膝眼	在膝部，髌韧带外侧凹陷处的中央	膝肿痛，脚气
胆囊	在小腿外侧，腓骨小头直下2寸	急慢性胆囊炎，胆石症，胆绞痛，胆道蛔虫症
阑尾	在小腿外侧，髌韧带外侧凹陷下5寸，胫骨前嵴外一横指（中指）	急、慢性阑尾炎
内踝尖	在踝区，内踝的最凸起处	①乳蛾，齿痛，小儿不语；②霍乱转筋
外踝尖	在踝区，外踝的最凸起处	①十指拘急，脚外廉转筋，脚气；②齿痛，重舌
八风	在足背，第1~5趾间，趾蹼缘后方赤白肉际处，左右共8穴	趾痛，毒蛇咬伤，足跗肿痛，脚气
独阴	在足底，第2趾的跖侧远端趾间关节的中点	①胸胁痛，卒心痛，呕吐；②胞衣不下，月经不调，疝气
气端	在足趾，十趾端的中央，距趾甲游离缘0.1寸（指寸），左右共10穴	①足趾麻木，足背红肿疼痛；②卒中

中篇 刮痧技术

第三章 刮痧的器具与介质 ▷▷▷▷

刮痧疗法是应用特制的器具及介质在人体经络、腧穴或某些部位进行刮、揉、拍、推、按、叩击等物理刺激，致使皮肤表面出现痧斑、痧块，以达到防病、治病、保健等目的。在刮痧疗法的应用中，刮痧器具和介质的正确选择是疗效产生和安全施治的关键。

第一节 刮痧器具

一、刮痧板的种类

（一）角质刮痧板

刮痧板必须选用对人体肌表绝无毒性刺激和化学不良反应的、摩擦不产生静电的材料制作，要求板面打磨光洁、棱角光滑圆润，以便于把持操作，并且方便清洗保存。

目前使用的多由天然水牛角制成的刮痧板，其色泽暗红，呈不透明或半透明状。水牛角本身是性味辛、咸、寒的中药，辛能发散行气活血，咸能软坚散结润下，寒能清热凉血解毒，药性与犀角相似。水牛角刮痧板经久耐用，易于保存，不伤皮肤，一物多用，可刮叩按，便于手法操作（图3-1）。

临床也有使用天然黄牛角、羊角制成的刮痧板，其色泽淡黄，呈半透明状，有絮状条纹，但无论耐用性还是外观均较水牛角刮痧板稍逊一筹（图3-2）。

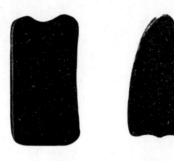

图 3 - 1　水牛角刮痧板

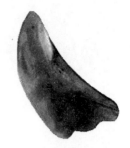

图 3 - 2　黄牛角刮痧板

（二）玉质、石质刮痧板

由天然玉石、玛瑙制成的玉质刮痧板，主要用于美容、美体；也有使用天然木鱼石、泗滨浮石等各种石材制作的石质刮痧板。但玉质、石质刮痧板均易磕碰、碎裂，不耐久用（图 3 - 3）。

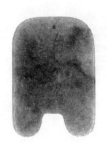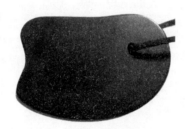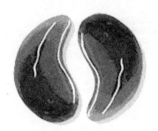

图 3 - 3　玉质、泗滨浮石、玛瑙刮痧板

（三）木质刮痧板

由檀香木、沉香木、嫩竹等木质材料制作的刮痧板，柔韧舒适，能芳香辟秽，驱邪和胃，行气止痛，也可用于保健或治疗（图 3 - 4）。

（四）其他

民间使用的刮痧器具种类繁多，多就地取材，力求简便实用，如圆润的卵石，边缘光滑的汤匙、瓷碗、浅盘、铜钱、银元、银饰、木梳，柔软的苎麻团、棉纱团、丝瓜络，坚硬的兽骨、贝壳、银器等，均可作为刮痧器具之用（图 3 - 5）。

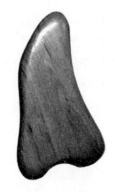

图 3 - 4　木质刮痧板

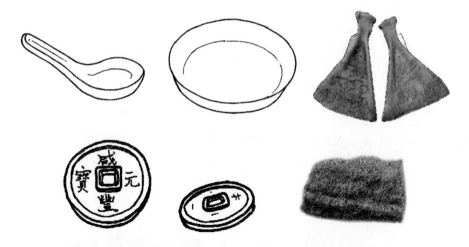

图3-5　民间使用的汤匙、浅盘、兽骨、铜钱、丝瓜络等刮痧器具

二、刮痧板的构造与功能

刮痧板是刮痧的主要用具，可在人体大多数部位（经络与腧穴）使用。

临床使用较多的水牛角刮痧板多呈长方形，有四边、四角、两面（图3-6），或有凹槽。四边包括两个长边、两个短边；一个长边稍厚称为"厚边"，略呈弧形或呈直形；一个长边稍薄称为"薄边"，呈直形；两个短边一般均呈直形，没有凹槽。四个棱角包括两个在厚边的棱角和两个在薄边的棱角。两面包括刮痧板的正、反两个近似于长方形的板面。刮痧板也可在一个或两个短边处有1~2个凹口（图3-7）。

治疗疾病多用薄边刮拭皮肤，保健强身则多用厚边刮拭皮肤，关节附近凹陷处的腧穴和需要点按腧穴多用棱角进行操作，而鼻梁、手指、脚趾等呈凸曲面部位多用刮痧板的凹槽进行操作，能获得最大的接触面，取得理想的治疗效果。

临床还有多种异形刮痧板，如梳状、角状、勺状、鱼形等，多与医者的习惯、操作部位及用途有关（图3-8）。

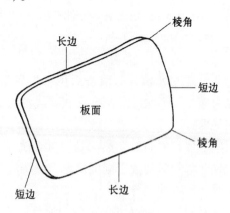

图3-6　刮痧板的构造（一）

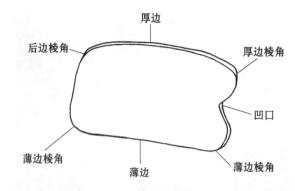

图 3 - 7　刮痧板的构造（二）

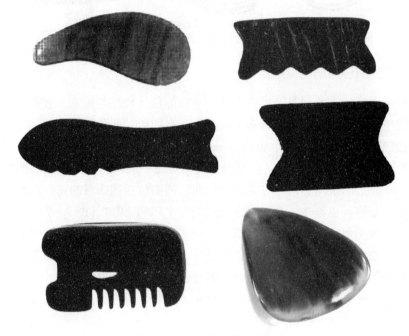

图 3 - 8　形态各异的刮痧板

三、刮痧板的保存

刮痧板使用后可用清水、肥皂水清洗，清洗后用纸巾等立即擦干，表面可用 75% 酒精消毒。刮痧板在收藏时应在板面涂一层刮痧润肤油或植物油，然后用塑料袋密封或放在皮套内，于阴凉湿润处保存。

水牛角、木质刮痧板应避免长时间放在热源处（如阳光下暴晒、暖气烘烤），防止出现断裂、弯曲、污染现象。如长时间置于潮湿之地，或浸泡水中，或长时间暴露在干燥的空气中，均会出现裂纹，影响使用寿命。

由于水牛角、木质刮痧板属天然制品，出现弯曲属于正常现象，若边缘出现裂纹、缺口、过钝等现象，则避免使用。玉质、石质刮痧板在保存时应注意避免磕碰。

第二节 刮痧介质

为减少刮痧阻力，减轻刮拭疼痛，避免皮肤损伤，增强治疗效果，通常在刮痧治疗前在刮拭部位皮肤表面涂抹适量的润滑剂，称为刮痧介质。常用的刮痧介质有以下几种。

一、液体类

（一）特制刮痧润滑剂

目前最为常用的刮痧介质是不同品牌的特制刮痧润肤油、刮痧活血油两种，是由天然植物油加入经过传统炮制和现代高科技方法提炼的中药成分配制而成，具有润滑皮肤、清热解毒、活血化瘀、开泄毛孔、疏通经络、排毒驱邪、消炎止痛、保护肌肤、预防感染功效，兼有润滑皮肤和药物治疗的双重作用，临床可根据疾病治疗、强身保健等不同情况选择使用（图3-9）。

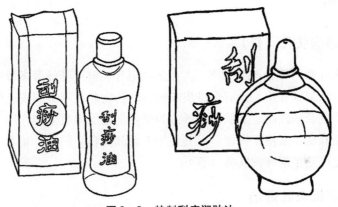

图3-9 特制刮痧润肤油

（二）刮痧美容精油

由多种成分配制而成，富含多种维生素及美肤成分，适合各种肌肤使用。刮痧美容精油可以净化皮肤，促进皮肤细胞再生，达到淡斑、祛皱、紧肤的效果，主要用于面部美容，也可用于全身皮肤保养。

（三）植物油

日常生活中的食用油如芝麻油、菜籽油、花生油、大豆油、色拉油、茶籽油、橄榄油等都可以就地取材，作为刮痧介质使用。

（四）水

生活中的饮用水（冷开水或温开水）也可作为刮痧介质，但由于润滑度不够，一般加配植物油使用。

（五）酒、药酒

50°以上的高度白酒作为刮痧介质具有驱邪降温、活血散寒、疏通经络、消积散瘀的作用；以红花、三七、血竭等配制的刮痧活血药酒有疏通经络、行气活血作用，也可作用刮痧介质使用，但有润滑度不足的缺点，一般加配植物油使用。

（六）中药煎剂

根据中医辨证论治配制而成的中药煎剂也可作为刮痧介质，如薄荷、防风、荆芥、金银花、连翘、白芷等配制的中药煎剂可祛风解表，用于外感表证；黄芩、黄连、金银花、连翘、石膏、甘草、板蓝根等配制的中药煎剂可清热解毒，用于内热之证；当归、川芎、红花、桃仁、苏木、乳香、没药等配制的中药煎剂可活血化瘀，用于各种痛证；丹参、红花、乳香、没药、地龙、细辛、延胡索、全蝎、蜈蚣等配制的中药煎剂可散风通络，也可用于痛证。以上中药煎剂也有润滑度不足的缺点，一般加配植物油使用。

二、乳膏类

（一）刮痧润肤乳（膏）

刮痧润肤乳（膏）是由维生素 E、人参茎叶皂苷、鲜芦荟汁等多种纯天然植物精制而成的白色乳膏状刮痧介质，含有促进皮肤吸收的药物和营养滋润皮肤的成分，具有改善血液循环、促进新陈代谢、润肤通经透痧和增强刮痧保健效果的作用。刮痧后可不必擦去，既不污染衣物，又便于携带，尤其适用于面部美容。妇女、儿童皮肤娇嫩，保健刮痧时躯干部也可使用刮痧润肤乳（膏）。

（二）镇痛抗炎乳膏剂

双氯芬酸是一种临床比较常用的镇痛抗炎乳膏剂，内含强效镇痛抗炎药物双氯芬酸二乙胺，可以在临床中单独使用，治疗运动性损伤，也可以作为一种润滑剂在刮痧治疗中应用。

（三）其他

生活中随处可见的、质地细腻的如凡士林、面霜、护肤乳、猪油凝脂，均可作为刮痧介质。

第四章　　刮痧的操作方法　▷▷▷

民间的刮痧手法相对比较单一，多以刮法为主，现代刮痧则根据刮痧疗法的特点，同时借鉴针灸、推拿的理论和操作方法，在实践中不断创新操作方法，使刮痧技术不断丰富。现代常用的刮痧手法有 12 种，临证时可根据身体各部位的解剖特点和病证治疗的需要，综合运用这些手法，以扩大治疗病种，提高疗效。

12 种常用刮痧手法
操作视频

第一节　刮痧手法

常用刮痧手法包括刮法、边揉法、角揉法、角推法、按法、点法、拍法、颤法、啄法、摩法、擦法、叩击法。

一、刮法

刮法是以刮痧板的薄边或厚边在人体皮肤上进行直行或横行的单向刮拭的方法。刮法是在诸多操作方法中最为常用、最为基础的方法。

【持板方法】

操作时，医者一般以右手持刮痧板，实行各种刮痧手法操作，故称之为"持板手"；而一般使用左手按压需要刮拭的部位，或协助运板，或持刮痧介质盛具，故称之为"辅助手"。临床操作时，应双手协同，紧密配合。

医者用辅助手将刮痧板长边（薄边或厚边）放入持板手中，紧贴掌心，持板手拇指与另外并拢四指分开，呈弯曲状，五指分别自然握在刮痧板的两面，要求指实掌虚（图4-1）。

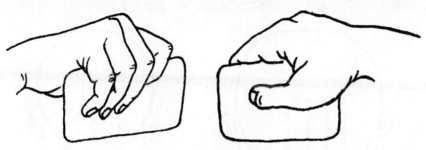

图 4 - 1　刮法持板方法

刮法总的动作要领：①按照持板方法持板，需用刮痧板薄边刮痧时，刮痧板的厚边紧贴持板手的掌心；需用刮痧板的厚边刮痧时，刮痧板的薄边紧贴持板手的掌心。②刮拭时一般用整个刮痧板边，遇骨骼、关节缝隙的狭窄部位，也可使用刮痧板边的前1/3或后1/3或棱角进行单向刮拭，应顺应全身各部位不同解剖形态的要求，灵活调整用板位置。③刮拭时刮痧板应与刮拭方向的皮肤呈45°~90°角。④刮拭时刮拭线或刮痧面应尽量拉长，用力均匀。⑤刮法主要用于出痧，一般治疗疾病时，应用刮痧板的薄边接触皮肤，尽可能让患者出痧，刮拭儿童或年老体弱的患者时不必强求出痧。一般保健刮痧时，用刮痧板的厚边接触患者皮肤或隔衣而刮，不强求出痧。

（一）头部刮法

【操作】

1. 刮拭头部两侧 从头两侧太阳穴开始，由鬓角向后下方（耳后）呈弧形刮拭，向上经头维、颔厌、悬颅、悬厘，向后经率谷、天冲，向下经浮白、脑空等腧穴至风池穴（图4-2）。

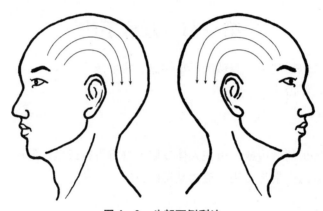

图4-2 头部两侧刮法

2. 刮拭前头部 中线从百会穴开始，向前经前顶、囟会、上星、神庭等腧穴至前发际（督脉），两侧从通天穴开始经承光、五处、曲差等腧穴至前发际（膀胱经）；再从承灵经正营、目窗、头临泣等腧穴至前发际（胆经）（图4-3）。

3. 刮拭后头部 中线从百会穴开始向后经后顶、强间、脑户、风府、哑门等腧穴至后发际（督脉）；两侧从络却穴经玉枕、天柱等腧穴至后发际（膀胱经）（图4-4）。

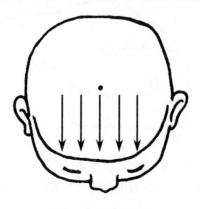

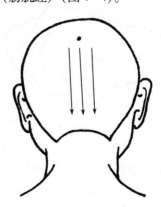

图4-3 前头部刮法   图4-4 后头部刮法

4. 刮拭全头部　刮拭全头部以百会为中心呈放射状向前后左右刮拭全头部，经过头部各经腧穴和头部额区、颞区、枕区（图4-5）。

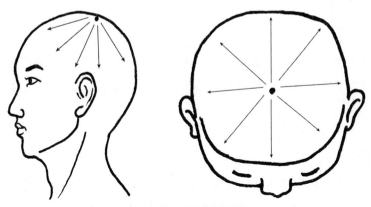

图4-5　全头部刮法

【动作要领】

1. 刮拭时宜双手配合，持板手进行刮拭，辅助手扶持患者头部，以保持头颈部稳定和安全。

2. 应采用平补平泻手法，不必出痧。

【注意事项】

1. 遇有皮下不明原因的包块、感染病灶、皮肤破溃、痣瘤等处，应避开刮拭。

2. 头部刮痧时不需涂抹刮痧润肤油。

3. 若刮拭局部有痛、酸、胀、麻等感觉，是经络腧穴正常的得气现象。

【作用】

刮拭头部有祛风通络、清利头目、疏通阳气等作用，可治疗中风后遗症、失眠、头痛（各种类型）、眩晕、感冒、记忆力减退、近视、脱发等病证。

（二）面部刮法

【操作】

1. 刮拭前额部　前额部包括前发际与眉毛之间的皮肤，刮拭前额，由前正中线分开，两侧分别由内向外刮拭，从前正中线经过阳白至鬓角。

2. 刮拭眼周部　刮拭眼周，眼上部由前正中线分开，沿眉毛由内向外刮拭，从印堂开始经攒竹、鱼腰、丝竹空等腧穴；眼下部由内向外上方刮拭，从内眼角下方开始经承泣穴至瞳子髎穴。

3. 刮拭两颧部　分别从鼻柱旁、鼻翼旁由内向外刮拭，从迎香穴开始经承泣、四白、颧髎、巨髎、下关等腧穴至耳

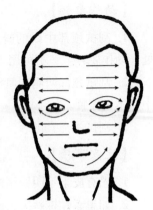

图4-6　面部刮法

前听宫、听会、耳门穴。

4. 刮拭下颌部　以唇下前正中线分开，分别由内向外上刮拭。从承浆穴开始经地仓、大迎等腧穴至颊车穴（图4-6）。

【动作要领】

1. 面部刮法宜用刮痧板厚边前缘1/3的部位进行刮拭，以便精确掌握刮拭部位。

2. 面部刮法手法宜轻，以皮肤潮红为度，不必出痧，可采用时间短、力量轻、次数多的刮拭方法。

3. 强调双手配合，防止牵拉皮肤。

【注意事项】

1. 遇有皮下不明原因的包块、感染病灶、皮肤破溃、痣瘤等处，应避开刮拭。

2. 面部刮法应用刮痧美容精油、橄榄油、刮痧润肤乳（膏）、面霜、护肤乳等具有养颜护肤作用的刮痧介质，或用水蒸气、温热清水湿润脸部皮肤；切忌使用一般的刮痧润肤油、刮痧活血油、驱风油、风油精、紫草油、酒等介质，以免刺激皮肤。

3. 若以养颜祛斑、防衰美容为治疗目的，可使用玉质或玛瑙材质的刮痧板。

【作用】

面部刮法有祛风活血通络、通调经筋的作用，并且养颜祛斑，防衰美容，可用于治疗眼病、鼻病、耳病、面瘫、口腔疾病、黄褐斑等颜面五官病证。

（三）颈部刮法

【操作】

1. 刮拭颈部中线　从哑门穴开始经后发际至大椎穴，即督脉颈项部循行部分。

2. 刮拭颈部两侧　从风池穴开始经肩井、天髎、秉风、巨骨等腧穴至肩峰端（图4-7）。

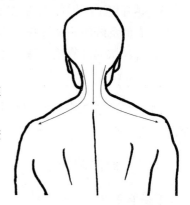

图4-7　颈部刮法

【动作要领】

1. 刮拭颈部中线的督脉循行部分，尤其是大椎穴处，动作要轻柔，不可用力过重。

2. 刮拭颈部两侧到肩峰时，一般应尽量拉长刮线，即从风池穴一直刮到肩峰附近，中途不做停顿。

3. 刮拭颈部宜出痧。

【注意事项】

1. 遇有皮下不明原因的包块、感染病灶、皮肤破溃、痣瘤等处，应避开刮拭。

2. 如患者颈椎棘突突出，可用刮痧板在两棘突之间进行刮拭。

3. 颈肩部肌肉较为丰厚，刮拭时用力可稍重。

【作用】

刮拭颈部可治疗颈、项病变，如颈痹、落枕、肩周炎，还可治疗头、目、咽喉等部位的病证，如感冒、头痛、近视、咽喉肿痛等。

（四）背部刮法

【操作】

1. 刮拭背部中线 从大椎穴开始经至阳、命门、腰俞等穴分段刮至长强穴处，即督脉胸、腰、骶椎的循行部分。

2. 刮拭背部两侧 从大杼穴开始经肺俞、膈俞、胃俞、小肠俞等腧穴分段刮至白环俞，即胸椎、腰椎和骶椎两侧，足太阳膀胱经循行的第1、2侧线（图4-8）。

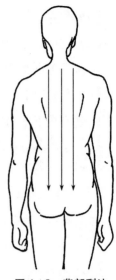

图4-8 背部刮法

【动作要领】

1. 刮拭背部中线督脉循行部分时手法应轻柔，不可用力过大，以免伤及脊椎。
2. 刮拭背部两侧可视患者体质、病情选用不同的补泻手法。
3. 背部应分段刮拭，但用力应均匀，尽量拉长刮线。
4. 背部的刮拭要求出痧。

【注意事项】

1. 遇有皮下不明原因的包块、感染病灶、皮肤破溃、痣瘤等处，应避开刮拭。
2. 身体瘦弱脊椎棘突突出者，可由上向下用刮痧板在两棘突之间刮拭。

【作用】

1. 刮拭背部可以调整阴阳，调理脏腑，加强机体卫外功能，治疗脏腑病证，如刮拭肺俞可治疗咳嗽、哮喘、肺胀等，刮拭心俞可治疗胸痹、心悸、失眠等。
2. 刮拭背部不但可以治疗疾病，健身防病，还可协助诊断疾病。临床可根据背部刮痧过程中的压痛点、敏感点、阳性反应物及出痧的多少、颜色、形态、分布情况，参考背俞穴的部位，结合四诊进行全面分析。

（五）胸部刮法

【操作】

1. 刮拭胸部中线 从天突穴开始，由上向下经膻中等腧穴至鸠尾穴，即任脉在胸部循行部分。

2. 刮拭胸部两侧 从正中线由内向外刮拭（图4-9）。

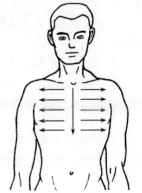

图4-9 胸部刮法

【动作要领】

1. 刮拭胸部正中线时用力应轻柔和缓。

2. 刮拭胸部不必强求出痧。

【注意事项】

1. 遇有皮下不明原因的包块、感染病灶、皮肤破溃、痣瘤等处，应避开刮拭。

2. 对于病久、体弱、胸部肌肉瘦削者，刮拭胸部两侧时可用刮痧板沿肋间隙刮拭。

3. 乳头部禁刮。

【作用】

刮拭胸部主治心、肺疾病，如胸痹、心悸、哮喘、肺胀等，还可治疗和预防女性乳癖、乳痈等。

（六）腹部刮法

【操作】

1. 刮拭腹部中线　以肚脐为界分段刮拭，先从鸠尾开始经中脘等腧穴至水分穴，再从阴交开始经关元、中极等腧穴至曲骨穴，即腹部的任脉、足少阴肾经循行部分。

2. 刮拭腹部两侧　从不容穴向下经梁门、天枢、水道等腧穴至气冲穴，即腹部的足阳明胃经循行部分（图 4-10）。

【动作要领】

刮拭腹部动作应轻柔和缓，不必强求出痧。

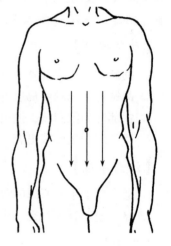

图 4-10　腹部刮法

【注意事项】

1. 遇有皮下不明原因的包块、感染病灶、皮肤破溃、痣瘤等处，应避开刮拭。

2. 刮拭腹部尽量选择在饭后 1～3 小时内进行，空腹或饭后半小时以内禁在腹部刮拭。

3. 脐中即神阙穴禁止刮拭。

4. 肝硬化腹水、胃出血、腹部新近手术、肠穿孔等患者禁刮腹部。

【作用】

刮拭腹部主治肝胆、脾胃、肾与膀胱、大肠、小肠等病变，如胃痛、呕吐、纳呆、胁痛、便秘、泄泻、癃闭，也可治疗女性月经不调、痛经、闭经、更年期综合征、不孕症等。

（七）四肢刮法

【操作】

1. 刮拭上肢内侧部　由上向下经肘关节分段刮拭，即手太阴肺经、手厥阴心包经、手少阴心经在上肢的循行部分（图4-11）。

2. 刮拭上肢外侧部　由上向下避开肘尖分段刮拭，即手阳明大肠经、手少阳三焦经、手太阳小肠经在上肢的循行部分（图4-12）。

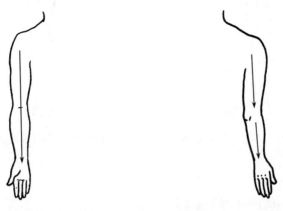

图4-11　上肢内侧部刮法　　　　图4-12　上肢外侧部刮法

3. 刮拭下肢内侧部　从上向下经膝关节分段刮拭，即足太阴脾经、足厥阴肝经、足少阴肾经在下肢的循行部分（图4-13）。

4. 刮拭下肢前面部　从上向下避开膝关节分段刮拭，即足阳明胃经在下肢的循行部分（图4-14）。

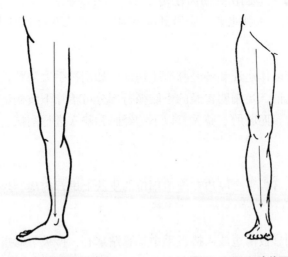

图4-13　下肢内侧部刮法　　　　图4-14　下肢前面部刮法

5. 刮拭下肢外侧部　从上向下经膝关节分段刮拭，即足少阳胆经在下肢的循行部分（图4-15）。

6. 刮拭下肢后面部　从上向下经膝关节分段刮拭，即足太阳膀胱经在下肢的循行部分（图 4 - 16）。

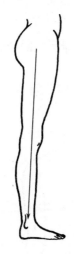 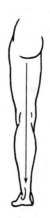

图 4 - 15　下肢外侧部刮法　　　　图 4 - 16　下肢后面部刮法

【动作要领】

1. 四肢应分段刮拭，刮线应尽量拉长。
2. 遇关节凸面应尽量避开，凹面也不可强力重刮。
3. 四肢内侧刮拭动作应轻柔和缓，不必强求出痧。

【注意事项】

1. 遇有皮下不明原因的包块、感染病灶、皮肤破溃、痣瘤等处，应避开刮拭。
2. 四肢的急性骨关节创伤、筋肉挫伤之处，不宜刮痧。
3. 下肢静脉曲张、水肿患者，应尽量避免刮拭，或从下向上刮拭。

【作用】

四肢刮法可治疗肢体病证和各经脉所主病证，如刮拭手太阴肺经的上肢循行部分可治上肢病证和肺脏病证，足阳明胃经的下肢循行部分可治疗下肢病证和胃肠病证等。治疗脏腑病证时，多选择四肢肘、膝关节以下的经脉和腧穴进行刮拭。

二、边揉法

边揉法是应用刮痧板整个厚边在施治部位的皮肤上进行内旋、外旋揉动的方法。

【持板方法】

医者辅助手将刮痧板薄边放入持板手中，紧贴掌心，持板手拇指与另外并拢的四指分开，呈弯曲状，分别自然握在刮痧板的两面，要求指实掌虚（图 4 - 17）。与刮法持板法相同。

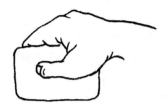
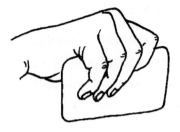

图4－17　边揉法持板方法

【操作】

按照持板方法持板，以薄边对掌心，厚边对患者皮肤，医者手腕、臂部放松，灵活自如地在施治部位的皮肤上进行内旋、外旋揉动（图4－18）。

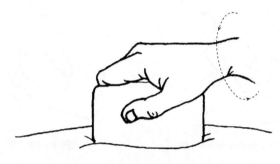

图4－18　边揉法

【动作要领】

1. 操作时动作应连续，均匀轻柔。

2. 操作时着力由轻渐渐加重，再由重逐渐减轻。

3. 此法没有出痧效果。

【注意事项】

1. 动作应轻柔和缓，以舒适为度。

2. 刮痧板应吸定在施治皮肤上，不应来回滑动。

【作用】

边揉法临床比较常用，是针对经络、腧穴、病灶部位的和缓刺激，常用于刮法后，辅助刮法加强对经络、腧穴、病灶部位的刺激作用，也可单独使用，适用于全身各部位。

三、角揉法

角揉法是应用刮痧板厚边棱角在施治部位的皮肤上进行回旋揉动的方法。

【持板方法】

医者辅助手将刮痧板一个薄边棱角放入持板手中，紧贴掌后大、小鱼际之间，持板手大拇指与另外并拢的四指分开，呈弯曲状，分别自然握在刮痧板的两面，其对面的厚边棱角在下对应揉动部位，刮痧板厚边棱角与皮肤呈90°夹角（图4-19）。

【操作】

医者按照持板方法手握刮痧板，以厚边棱角附着于患者皮肤腧穴、病灶点上，刮痧板厚边棱角与皮肤呈90°夹角，利用腕关节的自然活动，在皮肤表面进行连续带动皮下组织的、顺时针或逆时针的回旋揉动，用力可轻可重（图4-20）。

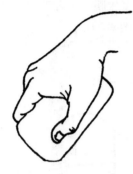　　　　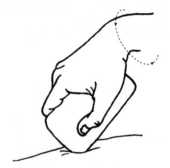

图4-19　角揉法持板方法　　　　图4-20　角揉法

【动作要领】

1. 操作时应利用腕关节的自然活动。

2. 操作时动作连续进行，带动皮下组织。

3. 此法没有出痧效果。

【注意事项】

动作应轻柔和缓，以舒适为度。

【作用】

角揉法临床比较常用，是针对腧穴、病灶部位的和缓刺激，常用于刮法后，辅助刮法加强对腧穴、病灶部位的刺激作用，也可单独使用，适用于全身各部位。

四、角推法

角推法是应用刮痧板厚边棱角在施治部位的皮肤上向下稍施压力，做单方向直线推移的方法。

【持板方法】

医者辅助手将刮痧板一个薄边棱角放入持板手中，紧贴掌后大、小鱼际之间，持板手拇指与另外并拢的四指分开，呈弯曲状，分别自然握在刮痧板的两面，其对面的厚边

棱角在下对应角推部位，刮痧板厚边棱角与皮肤呈 90°
夹角（图 4 - 21）。与角揉法持板方法相同。

【操作】

　　按照持板方法手握刮痧板，用刮痧板厚边棱角着力
于体表的经络循行线。医者上肢肌肉放松，沉肩、垂
肘、悬腕，将力贯注于刮痧板厚边棱角，用腕部的摆动
带动刮痧板厚边棱角的摆动，有节奏地在经络循行线上
呈直线向前推进（图 4 - 22）。

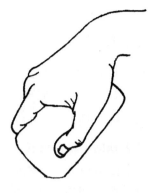

图 4 - 21　角推法持板方法

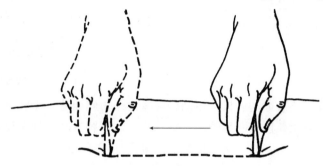

图 4 - 22　角推法

【动作要领】

1. 操作时节奏匀齐，力度适中，使之产生持续均匀的推力与压力。
2. 操作时腕部要摆动灵活自如，对经络线的推移不可跳跃或略过。
3. 此法没有出痧效果。

【注意事项】

肌肉丰厚之处，可适当拉长推移，经线过长时可分段推移。

【作用】

　　角推法主要针对经络循行线进行刺激，常用于刮法后，辅助刮法加强对经络的刺激
作用，也可单独使用，适用于全身各部位的经络循行线。

　　边揉法、角揉法、角推法在操作中易于混淆，应注意鉴别（表 4 - 1）。

表 4 - 1　边揉法、角揉法与角推法鉴别表

	边揉法	角揉法	角推法
持板方法	刮法持板方法持板	角揉法持板方法持板	角揉法持板方法持板
刮痧板使用	刮痧板整个厚边	刮痧板厚边棱角	刮痧板厚边棱角
操作方法	内旋、外旋的揉动	顺时针或逆时针旋转回环地揉动、带动皮下组织	单向直线推移
作用部位	经络、腧穴、病灶（面）	腧穴、病灶（点）	经络循行线（线）
作用效果	大面积的揉动	点状揉动	线状推按

五、按法

按法是应用刮痧板厚边棱角侧面着力于腧穴上，逐渐向下施力后，按而留之的方法。

【持板方法】

医者辅助手将刮痧板一个薄边棱角放入持板手中，紧贴掌后大、小鱼际之间，持板手大拇指与另外并拢的四指分开，呈弯曲状，分别自然握在刮痧板的两面，其对面的厚边棱角在下对应按压部位，刮痧板厚边棱角与按压皮肤呈75°左右夹角（图4-23）。

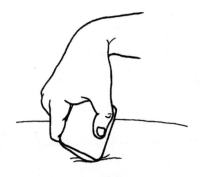

图4-23 按法持板方法

【操作】

医者按照持板方法手握刮痧板，用刮痧板厚边棱角侧面着力于施治腧穴皮肤，向下逐渐施加压力，当按压部位有明显的酸、麻、胀、痛等感觉时，稍做停留，约5秒，然后缓缓提起，直上直下，一起一伏，反复操作多次（图4-24）。

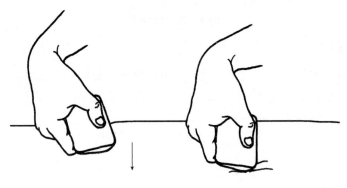

图4-24 按法

【动作要领】

1. 由浅入深，逐渐加重，缓缓着力。
2. 以臂、腕之合力贯之，用力平稳，渗透筋骨达到一定深度，稍作停留。
3. 此法没有出痧效果。

【注意事项】

胸胁部慎用，忌用暴力。

【作用】

按法是针对腧穴的一种较强的刺激性手法，常用于刮法后，辅助刮法加强对腧穴的刺激作用，也可单独使用，适用于全身各部位的腧穴。

六、点法

点法是应用刮痧板厚边或薄边的棱角，着力于腧穴皮肤，用力点按深层组织的手法。

【持板方法】

医者辅助手将刮痧板一个棱角（薄边棱角或厚边棱角）放入持板手中，紧贴掌后大、小鱼际之间，持板手拇指与另外并拢四指分开，呈弯曲状，分别自然握在刮痧板的两面，其对面的棱角在下对应操作部位，刮痧板与皮肤呈90°夹角（图4－25）。与角揉法持板方法相同。

【操作】

医者按照持板方法手握刮痧板，用刮痧板厚边或薄边棱角，垂直用力点按施治部位，使施治局部产生强烈的酸、麻、重、胀的得气感后，逐渐减力，轻轻提起刮痧板，反复操作（图4－26）。

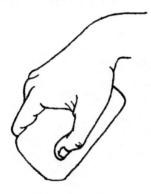

图4－25　点法持板方法

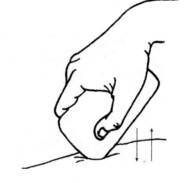

图4－26　点法

【动作要领】

1. 操作时应逐渐施力，深沉有度。
2. 操作时当施治局部有强烈得气感后不作停留。
3. 此法没有出痧效果。

【注意事项】

胸胁部位慎用，忌用暴力。

【作用】

点法是主要针对背部及关节缝隙、骨骼之间腧穴进行的一种较强的刺激性手法，常用于刮法后，辅助刮法加强对背部及关节缝隙、骨骼之间腧穴的刺激作用，也可单独使用，适用于全身各部位的腧穴。

按法、点法在操作中易于混淆，应注意鉴别（表4－2）。

表 4 - 2　按法与点法鉴别表

	按法	点法
持板方法	按法持板方法持板	角揉法持板方法持板
刮痧板使用	厚边棱角侧面	厚边棱角或薄边棱角
操作方法	以臂、腕合力由浅入深，缓缓着力于背部腧穴，按在局部，稍作停留	与体表垂直，着力于背部或关节缝隙、骨骼之间的腧穴，不做停留
作用部位	各部位腧穴，尤其是背部腧穴	各部位腧穴，尤其是背部及关节缝隙、骨骼之间的腧穴
作用效果	腧穴部位有明显的酸、麻、胀感	腧穴部位有明显的酸、麻、胀感

七、拍法

拍法是应用刮痧板板面拍击施治部位的方法。

【持板方法】

医者持板手拇指、食指持刮痧板的一个短边，也可双手食指、拇指持刮痧板的一个短边，要求一个板面在下，使刮痧板其他三个边呈游离状态，以利操作（图 4 - 27）。

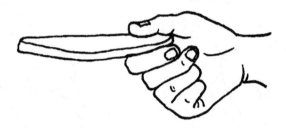

图 4 - 27　拍法持板方法

【操作】

医者按照持板方法持板，在腕关节自然屈伸的带动下，一起一落，有节奏地拍击施治部位（图 4 - 28）。

【动作要领】

1. 操作时臂部放松，着力大小保持均匀、适度，切忌忽快忽慢。

2. 操作时，一般以腕关节为中心带动刮痧板拍击为轻力，以肘关节为中心带动刮痧板拍击为中力。

3. 此法有出痧效果，但不强求出痧。

【注意事项】

1. 遇在肘窝、腘窝等部位操作时以轻力为主。

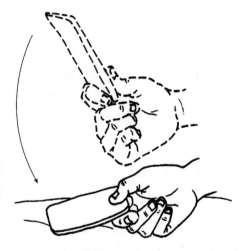

图 4 - 28　拍法

2. 遇小儿、年老、体弱者操作时以轻力为主。

【作用】

拍法是针对经络循行线及相应皮部进行的和缓的刺激手法，常用于刮法后，起到对刮拭局部的放松作用。本法也可单独使用，局部运用中力反复重拍可有出痧效果。

八、颤法

颤法是应用刮痧板厚边棱角点按施治的腧穴或部位，以腕部连续、快速、细微的摆动，使施治局部产生舒适颤动感的方法。

【持板方法】

医者辅助手将刮痧板一个薄边棱角放入持板手中，紧贴掌后大、小鱼际之间，持板手拇指与另外并拢的四指分开，呈弯曲状，分别自然握在刮痧板的两面，其对面的厚边棱角在下对应按压部位，刮痧板与皮肤呈90°夹角（图4－29）。与角揉法持板方法相同。

【操作】

医者按照持板方法手握刮痧板，用刮痧板厚边点按在施治的腧穴或部位上，前臂和手部肌肉做强烈的静止性收缩，同时腕部做连续、快速、细微的摆动，每分钟摆动100～300次，可带动施治部位大面积皮下组织随之颤动，使患者感到局部的松弛感（图4－30）。

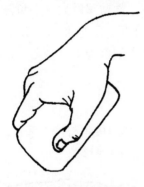 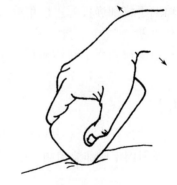

图 4－29　颤法持板方法　　　　　图 4－30　颤法

【动作要领】

1. 操作时点按在施治的腧穴或部位上的力量要轻。
2. 操作时要求腕部摆动有节奏，连续快速，细微自然。
3. 此法没有出痧效果。

【注意事项】

操作时点按在施治的腧穴或部位上的力量不宜过大。

【作用】

颤法主要针对肩部、背部及肌肉丰厚部位的一种放松类手法，有利于放松身体，舒缓情绪，常用于刮法后，起到对刮拭局部的放松作用，也可单独使用，适用于全身各部位的腧穴。

边揉法、角揉法、颤法在操作中易于混淆，应注意鉴别（表4-3）。

表4-3 边揉法、角揉法与颤法鉴别表

	边揉法	角揉法	颤法
持板方法	刮法持板方法持板	角揉法持板方法持板	角揉法持板方法持板
刮痧板使用	刮痧板整个厚边	刮痧板厚边棱角	刮痧板厚边棱角
操作方法	腕臂内旋、外旋地揉动	顺时针或逆时针旋转回环地揉动、带动皮下组织	腕部连续、快速、细微摆动
作用部位	经络、腧穴、病灶（面）	腧穴、病灶（点）	腧穴、病灶（点）
作用效果	大面积地揉动	带动局部皮下组织	带动大面积的皮下组织，舒适松弛

九、啄法

啄法是应用刮痧板厚边的棱角，以腕部自然上下屈伸的摆动带动刮痧板，于施治部位进行垂直啄击的手法。

【持板方法】

医者辅助手将刮痧板薄边棱角放入持板手中，紧贴掌后大、小鱼际之间，持板手拇指与另外并拢三指（中指、无名指、小指）分开，呈弯曲状，分别自然握在刮痧板的两面，厚边棱角在下对应操作部位。食指按在刮痧板上方棱角，以保持稳定（图4-31）。

【操作】

医者按照持板方法手握刮痧板，刮痧板厚边或薄边棱角与体表垂直，用力均匀地对肩部、背部及肌肉丰厚部位的腧穴进行垂直啄击（图4-32）。

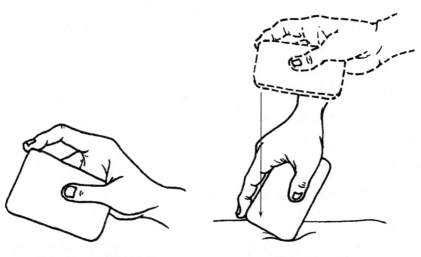

图4-31 啄法持板方法　　　　　图4-32 啄法

【动作要领】

1. 操作时主要通过腕部屈伸的自然摆动。
2. 操作时啄击动作宜快速轻巧，用力宜适中。
3. 此法没有出痧效果。

【注意事项】

操作时切忌向下滑动砍击皮肤。

【作用】

啄法主要针对肩部、背部及肌肉丰厚部位的腧穴而采用的一种较强刺激手法，常用于刮法后，加强对肩部、背部及肌肉丰厚部位腧穴的刺激作用，也可单独使用。

十、摩法

摩法是应用刮痧板板面附着在患者皮肤上，以腕关节为中心，做有节奏的环旋运动的手法。

【持板方法】

医者辅助手将刮痧板一个板面放入持板手中，持板手拇指、小指分别在刮痧板的两个长边夹持刮痧板，要求另一板面向下，对应操作部位（图4－33）。

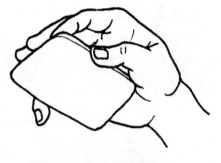

【操作】

医者按照持板方法手握刮痧板，肩、臂、腕关节放松，以刮痧板板面附着在施治部位，腕部

图4－33　摩法持板方法

顺时针或逆时针环转，和缓地按肩、背、腰、骶部的顺序进行边环转边移动的操作（图4－34）。

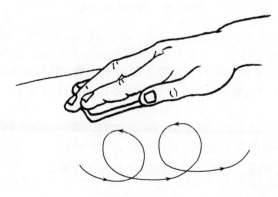

图4－34　摩法

【动作要领】

1. 操作时环转移动的力量大于向下的压力，舒缓出痧部位的皮肤。
2. 操作时使刮痧油尽可能地布散吸收。
3. 此法没有出痧效果。

【注意事项】

遇有皮肤破溃、痣瘤等处，应避免摩法。

【作用】

摩法常在刮痧即将结束时使用，用于舒缓肩、背、腰、骶部刮拭部位的肌肤，是放松类手法，并促进皮肤对刮痧油的吸收。

十一、擦法

擦法是应用刮痧板厚边紧贴于患者施治部位皮肤，做直线的、快速的、往返的摩擦运动，使局部产生热量并向身体深部透入的手法。

【持板方法】

医者辅助手将刮痧板薄边放入持板手中，紧贴掌心，持板手拇指与另外并拢四指分开，呈弯曲状，五指分别自然握在刮痧板的两面，要求指实掌虚（图 4 – 35）。与刮法持板方法相同。

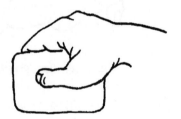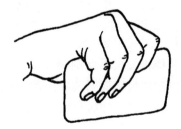

图 4 – 35　擦法持板方法

【操作】

医者按照持板方法手握刮痧板，以整个厚边贴在患者腰骶部皮肤上，直线往返，速度为每分钟 100 ~ 200 次，摩擦生热，使热量逐渐渗透体内（图 4 – 36）。

【动作要领】

1. 操作时一般不用重力下压，而是用力横向前后推拉。
2. 操作时应一气呵成，不能停顿，促进热量向体内渗透。
3. 此法没有出痧效果。

【注意事项】

操作应轻柔，避免皮肤损伤。

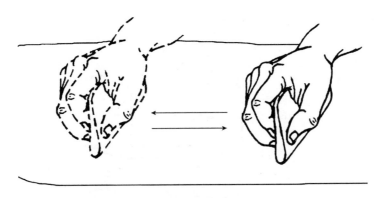

图4-36　擦法

【作用】

擦法主要针对背部及腰骶部腧穴，可产生热量并渗透深达，以促进局部气血运行，常用于刮法后，加强对背部及腰骶部腧穴的刺激作用，也可单独使用。

摩法、擦法在操作中易于混淆，应注意鉴别（表4-4）。

表4-4　摩法与擦法鉴别表

	摩法	擦法
持板方法	摩法（亦可用刮法）持板方法持板	刮法持板方法持板
刮痧板使用	刮痧板板面（或用厚边）	刮痧板厚边
操作方法	紧贴皮肤，以腕为中心，有节奏地环旋运动，环转移动的力量大于向下的压力	刮痧板贴于皮肤，直线、快速、用力平移、往返摩擦，一气呵成
作用部位	肩、背、腰、骶部	背、腰、骶部
作用效果	舒缓出痧部位的皮肤，利于刮痧油的吸收	加速气血运行，产生热量并向深部透入

十二、叩击法

叩击法是应用刮痧板厚边，用力、快速而垂直地叩击患者体表部位，产生较强烈的冲击感的手法。

【持板方法】

医者辅助手将刮痧板薄边放入持板手中，紧贴掌心，持板手拇指与另外并拢四指分开，呈弯曲状，五指分别自然握在刮痧板的两面，厚边向下对应操作部位（图4-37）。

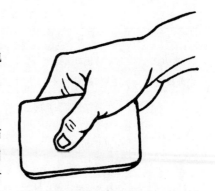

图4-37　叩击法持板方法

【操作】

医者按照持板方法手握刮痧板，用刮痧板厚边有节奏地、垂直地击打治疗部位，使之产生冲击感（图4-38）。

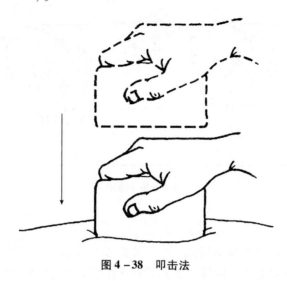

图4-38　叩击法

【动作要领】

1. 操作时速度、力度要均匀柔和。

2. 此法没有出痧效果，不强求出痧。

【注意事项】

严重心脏病及体虚患者慎用。

【作用】

叩击法常在刮痧即将结束时使用，在肩、背、腰、骶部足太阳膀胱经循行线及四肢肌肉丰厚部位进行此项操作，有助于加强疗效，畅通气血。

拍法、啄法、叩击法在操作中易于混淆，应注意鉴别（表4-5）。

表4-5　拍法、啄法与叩击法鉴别表

	拍法	啄法	叩击法
持板方法	拍法持板方法持板	啄法持板方法持板	叩击法持板方法持板
刮痧板使用	刮痧板板面	刮痧板厚边棱角	刮痧板厚边
操作方法	单手或双手紧握刮痧板一侧短边，腕关节自然屈伸带动刮痧板，有节奏地拍击	腕部自然上下屈伸地摆动带动刮痧板，与体表垂直，轻快啄击	用力、快速、垂直地叩击
作用部位	全身经络循行线及相应皮部	肩、背部及肌肉丰厚处深部的腧穴	肩、背、腰、骶部足太阳膀胱经循行线及四肢肌肉丰厚部位
作用效果	刺激表皮，局部反复重拍可有出痧效果	刺激深部腧穴	震动局部，畅通气血

现将12种刮痧手法的分类、使用刮痧板情况、应用部位及作用进行归纳（表4-6）。

表4-6　12种刮痧手法归纳表

分类	手法名称	使用刮痧板情况	应用部位及作用
刮拭类	刮法	厚边、薄边	用于出痧，用于对线、面的刺激
	角推法	厚边棱角	用于刺激体表经络循行线
敲击类	啄法	厚边棱角	用于刺激肩、背及肌肉丰厚处的深部腧穴
	叩击法	厚边	用于肩、背、腰、骶部足太阳膀胱经循行线及四肢肌肉丰厚部位，产生冲击感
	拍法	板面	全身经络循行线及相应皮部，局部反复重拍可有出痧效果
揉按类	边揉法	厚边	用于经络、腧穴、病灶部位（面）
	角揉法	厚边棱角	用于腧穴、病灶部位（点）
	按法	厚边棱角侧面	用于背部腧穴，按在局部，稍作停留，有明显的酸、麻、胀、痛感
	点法	厚边棱角或薄边棱角	用于背部或关节缝隙、骨骼之间腧穴，不做停留，有明显的酸、麻、胀、痛感
	颤法	厚边棱角	用于肩部、背部及肌肉丰厚部位的放松
摩擦类	摩法	板面或厚边	用于背、腰部，舒缓肌肤，促进皮肤对刮痧油的吸收
	擦法	厚边	用于腰骶部，产生热量并向深部渗透

第二节　刮痧的补泻手法及刮拭要领

一、刮痧的补泻手法

刮痧疗法除有以上介绍的刮痧手法外，尚有补泻之分，还有介于两者之间的平补平泻法，以针对不同体质与病证灵活运用。"虚者补之，实者泻之"是中医治疗疾病的基本法则之一，也是刮痧疗法的治疗原则。刮痧的"补法"和"泻法"是通过不同手法的运用达到调节阴阳、扶正祛邪的目的。

从表面上看，刮痧疗法虽无直接补益或泻邪物质进入机体，但如同针刺的补泻方法一样，依靠手法在体表一定部位的刺激，起到扶助正气和祛除邪气的作用，也就是说通过不同手法的运用可以起到提高低下机能状态或抑制亢进机能状态的作用。这些作用的本质就属于补或泻的范畴。刮痧疗法的补泻作用，固然与腧穴的治疗作用有关，但更主要的是取决于刮痧操作力量的轻重、速度的急缓、时间的长短、刮拭的方向、刮痧的次数等诸多因素。

（一）补刮法

补刮法是指刮拭按压力小（轻刮）、作用表浅、速度慢（慢刮）、刺激时间短的操作方法，也包括顺经脉运行方向刮拭，或刮后加温灸等方法。本法要求动作轻柔，刮拭范围较小，出痧少。刮痧时，刮痧板放置在刮拭皮肤上稍施压力进行刮拭，刮拭后皮肤仅出现微红，称为轻刮。

刮痧时，刮拭的频率在每分钟 30 次以内，称为慢刮。

补刮法能鼓舞人体正气，使低下的机能状态恢复正常，临床常用于年老、体弱、久病、重病或体形瘦弱之虚证患者。

（二）泻刮法

泻刮法是指刮拭按压力大（重刮）、作用深透、速度快（快刮）、刺激时间长的操作方法，也包括逆经脉运行方向刮拭，或刮后加刺络放血等方法。本法要求动作重快，刮拭范围大，出痧多。

刮痧时，刮痧板放置在刮拭皮肤上的压力较大，刮拭后皮肤出现红或青紫色瘀斑，称为重刮。

刮痧时，刮拭的频率在每分钟 100 次以上，称为快刮。

泻刮法能疏泄病邪，使亢进的机能恢复正常，临床常用于年轻体壮、新病、急病或形体壮实之实证患者。

（三）平补平泻刮法

平补平泻法也称平刮法，操作介于补刮法和泻刮法之间。刮痧时，刮痧板按压的力度和移动速度适中，刮拭的频率在每分钟 60 次左右，刮拭时间因人而异，以舒适为度。

平补平泻刮法重在调和阴阳，宜用于虚实夹杂体质的患者，尤宜适用于亚健康人群或健康人群的保健刮痧。

补泻手法可根据患者病情和体质灵活选用，正所谓"法虽有定，变通在人"（表4-7）。

表 4-7　补泻手法一览表

	按压力度	速度（频率）	作用深浅	刮痧范围
补刮法	小（轻）	慢，≤30 次/分	浅表	较小
泻刮法	大（重）	快，≥100 次/分	深透	较大
平补平泻刮法	适中	适中，60 次/分	适中	适中
	小（轻）	快，≥100 次/分		
	大（重）	慢，≤30 次/分		

二、刮拭要领

（一）刮拭的按压力

刮痧时在运用刮拭手法和补泻手法时，一定注意要有对肌肤的向下按压力，因经脉和腧穴在皮表之下有一定的深度，须用力才能使刮拭的手法刺激传导到深层组织的经脉、腧穴，而获得治疗作用。刮痧板对肌肤的向下按压力，可透及皮下组织或肌肉，甚至可达骨骼和内脏。刮痧操作最忌暴力，但也忌讳用力不足，仅在皮肤表面刮拭，不但没有治疗效果，还会因反复摩擦，形成表皮水肿、皮肤破损，使患者受到伤害。但也不是按压力越大越好，应根据人的体质、病情及承受能力的不同，调整按压力度的大小，如在骨骼凸起部位按压力就应较其他部位适当减轻，而对肌肉丰厚的部位按压力就应较其他部位加强。正确的刮拭方法是，刮痧自始至终都要保持一定向下按压的力度，每一板刮拭都应速度均匀，力度平稳，尽量避免忽轻忽重、头轻尾重或头重尾轻的现象。

（二）刮拭的点、线、面

刮痧操作中注重点、线、面相结合。点即腧穴，腧穴是人体脏腑经络之气输注于体表的部位；线即指经脉，是经络系统中的主干线，行于体表连及脏腑；面即指刮痧治疗时刮痧板长边、板面接触皮肤的部分，可以是经络的皮部，也可以是全息穴区。刮痧疗法较为重视经脉的整体效应，始终以疏通调整经络为主，经络、腧穴相比，刮痧重在经络，以经络为主，以腧穴为辅。对"线""面"的侧重，"宁失其穴，勿失其经"，是刮痧操作的突出优势所在。只要经络准确，腧穴就在其中。为便于准确包含经络体表循行线，在纵行刮拭皮部时，应掌握刮拭出约 1.5cm 的宽度（线），经脉循行就在皮部之下；对全息穴区则更应刮拭出具有一定面积的区域（面），宽度掌握在 3～5cm；在此基础上加强重点腧穴的局部刺激（点）。点、线、面相结合的刮拭，可显著提高疗效。

（三）刮拭的长度

在刮拭经络时，每一板的刮拭都应有 15～20cm 的长度，如需要刮拭的经脉较长，可分段刮拭。

若刮拭腧穴，除凹陷部位外，也应有以腧穴为中心，上下刮拭 10～15cm 的总长度，并在腧穴处重点用力刮拭。

第三节　刮痧操作的临床应用

一、刮痧操作程序

（一）术前准备

1. 询问病情　刮痧前详细询问病情，明确临床诊断，确定是否属于刮痧适应证，有无禁忌情况，是刮痧治疗的重要前提。临床上需根据患者病情、性别、年龄、形体的胖瘦、体质的强弱、病情的虚实、病变部位的深浅确定刮拭部位，选用刮痧手法、补泻手法。

2. 调控室温 刮痧疗法需暴露皮肤，故对刮痧场所的室温及私密性要求较高。原则上冬季室内温度在22℃以上，夏季在26℃以上，以患者感觉舒适为度。此外，室内应私密安全，空气流通新鲜，但又注意保暖避风。治疗中尽量不要开启空调冷风，或风扇直吹患者，以免刮痧时患者汗孔开泄，再感风寒，影响治疗效果。

3. 检查用品 刮痧前医者应检查刮痧板是否清洁，边缘是否光滑，板面是否开裂，一般使用的刮痧板为天然水牛角制品，具有一定的硬度、弹性和韧性，对体表无毒性刺激。禁用化学品如塑料制品刮拭皮肤，以免化学刺激造成继发病证。金属、陶瓷制品等由于易伤皮肤、易碎等原因，故较少应用。另外需根据使用需求备好相应的刮痧润肤介质，使用前检查是否过期。

4. 患者配合 刮痧前让患者休息5～10分钟，适应环境，放松体态，排空大小便，消除紧张情绪。医者要做好适当的解释工作，争取患者的积极配合，以利提高疗效。

（二）体位选择

患者的体位是否适当，直接关系到刮痧的治疗效果，一般应以医者能够准确循经取穴、操作方便，患者自然舒适并能持久配合为原则。刮痧治疗采用的体位有以下几种。

1. 仰靠坐位 患者正坐，仰面背靠于椅，医者立于患者对面或侧面进行操作，适于头面部、胸部及上下肢内侧面、前面的刮拭。

2. 俯伏坐位 患者正坐，两臂屈伏于案上，头部前倾或伏于臂上，面部朝下，医者立于患者背后或侧面进行操作，适于头部、颈部、背部及上下肢外侧面的刮拭。

3. 仰卧位 患者身体平卧于床上，头面、胸腹朝上，医者立于患者侧面或头顶部进行操作，适于头面部、胸腹部及上下肢内侧面、前面的刮拭。

4. 俯伏卧位 患者身体俯伏于床，头面、胸腹朝下，医者立于患者侧面进行操作，适于项部、背部、腰骶部、下肢后侧部的刮拭。

5. 侧卧位 患者身体一侧着床，头面、胸腹朝向一侧，两膝微屈，医者立于患者侧面进行操作，适于侧头、面颊、耳部、侧胸和下肢外侧面的刮拭。

（三）施术过程

1. 暴露待刮部位 让患者充分暴露待刮部位，适当清洁皮肤，并查看有无不适宜刮痧的问题，将先刮部位暴露，其他部位可用布单、毛毯遮盖，以便保温。

2. 涂抹刮痧介质 在刮拭部位的皮肤上涂抹相应的刮痧介质，一次用量不必太多，可随刮随涂，避免四处流淌，污染衣物。

3. 刮拭顺序、方向 以头部、颈部、背部（胸椎部、腰椎部、骶椎部）、胸部、腹部、上肢（内侧、外侧）、下肢（内侧、外侧、后侧）为顺序进行刮拭，掌握先上后下、先内后外的原则。

在刮拭过程中，一般一个部位（经络、腧穴）刮拭完毕后，再刮拭另一个部位。遇到病变较严重的经区或穴区，刮拭可能较为疼痛，可先刮拭其他部位，最后刮拭反应明显之处。

关于刮拭操作方向应总体掌握向下、向外的原则。

4. 医患不断交流 医者刮痧操作时，应不断询问患者刮拭部位是否疼痛，能否耐受等。若患者感到刮拭部位疼痛，医者应区分造成疼痛的原因，如由患者本身经络不通所致的疼痛，应向患者解释所谓"不通则痛，通则不痛"的道理，手法宜轻，并嘱患者稍加忍耐，刮痧本身可以疏通经络，经络通畅自然可以减轻或消除疼痛，几次治疗之后刮痧疼痛情况会有改善。如由医者手法太重所致，则应及时予以调整，放轻手法。若患者出现头晕目眩、面色苍白等现象，应参照刮痧不良情况（晕刮）进行处理。

5. 刮痧后的处理 刮痧后一般不需进行特殊处理。用纸巾或毛巾将刮拭部位未吸收的刮痧介质拭干即可。亦可用手掌在刮拭部位进行按摩，使刮痧介质充分被皮肤吸收，可增加疗效。刮痧治疗后让患者饮用 1 杯（300~400 毫升）温开水，休息 10~15 分钟即可离开。

（四）操作时间及疗程

应根据患者的年龄、体质、病情、病程及刮痧的施术部位而灵活掌握每次的刮拭时间。应用泻刮或平补平泻手法进行刮痧，每个部位的刮拭时间掌握在 3 分钟以内，每次整体操作时间不超过 30 分钟；应用补刮手法，每个部位刮拭的时间为 2 分钟左右，每次整体操作时间不超过 20 分钟。保健刮痧无严格的时间限制，以自我感觉满意、舒适为原则，但每次也不应超过 40 分钟。

本次刮痧与再次刮痧的时间需间隔 3~6 天，原则上以皮肤痧斑退尽（完全消失）为准。一般连续 4~5 次为 1 个疗程，休息 2 周再开始第 2 个疗程。

二、刮痧操作注意事项

（一）刮痧操作前注意事项

1. 医生应仔细询问病情，观察有无禁忌证后，方可根据患者的年龄、病情、病变部位制定包括刮拭部位、刮痧手法、补泻手法、选择体位等内容的治疗方案。

2. 刮痧治疗室要宽敞明亮，空气流通新鲜，湿度 45%~65%，注意保暖，防止患者受寒。

3. 充分暴露刮拭部位，并将皮肤擦拭干净。

4. 刮痧用具一定要注意清洁，用后清洗并可用 75% 的酒精或 0.5% 碘伏消毒。为避免交叉感染，最好专人专板，固定使用。

5. 不要在患者过劳、过饥、过饱及过度紧张的情况下施行刮痧。

（二）刮痧操作中注意事项

1. 刮痧时，帮助患者选择舒适体位，避免患者因疲劳而中断治疗。

2. 进行治疗时必须在皮肤上先涂刮痧介质（如刮痧润肤油），以免损伤皮肤。如隔衣进行刮拭时可不使用介质。

3. 刮痧时用力要均匀，对于年老体弱、儿童、特别紧张怕痛的患者，应采用补刮法。给婴幼儿刮痧时不必强求出痧。

4. 对病情重、病灶深但体质好或疼痛性疾病患者，宜用泻刮法或平刮法；病情轻、病灶浅但体质较差的患者，宜用补刮法。冬季或天气寒冷时刮痧时间宜稍长，夏季或天气热时则刮痧操作时间宜缩短。

5. 肌肉丰满处可用力进行刮痧，对关节处、指（趾）部、头面部等肌肉较少、凹凸较多处，宜用刮痧板棱角进行点、按等手法。

6. 刮痧过程中，如遇晕刮者，应立即停止刮痧，让患者平卧并适当补充温开水。

7. 不必刻意出痧。刮痧治疗时，不必刻意追求出痧现象。患者体质、病情、寒热虚实状态、平时服药情况、不同季节及室内温度、刮拭部位等诸多方面的因素，都会影响出痧的多少。一般情况下，阳经、实证、热证、血瘀者较阴经、虚证、寒证、血虚者容易出痧；经常服用激素类药物者、肥胖之人、脂肪丰厚者、室温较低时均不易出痧。出痧多少与疗效不完全成正比，但实证、热证出痧多少与疗效关系密切，而对不易出痧的病证和部位只要刮拭部位和方法正确即有疗效。

（三）刮痧操作后注意事项

1. 刮痧完毕应饮用 300～400 毫升温开水，以利排毒。

2. 刮拭出痧后 15 分钟内不要外出，30 分钟以内忌洗凉水澡，避免受寒。

3. 本次出痧退尽后即可进行下一次刮痧，一般间隔 3～6 天。

4. 可根据病情在施用刮痧疗法的同时积极配合如针灸、推拿、足疗、耳穴、药物等其他治疗方法，以增强疗效。

三、晕刮及其处理

在刮痧过程中，患者出现头晕、目眩、心慌、出冷汗、面色苍白、四肢发凉、恶心欲吐或神昏跌倒等现象称为晕刮。晕刮时应立即停止刮拭，迅速让患者平卧，取头低脚高位，让患者饮用温糖水，注意保温，及时点按人中穴，用刮痧板按揉患者百会、内关、足三里、涌泉等腧穴，静卧片刻即可恢复。

晕刮是可以预防的，如初次接受刮痧治疗、精神过度紧张或身体虚弱者，应在事先做好解释工作，消除患者对刮痧的恐惧心理，同时刮痧时手法应轻，不要在饥饿、疲劳、大渴时进行刮痧。医者在刮痧过程中要精神专注，随时注意患者的神色变化，询问患者的感受，一旦有不适情况应及时纠正或采取处理措施，防患于未然。

四、禁忌证

任何一种疗法都不是万能的，刮痧疗法也不可能包治百病。在其适应证中，有些可以单独使用刮痧疗法就可以治好；有些可以刮痧治疗为主，同时配合其他疗法治疗；有些病证，刮痧只能起到辅助治疗作用。在刮痧无效时可改用其他疗法施治，以免贻误病情。因此，在刮痧治疗的实际应用中，熟悉和掌握其适应证与禁忌证是很有必要的。

1. 凡急危重症，如急性传染病、严重心脏病等禁止刮痧。

2. 有出血倾向的疾病，如血小板减少性疾病、白血病等，禁用刮痧。

3. 肾脏病出现肾功能衰竭、肝硬化腹水、全身重度浮肿者，禁用刮痧。

4. 传染性皮肤病、皮肤高度过敏，或外伤骨折处及皮肤不明病因的包块等，禁止直接在病灶部位刮拭。

5. 年老久病、空腹，妊娠妇女的腹部、腰骶部，乳头部位，禁止刮痧。

6. 对刮痧恐惧者，或不配合者忌用刮痧。

7. 大血管显现处禁用刮痧手法，可用刮痧板棱角，避开血管，用轻柔的点、按手法。下肢静脉曲张、下肢浮肿的患者尽量不要刮拭下肢，或用刮痧板的厚边从下向上刮拭，手法宜轻。

8. 醉酒、过饥、过饱、过渴、过度疲劳者禁用刮法，以免出现晕刮现象。

9. 小儿囟门未合时，头部禁刮。

五、刮拭后的反应

1. 刮痧治疗后，由于病情不同，治疗局部的皮肤表面可有不同颜色、不同形态的出痧，痧有鲜红、暗红、紫及青黑色之分；痧形有或散在，或密集，或深在里，或浅在表之别；痧态更有或斑块，或斑点，或水疱样，或包块状，或结节状的不同。出痧局部皮肤有明显的热感，均为刮拭后的正常反应。临床也有健康之人刮痧不出者，或即便有病但出痧较少者，此种情况不可强求出痧。

2. 刮拭出痧后，痧的颜色、形态仍旧在不断变化，刮痧治疗后 30 分钟左右，皮肤表面的痧逐渐融合成片，深部痧块慢慢消失，而逐渐向体表扩散；刮痧治疗后 12 小时左右，深部痧块完全消退，皮肤表面的出痧逐渐呈青紫色或青黑色；刮痧治疗后 24 ~ 48 小时，出痧表面的皮肤可时有轻微触痛，出痧严重者局部皮肤表面自觉微微发热，皮温升高。如持板手法过重或刮拭时间过长，体质虚弱者会出现短时间的疲劳反应，24 小时以内还可能出现低热，但休息后即可恢复正常。

3. 刮拭出痧一般 3 ~ 6 天即可消退，皮肤不留任何痕迹。痧消退的时间与病情的轻重、出痧部位、痧的颜色和深浅有密切关系。一般胸背部、上肢出痧颜色鲜红，皮下浅表的痧消退较快；下肢、腹部出痧颜色暗红或青紫，皮下深部的痧消退较慢。阴经所出的痧，较阳经所出的痧消退得慢，亦有延至 2 周左右痧斑才完全消退者。

第四节　痧的内涵及其临床意义

一、痧的内涵

刮痧疗法广泛应用于临床，特别对呼吸系统和疼痛性疾病有立竿见影的效果，并且能够有效地预防疾病，同时还能协助诊断疾病，这些特点与出"痧"有直接关系。

（一）传统认识

"痧"的含义主要包括以下 3 个方面。

1. 痧是皮肤表面出疹的称谓　是指皮肤出现的红点如粒，以指循皮，稍有阻碍的疹点，是疾病在发展变化过程中反映在皮表的现象。临床许多疾病都可出现，如风疹、猩红热。痧是许多疾病的共同症状，故有"百病皆可发痧之说"。"痧"还有专指麻疹之义。

2. 痧是指"痧证"　该病名的含义有二：一是病证发生过程中皮肤上有斑疹如沙粒；其二是通过外治法可使患者皮肤出现紫红色的瘀点如沙，即所谓"得沙"，如"痧胀""痧气""发痧""绞肠痧"等，相当于西医学的高热、中暑、急性胃肠炎、胃肠痉挛、霍乱、胆绞痛之类的疾患。

3. 痧有致病的秽恶邪毒之义　称之为"痧毒"。

（二）现代认识

在古人认识的基础上，许多中医学者对于"痧"的解释做了进一步探讨，赋予了新的内涵：一是痧是指循经走穴刮拭后，在皮肤上出现多形的、红色、紫色、暗青色或青黑色的斑点、斑块。二是刮痧时，体内致病因素由经脉、络脉溢出脉外，积聚皮下，出现状如沙粒，或散在，或密集，或成片，或融合的"痧"，因其含有致病的内毒素，亦称"痧毒"。三是认为痧是渗出于脉外含有大量痧毒的离经之血，出痧的过程是排除体内痧毒的过程。

"痧"是刮痧治疗中的常见现象，其实质是多种生理和病理过程的综合结果，包括微循环改善、炎症反应、组织液外渗、感觉神经反应和免疫调节等。

（三）出痧与外伤皮下出血的区别

刮拭出痧与外伤皮下出血虽然形似，但两者截然不同，如所出血液成分不同，血管破裂部位不同，出血量多少不同，出血后对局部和血液循环的影响不同。外伤出血多是大小不同的动、静脉血管损伤，出血可淤积皮下，也可因皮损流出体外，血色鲜红，出血量相对较多，部位集中，局部出现疼痛，并有运动障碍。而刮痧出血量很少，淤积皮下，痧色会因病变部位、病情轻重不同而各异，只要刮拭手法正确，出痧部位不会产生疼痛，而原有疾病的疼痛、运动障碍症状可消失或减轻，并逐渐恢复正常。但当病情较重，体内毒素过多时，刮拭局部可有轻微触痛，并不影响活动，局部触痛 1~2 天即可自行消失。所以，刮拭出痧与外伤出血有本质的区别，刮拭出痧有治疗和保健作用（表 4-8）。

表 4 – 8　刮拭出痧与外伤皮下出血鉴别表

	外伤出血	刮拭出痧
出血性质	正常血液	瘀血、恶血
出血颜色	色泽多鲜红	痧色因病变部位、病情轻重各异
出血量	出血量相对较多	量很少
皮下瘀血部位	外伤处	刮拭处
疼痛情况	损伤局部	病情较重、体内毒素多时刮拭的局部疼痛，出痧后疼痛减轻或消失
活动情况	损伤局部运动障碍	不影响活动

二、痧的临床意义

刮拭皮肤出痧是刮痧疗法的特点，也是刮痧疗效立竿见影的原因。临床观察中发现，完全健康的人刮拭后不出现痧；一些自我感觉良好而有潜伏病变的人刮拭后会出痧；患病者一般会因病变部位、病情轻重、病程长短不同，刮出的痧的部位、颜色、形态亦不同；同一种病证出痧的部位、颜色、形态又有一定的规律性。这种规律性多与经脉的循行分布、全息穴区及脏腑经络的病理状态有直接的关系。

（一）体内毒素与痧的关系

机体的代谢废物通常通过呼吸、汗液、大小便等形式排出体外。当代谢废物不能通过正常渠道排出，在体内积聚则称为毒素。毒素会污染体内环境，并成为致病因素使经络气血瘀滞，导致脏腑功能障碍。体内毒素既是病变的结果，又是疾病进一步发展的重要原因，通过刮拭出痧的方式可以有效排除体内毒素，调理脏腑，通畅经络，促进气血运行，提高抗病能力，加强新陈代谢。

临床观察发现，痧的颜色、形态与体内毒素含量呈正相关。病程越长，体内毒素就越多，痧色越深，出痧越密集，面积也越大；病程短者，体内积聚毒素少，则痧色浅，痧粒分散，出痧面积也小；完全健康的人，刮拭则不易出痧。

（二）痧的诊断作用

由于经络、腧穴与脏腑器官之间的内在联系，内脏及各组织器官发生病变时，其相应的经脉循行线、腧穴在刮拭时会有出痧现象，并还会出现敏感疼痛、结节等阳性反应。刮痧的诊断作用主要是根据出痧的颜色，形态变化，阳性反应物形态大小、软硬及敏感区疼痛程度，直观地了解病变的部位、病情的轻重及病势的进退，具有早期诊断、诊治同步的特点。

人体的疾病除急性传染性、感染性疾病和外伤以外，大都有一个缓慢的、渐进的过程，各种慢性病、退行性病变更是如此。人体生命过程中，不断产生代谢产物，蓄积在体内的过程就是疾病由萌芽到形成、由量变到质变的过程。在这一过程中，自觉症状常不明显，或只表现出体力减退、易于疲劳，稍事休息即可缓解。此时，用现代医疗检测手段尚不能做出疾病的诊断，如人体处于亚健康状态时，常不能引起人们的注意与警惕，从而延误了早期治疗的时机，给身体健康埋下隐患。但是机体只要有代谢产物蓄积，在刮拭过程中，相关部位就会出痧，可根据出痧的形、色特点和阳性反应的状态，在疾病的潜伏期或前期即能对病位、病因、病性、病程进行宏观的、粗浅的、概略的分析和判断，从而发现体质的弱点及潜伏的病变，这种超前或早期诊断的方法，可对预防保健及治疗提供明确依据，有重要的实用价值，使预防、保健、治疗更具针对性。因为刮拭出痧是诊断和治疗同步进行的过程，既是诊断的过程，也是保健或治疗的过程，诊断结果出来，保健或治疗也随之而结束。

目前认为，刮痧在诊断疾病方面有以下作用。

1. 判断病位　根据经络腧穴具有反映脏腑病变功能的理论，可以根据出痧和阳性反应的部位来判断病位。例如，背部足太阳膀胱经心俞和上肢心经出痧和阳性反应，即可判断疾病在心脏或心经。依据出痧和阳性反应物进行诊断，尤其以第 1 次刮拭出痧、阳性反应物的出现最为准确。

2. 确定病因和病性　痧的色泽、形态、多少与人的体质、病因及病性有密切关系。热邪所致急症，痧色鲜明；寒邪所致陈旧性病证，痧色晦暗；同样的病证，出痧多为实热证、血瘀证、痰湿证，出痧少为气血不足的虚证；多次刮拭后出痧逐渐减少，但病仍未愈时，要考虑是否为虚证，或所治之病是否为标证，需找出本证进行治疗，才能从根本上解决问题。有时候出痧的形态可以反映病变的形态，如乳癖者，背部乳房对应区出现痧的形态，即提示乳癖肿块的形态，均匀的痧提示乳癖肿块呈弥漫性，条索或包块样痧提示乳癖肿块为条索状或结节状等。

3. 判断病势和疗效　出痧、阳性反应区的变化与病势、疗效也有一定的关系。通过观察每次治疗后出痧和阳性反应区的变化，可以了解病情轻重、病势的进退。

一般规律是，病情较轻、病程较短者，体内毒素较少，刮拭出痧部位表浅，痧色鲜红，痧粒分散，阳性反应物部位浅、体积小、较柔软，阳性敏感区疼痛轻。

病情重、病程长者，体内毒素多，则出痧部位较深，痧色暗红或青紫，痧粒密集，阳性反应物部位深、体积大、较坚硬，阳性敏感区疼痛重。随着病情的加重，病程的迁延，出痧颜色越重，痧粒越密集，痧的部位越深，阳性反应物越深、越大、越坚硬，敏感区也越疼痛。

如治疗后出痧由多变少，由密变疏，颜色由深变浅；阳性反应物由大变小，由硬变软；疼痛由重变轻，说明治疗有效，为疾病向愈的变化。初为气血不足之证，治疗几次后出痧由少变多，可视为疾病向愈的变化。

刮拭后出痧多但病证不减轻，应考虑实证、顽固性疾病或病情处于邪气较盛的进展阶段。临床一些服药过多、肥胖、肌肉发达或气血不足者，不易出痧，对此不以出痧多少判断疗效。

下篇　*刮痧应用*

第五章　治疗总论 ▷▷▷▷

正确选穴配方是刮痧疗法临床应用的重要环节，具有十分重要的意义。

第一节　刮痧治疗原则

刮痧治疗原则是指运用刮痧治疗疾病必须遵循的基本法则，是确立治疗方法的基础。刮痧治疗疾病的原则主要有以下几个方面。

一、补虚泻实

补虚泻实，是指扶助正气，祛除邪气，属于正治法，在刮痧临床应用上有特殊意义。

1. 补虚　是针对虚证采用补法治疗。刮痧治疗虚证主要通过刮痧手法中的补法、经脉腧穴的选择和配伍而实现的。例如，在任脉、背俞穴、原穴等处施行补法，可改善脏腑功能，温阳滋阴，补益气血；而应用具有补益性能的腧穴如关元、气海、命门、肾俞等，也可起到补益正气的作用。

2. 泻实　是针对实证采用泻法治疗。刮痧治疗实证主要通过刮痧手法中的泻法、经脉腧穴的选择和配伍等而实现的。例如，在督脉及大椎、曲池、委中等腧穴采用泻法，可疏风清热，祛除致病邪气；而应用具有泻邪性能的腧穴如十宣、水沟、丰隆、血海等，也可起到祛邪开窍、活血化瘀的作用。

二、清热散寒

1. 清热　是针对热证采用清热法治疗。根据《黄帝内经》"热则疾之"的理论，刮痧治疗热证应采用泻刮法，手法宜轻宜快，操作时间宜短，以清泻热毒。

2. 散寒　是针对寒证采用温散法治疗。根据《黄帝内经》"寒则留之"的理论，刮痧治疗寒证应采用泻刮法，手法宜重宜缓，操作时间宜长，以温经散寒。

三、治病求本

中医学中"标""本"是相对的概念，具有丰富的内涵，可说明病变过程中各种矛盾的主次关系。从正邪双方而言，正气为本，邪气为标；从病因与症状而论，病因为本，症状为标；从疾病的先后来看，旧病、原发病为本，新病、继发病为标等。治病求本就是在治疗疾病时抓住疾病的根本原因，采取针对性的治疗。疾病在发生发展过程中常有许多临床表现，甚至出现假象，这就需要运用中医理论和诊断方法，认真分析发病的本质，去伪存真，坚持整体观念和辨证论治，避免犯"头痛医头、脚痛医脚"的错误。只有抓住疾病的本质，才能达到治愈疾病的目的。治病求本是一个基本的法则，但在临床中常常会遇到疾病的标本缓急等特殊情况，这就需要灵活掌握，处理好治标与治本的关系。

1. 急则治标　是指当标病处于紧急情况下，首要治疗标病，这是特殊情况下采取的权宜之法，目的在于抢救生命或缓解患者的急迫症状，为治疗本病创造有利的条件。例如，不论任何原因引起的高热抽搐，当首先刮拭大椎、水沟、合谷、太冲等穴，以泄热开窍，息风止痉；任何原因引起的昏迷，应先角揉水沟，醒脑开窍；当中风患者出现癃闭时，应先刮拭足太阳膀胱经、中极、水道、秩边以通利小便，然后再根据病因从本论治。

2. 缓则治本　大凡治疗疾病都要坚持"治病必求于本"，尤其对于慢性病和急性病的康复期更有重要指导意义。正虚者固其本，邪盛者祛其邪；治其病因，症状可除；治其先病，后病可解。例如，肾阳虚引起的五更泄泻，泄泻症状为标，肾阳不足为本，补刮气海、关元、命门、肾俞方可从根本上杜绝五更泄泻。

3. 标本同治　临床经常见到标病和本病并重的情况，应当采取标本同治的方法。例如，体虚感冒，如果一味泻刮解表发汗则有正气更虚之虞，而单纯补刮扶正又有恋邪留邪之弊。因此，当补刮足三里、关元益气治本，泻刮合谷、风池、列缺解表治标。

四、三因制宜

三因治宜是指因时、因地、因人制宜，即根据患者所处的季节、地理环境、个人具体情况而制定适宜的刮痧操作方法和补泻手法。

1. 因时制宜　应用刮痧治疗疾病，考虑所处季节有一定意义。因四时寒温变化对人体生理功能和病理变化有一定的影响。例如，人体冬季多感风寒，夏季多感风热或暑湿；春夏之季，阳气升发，人体气血趋表，病邪伤人多在浅表；秋冬之季，人体气血潜藏，病邪伤人多在深部。因此，春夏刮痧手法宜轻宜快，操作时间宜短；秋冬刮痧手法宜重宜缓，操作时间宜长。另外，因时制宜还包括针对某些疾病的发作或加重规律而选择有效的治疗时机。例如，预防痛经的发作，应在月经前1周开始刮痧治疗，以利于通经止痛；失眠患者，则常在下午进行刮痧治疗，以利于镇静安神。

2. 因地制宜　由于地理环境、气候条件的不同，人体生理功能、病理特点也有所差别，治疗应有差异。例如，寒冷地区，刮痧手法宜重宜缓，操作时间宜长，常可配合温灸；温热地区，刮痧手法宜轻宜快，操作时间宜短，常可配合刺血。

3. 因人制宜　临床还应根据患者的性别、年龄、体质等的不同特点而制定适宜的治疗方法。由于男女生理上的特点，如妇人以血为用，刮痧治疗妇科病证时应考虑调理冲、任二脉。年龄不同，刮痧手法也有差别，患者个体差异更是决定刮痧治疗的重要环节，如小儿体质虚弱、皮肤薄嫩，对刮痧较敏感者，刮痧手法宜轻，不宜采用按法、点法、叩击法；体质强壮、皮肤粗厚、感觉较迟钝者，刮痧手法宜重，可采用按法、点法、叩击法加强刺激。

第二节　刮痧治疗作用

刮痧是中医外治法之一，属中医学的非药物疗法，具有安全、可靠、实用的特点。刮痧的治疗作用主要归纳为以下几点。

一、疏通经络，祛邪止痛

中医学认为，外感六淫、疫疠之气可致多种外感疾病的发生，七情内伤、宿食痰饮、瘀血可致多种内伤疾病，致病邪气阻滞经脉，尤其可致疼痛类疾病发生。刮痧疗法通过刮拭方法和补泻手法的运用，开泄毛孔，有效祛除入侵经络的外邪，治疗外感病；也可疏通经络，消除阻滞于经络间的气血、痰饮，用以缓解疼痛。刮痧疗法重在以通为用，止痛效应立竿见影，其中刮痧介质的祛邪止痛作用也不容忽视。

二、调整阴阳，调理脏腑

中医学认为，阴阳失调是疾病的基本病机，所谓调整阴阳是针对机体阴阳盛衰的变化，损其有余，补其不足。调整阴阳的最终目的在于选择有针对性的治疗措施，使阴阳失调的异常情况归于协调平衡的正常状态，"以平为期"，"阴平阳秘"。刮痧是通过各种手法与经络穴位的作用相结合，达到调整阴阳的目的。

人体五脏六腑在体表皆有相应的经络、皮部与腧穴，不同的脏腑病变可反映在体表相应的经络、皮部与腧穴。刮痧操作可刺激体表的相应部位，有明显改善和调理脏腑功能的作用，且可以根据机体的不同阴阳状态，呈双向调节阴阳的作用。

三、调理气血，活血化瘀

气、血都是构成人体和维持人体活动的精微物质，气血在脏腑内生成，既是脏腑功能活动的产物，又可供养脏腑进行功能活动。当气血阻滞，经脉不通，或气血亏虚，经脉空虚时，可以通过刮痧促进气血生成，引导气血输布，鼓动气血运行，濡养脏腑器官，温煦组织皮毛，振奋鼓舞正气，加强驱邪之力。在活血化瘀方面，刮痧疗法的疗效尤为显著。

面部刮痧可以促进面部气血流通顺畅，加之对人体全方位的调整，有助于使面部三阳经脉不衰，尽显气血之色。同时刮痧疗法对有害物质的清除，可以防衰除皱，消斑祛痘。近年来，刮痧疗法应用于减肥瘦身、润泽皮肤领域的效应也不容小觑。刮痧疗法可以提高人体健康素质，增加抗病能力，在抗御衰老方面值得研究。

四、补虚泻实，防病保健

刮痧疗法的壮体强身、防病保健作用并不是来自营养保健物质的补充，而是通过经常刺激机体的特定部位鼓舞人体正气，促进内源性物质的产生、气血津液精气的生成、全身的气机与气化、气血运行通畅、毒素的排出，调节脏腑阴阳等，使"正气存内，邪不可干"，大大减少疾病的发生机会。

中医学认为，刮痧的出痧现象是离经之血，是带有毒素的瘀血，必须通过皮肤经脉导引病邪排出体外。刮痧还能有效开泄腠理，通便利尿，通过排汗、排便，最大限度地从皮肤、大小便排出体内邪气和毒素，减少有害物质的蓄积。当今许多疾病的治疗，刮痧疗法虽然不是首选，但配合使用则可提高疾病的自愈能力，有利于康复。

第三节　刮痧治疗处方

刮痧治疗处方是在中医理论尤其是经络学说指导下，依据选穴原则和配穴方法，选取经络、腧穴并进行配伍，确立刮痧操作，选用补泻手法而形成的治疗方案。刮痧治疗处方包括三大要素，即刮拭部位、刮拭方法和补泻手法。

一、刮拭部位的选择

（一）经络的选择

鉴于刮痧疗法侧重于对经络循行线动态刺激的特色，与针灸疗法不同，选取经络是刮痧治疗处方的第一组成要素，包括背部取经和辨证取经两种。

1. 背部取经　背腰部的督脉和足太阳膀胱经的循行线，是刮痧疗法防病、治病、保健的必刮之处。因督脉总督一身阳经，对调节全身的气机举足轻重；足太阳膀胱经为一身之藩篱，对人体的防御功能至关重要，其在背部循行的第 1 侧线，有五脏六腑之气输注的背俞穴，与脏腑密切相关。经常适当刮拭刺激背部督脉，膀胱经第 1、2 侧线，有良好的疏通经脉、调理脏腑、防病保健的作用。此外，脏腑病变常在督脉、膀胱经循行线出现反应，刮拭较易出痧，有诊断疾病的作用；刮拭背部督脉及膀胱经第 1、2 侧线，也有治疗脏腑相关疾病的作用。

2. 辨证取经　分析疾病证候、病因病机特点而辨证选择经脉循行线进行刮拭，是刮痧疗法与众不同之处，某脏腑、经络、组织器官发生病变时，即选择与之相关的经络循行线进行刮拭，充分体现了"经脉所过，主治所及"的治疗规律。随着补泻手法的不同，可补益，可清泻，可疏通经络，可调理脏腑，灵活运用，游刃有余，在治疗脏腑、经脉病证方面有很好的疗效。为操作方便，一般多选择十二经脉在四肢膝肘关节以下的循行线进行刮拭，操作时手法宜轻，不必强求出痧，皮肤微红即可。

（二）腧穴的选择

腧穴也是刮痧治疗处方的组成要素，腧穴选择是否精当直接关系着刮痧的疗效。在确定处方腧穴时，应该遵循基本的选穴原则和配穴方法。选穴原则和配穴方法从理论上提供了刮痧治疗处方选穴的基本思路。

1. 选穴原则　是临证选取腧穴应该遵循的基本法则，包括近部选穴、远部选穴和辨证、对症选穴。近部选穴和远部选穴主要针对病变部位而确定腧穴的选穴原则。辨证、对症选穴是针对疾病表现的证候或症状而选取腧穴的原则。

（1）近部选穴：是在病变局部或距离比较接近的范围选取腧穴的方法，体现了腧穴局部治疗作用。例如，颠顶痛取百会，胃痛选中脘，面瘫局部选颊车、地仓、颧髎，近部选风池。

（2）远部选穴：是在病变部位所属相关的经络，距病位较远的部位选取腧穴的方法，体现了腧穴的远治作用。例如，胃痛选足阳明胃经的足三里，上牙痛选足阳明胃经的内庭，面瘫选手阳明大肠经的合谷等。

（3）辨证选穴：是根据疾病证候特点，分析病因病机而辨证选取腧穴的方法，体现了治病求本的原则。例如，肾阴不足导致的虚热选肾俞、太溪，肝阳化风导致的四肢抽搐选太冲、行间等。

（4）对症选穴：是根据疾病的特殊症状而选取腧穴的方法，体现了腧穴的特殊治疗作用及临床经验在刮痧治疗处方中的具体运用。例如，哮喘选定喘，腰痛选腰痛点，落枕选落枕穴。

2. 配穴方法　是在选穴原则的指导下，针对疾病病位、病因病机等，选取主治作用相同或相近，或对于治疗疾病具有协同作用的腧穴进行配伍。临床上腧穴配伍的方法可归纳为经脉配穴法、部位配穴法两大类。

（1）经脉配穴法：是以经脉或经脉相互联系理论而进行腧穴配伍的方法，主要包括本经配穴法、表里经配穴法、同名经配穴法。

当某一脏腑、经脉发生病变时，即选与该脏腑所属经脉的腧穴配成处方的方法，称为本经配穴法。例如，胆经郁热，少阳头痛，可近取胆经的率谷、风池，远取本经的侠溪；胃火上扰，牙龈肿痛，可近取足阳明胃经的颊车，远取本经的内庭。

当某一脏腑、经脉发生疾病时，取该经和与其相表里经脉的腧穴进行配伍处方的方法，称为表里经配穴法，充分体现了脏腑、经脉的阴阳表里配合关系。例如，风热袭肺，感冒咳嗽，可选肺经的尺泽和大肠经的曲池、合谷。另外，原络配穴法是表里经配穴法中的典型实例。

当某一脏腑、经脉发生疾病时，将手足同名经的腧穴相互配伍的方法，称为同名经配穴法，主要基于同名经"同气相通"的理论。例如，阳明头痛取手阳明的合谷配足阳明的内庭；落枕取手太阳经的后溪配足太阳经的昆仑。

（2）部位配穴法：是结合身体腧穴分布的部位进行腧穴配伍的方法，主要包括上下配穴法、前后配穴法、左右配穴法。

将腰部以上或上肢腧穴和腰部以下或下肢腧穴配合应用的方法，称为上下配穴法。例如，胃脘痛可上取内关，下取足三里；肾阴不足，咽喉肿痛，可上取曲池或鱼际，下取太溪或照海；八脉交会穴的配对应用，属上下配穴法中的典型实例。

将人体前部和后部的腧穴配合应用的方法，称为前后配穴法，主要指将胸腹部和背腰部的腧穴配合应用。例如，膀胱疾患，前取水道或中极，后取膀胱俞或秩边；肺病可前取华盖、中府，后取肺俞；俞穴、募穴配合应用，属于前后配穴法的典型实例。

将人体左侧和右侧的腧穴配合应用的方法，称为左右配穴法。人体十二经脉左右对称分布和部分经脉左右交叉的特点是其主要理论依据。临床为了加强腧穴的协同作用，常选择左右同一腧穴配合运用，如胃痛可选双侧足三里、梁丘等。左右配穴法并不局限于选取双侧同一腧穴，如左侧偏头痛，可选同侧的太阳、头维和对侧的外关、足临泣；左侧面瘫可选同侧的太阳、颊车、地仓和对侧的合谷。

二、刮拭方法的选择

刮痧治疗处方的第二要素是刮拭方法的选择，直接关系到治疗方案的实施，第四章第一节中介绍了 12 种刮痧手法，可根据患者病情、医者的治疗目的及各种刮拭方法的作用部位、作用效果选择使用。

三、补泻手法的选择

刮痧补泻手法的确定是刮痧处方的第三要素，与疗效息息相关，第四章第三节中详述了补泻手法，可根据患者的体质情况和疾病的虚实状态选择使用。

第六章 治疗各论 ▷▷▷▷

第一节 内科疾病

感 冒

【概述】

感冒是风邪或时行病毒侵袭人体所致的常见外感疾患，又称"伤风""冒风""冒寒"，如全身症状明显，并在一个时期内引起广泛流行者称为"时行感冒"。本病全年均可发生，尤以冬、春季多见。临床以鼻塞、流涕、喷嚏、头痛、恶寒发热、全身不适为主要表现。

西医学的上呼吸道感染和由病毒引起的流行性感冒均可归属本病范畴进行辨证施治。

【病因病机】

感冒的发病是由外感六淫之邪、时行病毒致病，但以风邪为主，在不同季节往往兼夹不同时气，如冬季多夹寒邪，春季多夹热邪，夏季多夹暑湿之邪，秋季多夹燥邪，一般以风寒、风热之邪多见。此外，感冒的发病还与起居失常、寒温失调、疲劳过度、禀赋不足等原因密切相关，当人体卫外功能减弱，外邪多从口鼻、皮毛而入，致使肺失宣肃，卫表不和，而见鼻塞、流涕、喷嚏等上焦肺系症状及恶寒发热、头痛、全身不适等卫表症状。本病为邪在肺卫，证属表实。

【辨证分型】

由于感受外邪的不同、体质强弱不一，临床常见风寒、风热及暑湿三型。

若恶寒重，发热轻或不发热，无汗，头痛，鼻痒喷嚏，鼻塞声重，痰涕清稀色白，肢体酸楚，舌苔薄白，脉浮或浮紧，为风寒感冒。

若微恶风寒，发热较重，有汗，鼻塞涕黄，咳痰黏稠色黄，咽喉肿痛，口渴欲饮，便秘，舌红苔薄黄，脉浮数，为风热感冒。

若身热少汗，微恶风，肢体酸重，头昏胀痛，鼻流浊涕，心烦口渴，口中黏腻，胸闷呕恶，小便短赤，舌苔薄黄而腻，脉濡数，为暑湿感冒。

【刮痧治疗】

1. 风寒感冒

治法 疏散风寒，宣肺解表。主取督脉、足少阳经、足太阳经、手太阴经，以泻刮为主。

处方与操作　泻刮督脉后发际经大椎穴至命门穴的循行线、足少阳胆经风池穴经肩井穴至肩峰的循行线、足太阳膀胱经第 1 侧线大杼穴至肾俞穴的循行线，均要求出痧；角揉肺俞穴；采用拍法或叩击法对刮拭之处进行拍击或叩击；泻刮手太阴肺经尺泽穴至太渊穴的循行线，皮肤微红为度；角揉合谷穴。

发热无汗、鼻塞流涕者，加泻刮督脉前发际至印堂穴循行线。

方义　泻刮督脉后发际经大椎至命门段，可振奋阳气，鼓邪外出，解表发汗；刮拭膀胱经大杼至肾俞段及胆经风池至肩峰段、角揉肺俞，可疏散风寒；刮拭肺经尺泽至太渊段、角揉合谷，可宣肺解表。配刮督脉前发际至印堂段可宣通鼻窍。

2. 风热感冒

治法　疏散风热，解表利咽。主取督脉、足少阳经、足太阳经、手少阳经，以泻刮为主。

处方与操作　泻刮督脉后发际经大椎穴至命门穴的循行线、足少阳胆经风池穴经肩井穴至肩峰的循行线、足太阳膀胱经第 1 侧线大杼穴至肾俞穴的循行线，均要求出痧；角推手少阳三焦经四渎穴至阳池穴的循行线，以皮肤微红为度；角揉外关穴。

咽喉肿痛、发热者，加角揉曲池、尺泽、合谷、鱼际、少商等穴。

方义　泻刮督脉后发际经大椎至命门段、胆经风池经肩井至肩峰段、膀胱经大杼至肾俞段，可解表散风清热；角推三焦经四渎至阳池段、角揉外关，可退热解表。配曲池、尺泽、合谷、鱼际、少商诸穴清热利咽。

3. 暑湿感冒

治法　清解暑热，化湿畅中。主取督脉、足太阳经、足太阴经，以泻刮为主。

处方与操作　泻刮督脉后发际至命门穴的循行线、足太阳膀胱经第 1 侧线大杼穴至肾俞穴的循行线，均要求出痧；泻刮足太阴脾经阴陵泉穴至三阴交穴的循行线，以皮肤微红为度；角揉阴陵泉穴。

胸闷纳呆、汗出不解者，加用拍法拍击腘窝、肘窝，要求出痧。

方义　泻刮督脉后发际至命门段、膀胱经大杼至肾俞段，可解表清热；泻刮脾经阴陵泉至三阴交段、角揉阴陵泉，可清热利湿。配拍击腘窝、肘窝清解暑热，化湿畅中。

【注意事项】

1. 刮痧治疗感冒有较好的疗效，尤其在感冒初期阶段，能够有效缓解症状，截断扭转疾病，大大缩短病程，故应尽量选择在感冒初期进行治疗。

2. 刮痧后饮用 300～400 毫升温开水。

3. 刮痧当日最好休息 1 天，以利于疾病恢复。

4. 痧退后再刮痧 1 次。

高　热

【概述】

高热是指感受六淫之邪或温热疫毒之气，导致营卫失和，脏腑阴阳失调，体温升高超过39℃，并伴有恶寒、面赤、烦躁、脉数等为主要临床表现的一类外感病证。古代常名之为"壮热""实热"等。高热在内科疾病的发病中占有较高比例，影响工作和生活，严重者可出现谵语、惊厥，甚至危及生命。刮痧对高热有较为理想的退热效果。

西医学的高热是一些疾病的前驱症状，引起高热的病因可分为急性感染性疾病和急性非感染性疾病两大类。前者最为多见，如细菌、病毒引起的呼吸道、消化道、尿路及皮肤感染等，后者主要由变态反应性疾病如药物热、血清病，以及植物神经功能紊乱和代谢性疾病所引起，当以高热为主要临床表现时，均可归属本病范畴进行辨证施治。

【病因病机】

高热的病因主要为外感六淫、感受疫毒等，常由气候反常，或人体调摄不慎，外邪乘虚侵袭人体而发病。六淫之中，以火、热、暑、湿为导致高热的主要病邪，风、寒、燥邪亦能致高热，但常有一个化热的病理过程。疫毒又称戾气、异气，为一种特殊的病邪，致病力强，具有较强的季节性和传染性。疫疠之毒，其性猛烈，一旦感受，则起病急骤，传变迅速，较快出现高热。外邪入侵，人体正气与之相搏，正邪交争于体内，阴阳失调，阳气亢奋；或热、毒充斥于人体，阳气偏盛，即"阳胜则热"。其病理性质为阳气亢奋，即属热、属实，病机虽以阳气亢盛为主，但进一步发展则化火伤阴，亦可因壮火食气而气阴两伤。若病势由气入营入血，或疫毒直陷营血，则会发生神昏、出血等危急变证。

【辨证分型】

高热患者体温超过39℃，发病急，病程短，热势重，多为实热证。

兼见高热恶寒，咽干，头痛，咳嗽，舌红，苔黄，脉浮数，为风热表证；兼见咳嗽，痰黄而稠，咽干口渴，脉数，为肺热证；兼见高热汗出，烦渴引饮，面赤，舌红，脉洪数，为热在气分；兼见高热夜甚，心烦，甚则出现神昏谵语、抽搐，舌绛，为热入营血。

【刮痧治疗】

治法　清泻热邪。主取督脉、足太阳经、手少阳经，以泻刮为主。

处方与操作　泻刮督脉大椎穴至命门穴的循行线、足太阳膀胱经第1侧线大杼穴至肾俞穴的循行线、第2侧线附分穴至志室穴的循行线，均要求出痧；角揉大椎穴；用拍法或叩击法对刮拭之处进行拍击或叩击；角推手少阳三焦经四渎穴至阳池穴的循行线，以皮肤微红为度；角揉外关穴；采用拍法拍击肘窝、腘窝，手法宜轻，均要求出痧。

风热表证者，加角揉风门、合谷穴；肺热内蕴者，加角揉曲池、尺泽穴；热在气分者，加角揉内庭穴；热入营血者，加角揉膈俞、血海穴；神昏抽搐者，加角揉内关、太冲穴。

方义　泻刮督脉大椎至命门段、膀胱经第1侧线大杼至肾俞段、第2侧线附分至志室段、角推三焦经四渎至阳池段，可退热解表；大椎乃全身退热要穴，可清泻热邪；角揉外关，可清热解表；拍击肘窝、腘窝出痧，可发汗泄热。配风门、合谷疏风解表；配曲池、尺泽可清泻肺热；配内庭清气分之热；配膈俞、血海清泻血分之热；配内关、太冲安神定惊，息风止搐。

【注意事项】

1. 刮痧治疗高热有较好的疗效，一般患者出痧色红而多。高热患者若斑疹隐隐、吐血、便血或衄血，则不宜采用刮痧治疗。

2. 刮痧后饮用300～400毫升温开水，使患者微有汗出。

3. 严密观察体温、神色、肌肤、汗液、气息、脉象等病情变化，同时注意高热时配合酒精擦浴以利降温；热深厥深时，注意保温；汗出较多时应及时揩干汗液，并更换干燥衣服。

4. 发热易伤阴，应时时注意养护阴津，鼓励患者多饮糖盐水、果汁、西瓜汁、绿豆汤、凉开水等。宜进食清淡流质或半流质、富于营养、易于消化的食物。

5. 高热期间可间隔1～2日在痧退或未出痧的部位刮拭1次，若高热持续不退，应中西医结合治疗，以免延误病情。

中　暑

【概述】

中暑是指因夏季在高温或烈日下劳作，或处于气候炎热湿闷的环境，暑热或暑湿秽浊之邪卒中脏腑，热闭心神，或热盛津伤，或暑闭气机所致的常见时行热性病，又称"中热""中暍"。本病是盛夏多发病，临床以头晕、出汗、心悸、胸闷、呕恶、疲乏无力，甚至高热汗出，或肤燥无汗、神昏、烦躁、抽搐为主要表现。

西医学亦称为"中暑"，可归属本病范畴进行辨证施治。

【病因病机】

中暑的发病是由于天暑地热之时，在高温环境中劳作，或在烈日下远行暴晒过久，或机体正气虚弱，感受暑热或暑湿秽浊之气，邪热郁蒸，不得外泄，闭塞清窍，升降逆乱，导致阴阳气血失和而呈现壮热神昏，甚至热极动风之象。若病情发展，进一步气耗阴竭，则可发生虚脱等危象。

中暑轻者暑邪郁于肌表，属卫分证；重者可见邪气由表入里，内陷心包，甚至热极生风之危证。

【辨证分型】

由于感邪轻重不同、体质强弱不一，临床常见暑湿遏表、暑热蒙心两类证候。

若身热少汗，头昏头痛，疲倦乏力，胸闷呕恶，苔白腻，脉濡数，为暑湿遏表。

若高热无汗，体若燔炭，面红目赤，口干唇燥，渴而多饮，烦躁不安，甚至转筋、抽搐或身热夜甚，或神志昏迷，舌红少津苔黄，脉洪数，或舌色深绛，脉细数，为暑热蒙心。

【刮痧治疗】

1. 暑湿遏表

治法 清暑解表化湿。主取足太阳经、手阳明经，以泻刮为主。

处方与操作 泻刮足太阳膀胱经第1侧线大杼穴至肾俞穴的循行线，要求出痧；采用边揉法对出痧之处进行揉动；采用拍法对肘窝、腘窝进行拍击，均要求出痧；泻刮手阳明大肠经曲池穴至合谷穴的循行线，以皮肤微红为度；角揉曲池穴。

胸闷呕恶者，加角揉内关穴；头昏头痛者，加角揉太阳穴。

方义 泻刮膀胱经第1侧线大杼至肾俞段、大肠经曲池至合谷段，可清暑解表；拍击肘窝、腘窝出痧，可清热解暑，清心止呕；角揉曲池，可清泄阳明暑热。配内关和胃止呕；配太阳疏解头部昏痛。

2. 暑热蒙心

治法 清暑凉营开窍。主取督脉、手厥阴经，以泻刮为主。

处方与操作 采用颤法颤动百会穴；泻刮督脉大椎穴至命门穴的循行线，要求出痧；采用点法点按神道穴；采用拍法或叩击法对出痧之处拍击或叩击；泻刮手厥阴心包经曲泽穴至大陵穴的循行线，手法宜轻，以皮肤微红为度；角揉内关穴；采用拍法拍击委中穴，要求出痧。

转筋抽搐者，加角揉阳陵泉、承山穴。

方义 泻刮督脉大椎至命门段、心包经曲泽至大陵段，可清暑凉营开窍；颤动百会，可醒脑通闭；点按神道，可清心安神；角揉内关，可清泻心火，和胃止呕；拍击委中出痧，可泄血分热毒。配阳陵泉、承山舒筋解痉止搐。

【注意事项】

1. 刮痧治疗中暑有较好的疗效，尤其对暑邪郁于肌表者，能够快速有效地缓解症状。

2. 中暑若面色苍白，汗出较多，呼吸浅促，四肢逆冷，烦躁不安，甚则神昏，舌红或淡红少津，脉细数无力或至数不清，为气阴两竭，病情危重，不属刮痧治疗范畴，宜采用其他中西医疗法及时救治。年老体弱或病情严重者，预后不佳。

3. 刮痧后饮用300~400毫升温开水，补充足够水分，饮食宜清淡，注意休息。

4. 隔3~6日再行刮痧1次。

5. 平时注意避免在高温、高湿的天气和环境中劳作。

咳　嗽

【概述】

咳嗽是指外感或内伤等因素，导致肺失宣降，肺气上逆，冲击气道，发出咳声或伴咳痰为临床特征的一种病证。历代将有声无痰称为咳，有痰无声称为嗽，有痰有声谓之咳嗽。临床上多为痰声并见，很难截然分开，故以咳嗽并称。

西医学的上呼吸道感染、支气管炎、支气管扩张症、肺炎等以咳嗽为主要临床表现，均可归属本病范畴进行辨证施治。

【病因病机】

咳嗽的病因有外感、内伤两类，外感咳嗽多因气候突变或调摄失宜，六淫从口鼻或皮毛而入，使肺气被束，失于肃降，迫气上逆而作咳。风为六淫之首，故外感咳嗽常以风为先导。由于四时主气不同，人体感受的其他外邪多随风邪侵袭，有夹寒、夹热、夹燥的不同，其中尤以风邪夹寒者居多。内伤咳嗽多由脏腑功能失调所致，可因饮食厚味、嗜烟好酒，内生火热，灼津生痰，或生冷不节，肥甘厚味，损伤脾胃，痰浊内生，上干于肺，阻塞气道，致肺气上逆而咳；可因恼怒等情志刺激，使肝失条达，气郁化火，循经上逆犯肺，致肺失肃降而咳；也可因肺系疾病日久，迁延不愈，耗气伤阴，肃降无权，肺气不降而上逆作咳。

咳嗽的病位主要在肺，但与肝、脾有关，久则尚可及肾。无论外感、内伤，咳嗽的基本病机是内、外邪气干肺，肺系受病，肺失宣肃，肺气上逆迫于气道所致。外感咳嗽为外邪犯肺，肺气壅遏不畅所致，病变性质属实；内伤咳嗽病变性质则有虚有实，或虚实并见。

咳嗽虽有外感、内伤之分，但两者又可相互影响，互为因果。外感咳嗽迁延失治，邪伤肺气，且反复感邪，致咳嗽屡作，可由实转虚，转为内伤咳嗽；而内伤咳嗽，肺脏有病，卫外不固，易因外邪引发或加重，特别在气候变化时尤为明显，则虚实并见，或致阴伤气耗，肺脏日益虚弱。

【辨证分型】

咳嗽的发病当注意辨别外感、内伤和证候的虚实。

外感咳嗽，多为新病，起病急，病程短，常伴肺卫表证，以风寒、风热、风燥为主，均属实。若咳声重浊，气急，喉痒，咳痰稀薄色白，常伴鼻塞，流清涕，头痛，肢体酸楚，恶寒发热，无汗，舌苔薄白，脉浮或浮紧，为风寒袭肺；若咳嗽咳痰不爽，痰黄或稠黏，喉燥咽痛，常伴恶风身热，头痛肢楚，鼻流黄涕，口渴，舌苔薄黄，脉浮数或浮滑，为风热犯肺；若喉痒干咳，无痰或痰少而粘连成丝，咳痰不爽，或痰中带有血丝，咽喉干痛，唇鼻干燥，口干，鼻塞头痛，微寒身热，舌质红干而少津，苔薄白或薄黄，脉浮，为风燥伤肺。

内伤咳嗽，多为久病，反复发作，病程长，可伴见他脏见证，其中痰湿、痰热、肝火多为邪实正虚，阴津亏耗咳嗽则属虚，或虚中夹实。若咳嗽反复发作，尤以晨起咳甚，咳声重浊，痰多黏腻或稠厚成块，色白或带灰色，胸闷气憋，痰出则咳缓、憋闷减轻，伴体倦，脘痞腹胀，便溏，舌苔白腻，脉濡滑，为痰湿蕴肺；若咳嗽气息急促，或喉中痰声，痰多稠黏或为黄痰，咳吐不爽，或咳痰热腥，或咳吐血痰，胸胁胀满，或咳引胸痛，面赤身热，口干欲饮，舌苔薄黄腻，舌质红，脉滑数，为痰热郁肺；若上气咳逆阵作，咳时面赤，痰少质黏，滞于咽喉，咯之难出，引胸胁胀痛，咽干口苦，症状随情绪波动而增减，舌红或舌边尖红，舌苔薄黄少津，脉弦数，为肝火犯肺；若干咳，咳声短促，痰少黏白，或痰中带血丝，或声音嘶哑，口干咽燥，午后潮热，手足心热，盗汗口干，舌质红少苔，脉细数，为肺阴亏耗。

【刮痧治疗】

1. 外感咳嗽

治法 疏风解表，宣肺止咳。主取督脉、足太阳经、手太阴经，以泻刮为主。

处方与操作 泻刮督脉大椎穴至命门穴的循行线、足太阳膀胱经第1侧线大杼穴至肾俞穴的循行线，均要求出痧；采用啄法由上至下沿刮拭之处进行啄击；采用点法或按法点按肺俞穴；泻刮手太阴肺经尺泽穴至太渊穴的循行线，要求出痧；角揉列缺、合谷穴。

风寒袭肺者，加角揉风门穴；风热犯肺者，加角揉大椎、曲池穴；风燥伤肺者，加角揉照海穴。

方义 泻刮、啄击督脉大椎至命门段，可振奋阳气，祛邪外出；泻刮、啄击膀胱经大杼至肾俞段，可祛风散邪；点按肺俞，可通调肺气，止咳化痰；泻刮肺经尺泽至太渊段，可宣肺止咳解表；角揉肺之络穴列缺、大肠之原穴合谷，可宣肺解表，散风祛邪。配风门祛风散寒；配大椎、曲池解表退热，清肺止咳；配照海养阴生津，清利咽喉。

2. 内伤咳嗽

治法 调理脏腑，化痰止咳。主取督脉、足太阳经、足太阴经，以泻刮为主。

处方与操作 平刮督脉大椎穴至腰阳关穴的循行线、足太阳膀胱经第1侧线大杼穴至大肠俞穴的循行线，均要求出痧；角揉肺俞、肝俞、脾俞、肾俞诸穴；平刮足太阴脾经阴陵泉穴至三阴交穴的循行线，以皮肤微红为度；角揉三阴交穴。

痰湿蕴肺者，加角揉丰隆、阴陵泉穴；痰热郁肺者，加泻刮丰隆、曲池穴；肝火犯肺者，加角推太冲、行间穴；肺阴亏耗者，加补刮照海穴。

方义 平刮督脉大椎至腰阳关段、膀胱经大杼至大肠俞段，可调理脏腑，止咳化痰；角揉肺俞、肝俞、脾俞、肾俞诸穴，可调理脏腑；"肺为生痰之源，脾为贮痰之器"，平刮脾经阴陵泉至三阴交段，可健脾化痰；角揉肝脾肾三条经脉的交会穴三阴交，可疏肝健脾益肾。配丰隆、阴陵泉化痰祛湿；配丰隆、曲池清肺化痰；配太冲、行间清泻肝火；配照海滋阴生津，利咽止咳。

【注意事项】

1. 刮痧治疗咳嗽疗效很好，尤其对外感咳嗽常有立竿见影之效。

2. 饮食忌肥甘厚腻之品，以免碍脾助湿生痰，若属燥、热、阴虚咳嗽者，忌食辛辣动火食品。各类咳嗽都应戒烟，避免接触烟尘刺激。

3. 刮痧后饮用300～400毫升温开水。

4. 外感咳嗽和内伤咳嗽应间隔3～6日刮拭1次。

5. 对于经常外感和内伤咳嗽的患者，平时没有症状也应每周刮痧1次，连续4次为1个疗程，休息2周后再开始第2个疗程，应坚持治疗3～4个疗程，目的在于提高机体的卫外功能，增强皮毛腠理的适应能力，有较好的预防作用。

哮 喘

【概述】

哮喘是由于宿痰伏肺，遇诱因或感邪引触，以致痰阻气道，肺失肃降，痰气搏击引起的发作性痰鸣气喘疾患。发作时以喉中哮鸣有声，呼吸气促困难，甚至喘息不能平卧为主要表现，亦名为"哮证""哮病"。

西医学的支气管哮喘、喘息性支气管炎、心源性哮喘等，均可归属本病范畴进行辨证施治。

【病因病机】

哮喘的病因有主因、诱因之分，常以家族禀赋，素体肺虚，宿痰内伏为主因，外感、饮食、劳倦等为诱因，其中外邪侵袭是主要诱因。外感风寒或风热之邪，失于表散，邪蕴于肺，或因吸入风媒花粉、烟气粉尘、异味气体等，均可壅阻肺气，影响肺气宣降，以致哮喘发作；或过食生冷，或嗜食酸咸肥甘，或进食海腥鱼虾等发物，而致脾失健运，饮食不归正化，痰浊内生，阻塞气道而发病；或体虚劳倦，则易受邪侵，以致哮喘发作。

哮喘的病机为宿痰内伏于肺，每因外感、饮食、劳倦等诱因引触，以致肺失肃降，肺气上逆，痰随气升，气因痰阻，相互搏结，壅塞气道而痰鸣气喘。其病位在肺、脾、肾。发作期以标实为主，表现为痰鸣气喘的邪实证；缓解期以肺、脾、肾等脏器虚弱为主，表现为短气、疲乏，常有轻度哮证的本虚证。

【辨证分型】

哮喘患者临床当首先辨别属于发作或缓解状态，发作期注意辨别属寒属热，缓解期辨别属何脏虚损。

哮喘起病多急，常倏忽来去，发前自觉鼻、咽、眼、耳发痒，喷嚏流涕，随之迅速发作。发作期表现为呼吸急促困难，喉中哮鸣如水鸡声，胸膈满闷如窒，如遇寒而发，痰多色白质稀，口不渴或渴喜热饮，形寒怕冷，恶寒，喷嚏流涕，舌苔白滑，脉弦紧或浮紧，为寒哮；若气粗息涌，喉中痰鸣如吼，胸高胁胀，张口抬肩，咳呛阵作，痰黄黏浊稠厚，咳吐不利，烦闷不安，汗出面赤，口渴喜饮，舌质红苔黄腻，脉弦数或滑数，为热哮。

缓解期患者常无哮喘症状，但有肺、脾、肾三脏气虚证候，若气短声低，喉中有低微哮鸣音，自汗怕风，易于感冒，每因气候变化而诱发，为肺气虚；若咳痰量多，清稀色白，食少便溏，劳累后易发，舌苔淡白，脉虚细，为脾气虚；若平素短气喘息，动则为甚，眩晕耳鸣，腰酸腿软，畏寒肢冷，面色苍白，舌淡苔白、质胖嫩，脉沉细，为肾气虚。

【刮痧治疗】

1. 发作期

治法　祛痰利气，止哮平喘。主取督脉、任脉、足太阳经、手太阴经，以泻刮为主。

处方与操作 泻刮督脉大椎穴至至阳穴的循行线、足太阳膀胱经第 1 侧线大杼穴至膈俞穴的循行线，均要求出痧；采用角揉或点法、按法揉动或点按定喘、肺俞穴；泻刮任脉天突穴至膻中穴的循行线，要求出痧；角揉膻中穴；泻刮胸部两侧，注意避开乳头，以皮肤微红为度；泻刮手太阴肺经尺泽穴至太渊穴的循行线，以皮肤微红为度；角揉丰隆穴。

寒哮者，加角揉风门穴，采用按法按压列缺穴；热哮者，加角揉大椎、尺泽、曲池穴。

方义 泻刮督脉大椎至至阳段、膀胱经大杼至膈俞段，可疏风解表；泻刮任脉天突至膻中段、胸部两侧、肺经尺泽至太渊段，可宣肺解表，化痰定喘；角揉或按压定喘、肺俞、膻中诸穴，可宣肺理气，祛痰平喘；角揉丰隆，可健脾涤痰，降气平喘。配风门、列缺散寒平喘；配大椎、尺泽、曲池清热宣肺。

2. 缓解期

治法 补益肺肾，纳气平喘。主取督脉、任脉、足太阳经、手太阴经、足太阴经、足少阴经，以补刮为主。

处方与操作 补刮督脉大椎穴至腰阳关穴的循行线、足太阳膀胱经第 1 侧线大杼穴至大肠俞穴的循行线、任脉天突穴至膻中穴的循行线，不必强求出痧；角揉膻中穴；补刮胸部两侧，注意避开乳头，以皮肤微红为度；补刮手太阴肺经尺泽穴至太渊穴的循行线、足太阴脾经阴陵泉穴至三阴交穴的循行线和足少阴肾经阴谷穴至太溪穴的循行线，均以皮肤微红为度。

肺气虚者，加角揉肺俞、膏肓穴；脾气虚者，加角揉脾俞、足三里穴；肾气虚者，加角揉肾俞、志室穴。

方义 补刮督脉大椎至腰阳关段、膀胱经大杼至大肠俞段、任脉天突至膻中段、肺经尺泽至太渊段、脾经阴陵泉至三阴交段、肾经阴谷至太溪段，可扶助正气，补益肺脾肾三脏；补刮胸部两侧、角揉膻中，可理气化痰平喘。配肺俞、膏肓理气补肺；配脾俞、足三里健脾益气；配肾俞、志室补肾摄纳平喘。

【注意事项】

1. 刮痧治疗哮喘有较好的疗效，特别在发作期可快速有效地缓解症状，缓解期也有较好的调理脏腑作用，可预防、减少、减轻哮喘发作。

2. 哮喘发作时，尚应密切观察喘息、咳嗽、咳痰等病情变化，哮鸣咳嗽痰多、痰声辘辘、黏稠难咯者，用拍背、雾化吸入等法，助痰排出。对喘息哮鸣，心中悸动者，应限制活动，防止喘脱。对于发作严重或哮喘持续不解者，应配合药物治疗。

3. 患者平时应注意防寒保暖，避免接触刺激性气体及易致过敏的灰尘、花粉、食物、药物和其他导致哮喘发作的可疑异物。

4. 宜戒除烟酒，饮食宜清淡而富营养，忌生冷、肥甘、辛辣、海腥发物等，以免伤脾生痰。防止过度疲劳和情志刺激。

5. 鼓励患者根据个人身体情况，选择太极拳、内养功、八段锦、散步或慢跑、体操等方法长期锻炼，增强体质，预防感冒。

6. 刮痧后饮用300～400毫升温开水。

7. 哮喘发作时行刮痧治疗症状缓解后，隔3～6日再刮拭1次，以利病情平稳。哮喘缓解期的治疗应尽量安排在夏季阴历三伏天或冬季阴历立冬至大寒节气期间进行刮痧调理，间隔3～6日刮痧1次，连续4次为1个疗程，休息2周后再开始第2个疗程，应坚持治疗1～3个疗程。以后每年如此，连续治疗3年。

心　悸

【概述】

心悸是指患者自觉心中悸动，惊惕不安，甚则不能自主的一种病证，临床一般多呈发作性，每因情志波动或劳累过度而发作，且常伴胸闷、气短、失眠、健忘、眩晕、耳鸣等症。病情较轻者为惊悸，呈间断性发作，较重者为怔忡，呈持续性发作。

西医学的冠心病、风湿性心脏病、高血压性心脏病、肺源性心脏病、各种原因引起的心律失常、甲状腺功能亢进症、贫血、神经官能症等，凡以心悸为主要临床表现时，均可归属本病范畴进行辨证施治。

【病因病机】

心悸的病因与多种因素有关。平素心虚胆怯，突遇惊恐，心神不能自主，可发心悸；素体虚弱，或久病伤正，或劳倦太过，耗损心之阴血，致心失所养，可发为心悸；或嗜食膏粱厚味，蕴热生痰，痰火扰心，而致心悸；或素体阴虚，房劳过度，肾阴耗伤，心肾不交，心火独亢，扰动心神，而引起心悸；或因久病体虚，阳气衰弱，不能温养心神，而为心悸；或脾肾两虚，水饮内停，饮邪凌心，而为心悸；或心阳不振，或痹证日久，内舍于心，皆可痹阻心脉，引起心悸。

心悸的病位主要在心，与脾、肾、肝、胆四脏功能失调相关。其病理性质主要有虚实两方面，一为痰火、瘀血、水饮扰动心神，一为脏腑气血阴阳亏虚，不能滋养心神。

【辨证分型】

心悸的治疗当注意辨别证候虚实。

大凡心悸频作，少寐多梦，气短乏力，纳呆食少者为虚。兼见心悸不宁，善惊易恐，坐卧不安，寐而易惊，恶闻声响，苔薄白，脉细略数或细弦，为心胆虚怯；兼见头晕目眩，健忘，面色无华，舌淡红，脉细弱，为心血不足；兼见心烦失眠，五心烦热，口干盗汗，耳鸣腰酸，头晕目眩，舌红少津，苔薄黄或少苔，脉细数，为阴虚火旺；兼见胸闷气短，动则尤甚，面色苍白，形寒肢冷，舌淡苔白，脉虚弱或沉细无力，为心阳不振。

大凡心悸时发时止，胸闷不适者为实。兼见胃脘痞满，下肢浮肿，形寒肢冷，眩晕，恶心呕吐，小便短少，舌淡苔滑或沉细而滑，为水饮凌心；兼见心痛时作，痛如针刺，唇甲青紫，舌质紫暗或有瘀斑，脉涩或结或代，为心血瘀阻；兼见心悸不安，受惊易作，口干烦躁，失眠多梦，大便秘结，小便短赤，舌红苔黄腻，脉弦滑，为痰火扰心。

【刮痧治疗】

1. 虚证

治法　调补阴阳，养血益气，安神定志。主取任脉、足太阳经、手少阴经，以补刮为主。

处方与操作　补刮足太阳膀胱经第1侧线心俞穴至胆俞穴的循行线，不必强求出痧；采用点法或按法点按心俞、厥阴俞穴；角推两侧夹脊穴2~3遍至皮肤潮红；补刮任脉紫宫穴至巨阙穴的循行线，不必强求出痧；角揉膻中、巨阙穴；补刮手少阴心经少海穴至神门穴的循行线，以皮肤微红为度；角揉内关、神门穴。

心虚胆怯者，加角揉胆俞、大陵穴；心血不足者，加角揉脾俞、足三里穴；阴虚火旺者，加角揉肾俞、太溪穴；心阳不振者，加角揉关元、气海穴。

方义　补刮膀胱经第1侧线心俞至胆俞段、任脉紫宫至巨阙段、心经少海至神门段，可养心安神，镇惊定志；厥阴俞与膻中、心俞与巨阙均为俞募配穴，可调补心气，安神定悸；角推夹脊穴，可调理脏腑；角揉内关、神门，可调理心气，宁心安神。配胆俞、大陵壮胆定志，镇惊定悸；配脾俞、足三里补益脾胃，补益气血；配太溪、肾俞补肾养阴；配关元、气海温补阳气。

2. 实证

治法　蠲化痰饮，活血化瘀，镇惊定志。主取任脉、足太阳经、手少阴经，以泻刮为主。

处方与操作　泻刮足太阳膀胱经第1侧线大杼穴至肾俞穴的循行线，要求出痧；采用点法或按法点按心俞、厥阴俞穴；角推两侧夹脊穴3~5遍至皮肤潮红；泻刮任脉璇玑穴至巨阙穴循行线，以皮肤微红为度；角揉膻中、巨阙穴；泻刮手厥阴心包经曲泽穴至劳宫穴的循行线，以皮肤微红为度；角揉内关、大陵、神门等穴。

水饮凌心者，加角揉水分、阴陵泉穴；心血瘀阻者，加角揉膈俞、血海穴；痰火扰心者，加角揉丰隆、内庭穴。

方义　泻刮膀胱经第1侧线大杼至肾俞段、任脉璇玑至巨阙段、心包经曲泽至劳宫段，可镇惊定志安神；点按或角揉心俞、厥阴俞、膻中、巨阙，可安神定悸；角推夹脊穴，可调理脏腑；角揉内关、大陵、神门，可宁心安神。配水分、阴陵泉利水化饮；配膈俞、血海活血通络；配丰隆、内庭清化痰热。

【注意事项】

1. 刮痧治疗心悸有较好疗效，可明显改善症状，其中对于夹脊穴的刺激非常重要。

2. 心悸患者应保持精神乐观，情绪稳定，避免惊恐刺激及忧思恼怒等；生活作息要有规律，饮食有节，宜进食营养丰富而易消化吸收的食物，宜低脂、低盐饮食，忌烟酒、浓茶。轻证可从事适当体力活动，以不觉劳累、不加重症状为度，避免剧烈活动，重症心悸应卧床休息。

3. 刮痧后饮用300~400毫升温开水。

4. 心悸患者应间隔3~6日刮痧1次，连续4次为1个疗程，休息2周后再开始第2个疗程，应坚持治疗2~3个疗程。

不　寐

【概述】

不寐亦称"失眠"，或称"不得眠""不得卧""目不瞑"，是指经常不能获得正常睡眠为特征的一类病证，主要表现为睡眠时间、深度的不足，不能消除疲劳、恢复体力与精力。轻者入睡困难，或寐而不酣，时寐时醒，或醒后不能再寐，重则彻夜不寐。

西医学的神经官能症、更年期综合征等凡以失眠为主要临床表现时，均可归属本病范畴进行辨证施治。

【病因病机】

不寐的原因比较复杂，情志所伤是造成不寐的重要原因，情志异常变化，可导致脏腑功能失调，心肝火旺；或暴饮暴食，宿食停滞，脾胃受损，胃气失和；或素体阴虚，房劳过度，肾阴耗伤，心肾不交，心火独亢，扰动心神，以致不得安寐。或久病血虚，年迈血少，产后失血，以致心血不足，心失所养；或饮食劳倦，伤及脾胃，不能生化气血，无以奉养心神；或禀赋不足，心虚胆怯，造成心神失养，也可致不寐。

不寐的病位主要在心，与肝（胆）、脾（胃）、肾密切相关。阴虚不能纳阳，或阳盛不得入于阴，阴阳失交，是其病机概括。

【辨证分型】

不寐的治疗当注意辨别虚实。

大凡心烦不寐多梦，甚则彻夜不眠，便秘尿赤者，多属实证。兼见烦躁易怒，头晕头胀，目赤耳鸣，口干口苦，舌红苔黄，脉弦数，为心肝火旺；兼见胸闷脘痞，泛恶嗳气，口苦口臭，舌红苔厚腻，脉滑，为胃气失和。

大凡不易入睡，多梦易醒，心悸健忘，头晕目眩，食少便溏，多属虚证。兼见神疲倦怠，腹胀便溏，面色少华，舌质淡，脉细无力，为心脾两虚；兼见心烦不眠，头晕耳鸣，腰膝酸软，潮热盗汗，五心烦热，咽干少津，男子遗精，女子月经不调，舌红少苔，脉细数，为心肾不交；兼见触事易惊，终日胆怯，气短自汗，倦怠乏力，小便清长，舌淡，脉弦细，为心胆气虚。

【刮痧治疗】

1. 实证

治法　清肝和胃，安神定志。主取督脉、足太阳经、手厥阴经，以泻刮为主。

处方与操作　泻刮督脉百会穴至前发际的循行线，不必出痧；采用颤法颤动四神聪穴；泻刮侧头部太阳穴经角孙穴至风池穴连线，不必出痧；角推印堂穴经攒竹穴至鱼腰穴的连线；泻刮督脉哑门穴至命门穴的循行线、足太阳膀胱经第 1 侧线大杼穴至肾俞穴的循行线，均要求出痧；采用点法或按法点按心俞穴；泻刮手厥阴心包经曲泽穴至劳宫穴的循行线，以皮肤微红为度；角揉神门、内关穴。

心肝火旺者，加角揉肝俞、行间、侠溪等穴；胃气失和者，加角揉胃俞、中脘、丰隆等穴。

方义　泻刮督脉百会至前发际段、侧头部太阳经角孙至风池段、角推印堂经攒竹至鱼腰段、颤动四神聪，可疏通气血，清利头目；泻刮督脉哑门至命门段、膀胱经第 1 侧线大杼至肾俞段、点按心俞，可调理脏腑，镇静安神；泻刮心包经曲泽至劳宫段、角揉神门和内关，可泄热除烦，安神助眠。配肝俞、行间、侠溪清肝泻火；配胃俞、中脘、丰隆和胃消食。

2. 虚证

治法　健脾益气，滋阴养血，安神定志。主取督脉、足太阳经、手少阴经，以补刮为主。

处方与操作　补刮督脉百会穴至前发际的循行线，不必出痧；采用颤法颤动四神聪穴；补刮督脉哑门穴至命门穴的循行线、足太阳膀胱经第 1 侧线大杼穴至肾俞穴的循行线，不必强求出痧，采用点法或按法点按心俞穴；采用摩法对刮拭之处进行旋摩；补刮手少阴心经少海穴至神门穴的循行线，以皮肤微红为度；角揉神门、内关、三阴交穴。

心脾两虚者，加角揉脾俞、足三里穴；心肾不交者，加角揉劳宫、肾俞、太溪等穴；心胆气虚者，加角揉胆俞穴。

方义　补刮前头部督脉百会至前发际段、颤动四神聪，可安神助眠；补刮督脉哑门至命门段、膀胱经第 1 侧线大杼至肾俞段、旋摩刮拭之处、总按心俞，可调理脏腑，养心安神；补刮手少阴心经少海至神门段、角揉神门和内关，可镇静安神；角揉三阴交，可调理肝、脾、肾三脏。配脾俞、足三里健脾益气，养血安神；配劳宫、肾俞、太溪清泻心火，补肾益精，交通心肾；配胆俞益气镇惊，安神定志。

【注意事项】

1. 刮痧治疗不寐有较好的疗效，治疗当日患者症状即有改善，并可逐渐解除对安眠药物的依赖。

2. 睡眠环境宜安静，睡前避免饮用浓茶、咖啡及过度兴奋刺激之品。注意作息有序，适当地参加体育活动等，对于提高治疗不寐的效果，改善体质及提高工作、学习效率，均有促进作用。

3. 不寐属心神病变，应注意精神调摄，做到喜怒有节，解除忧思焦虑，保持精神舒畅。

4. 刮痧后饮用 300~400 毫升温开水。

5. 不寐应间隔 3~6 日刮痧 1 次，连续 4 次为 1 个疗程，休息 2 周后再开始第 2 个疗程，应坚持治疗 2~3 个疗程。

附： 健忘

【概述】

健忘是指记忆力减退、遇事善忘的一种病证，亦称"喜忘""善忘"。

西医学的神经衰弱、神经官能症、脑动脉硬化等以健忘为主要临床表现时，均可归属本病范畴进行辨证施治。

【病因病机】

健忘多由心脾不足、肾精衰惫而起。思虑过度，伤及心脾，则阴血损耗；房事不节，或年高神衰，精亏髓减，则脑失所养，皆能令人健忘。

本证病位在脑，与心脾肾虚损、气血阴精不足有关。

【辨证分型】

健忘之证，以虚为主，兼见不寐，心悸疲倦，纳呆气短，脘腹胀满，舌淡，脉细弱，为心脾不足；兼见形体疲惫，腰膝酸软，头晕耳鸣，遗精早泄，五心烦热，舌红，脉细数，为肾精亏耗。

【刮痧治疗】

治法　健脾养心，补肾益精。主取督脉、足太阳经，以补刮为主。

处方与操作　补刮督脉百会穴至前发际的循行线、侧头部太阳穴经角孙穴至风池穴的连线，不必出痧；角揉百会、四神聪、风池穴；补刮督脉哑门穴至命门穴的循行线、足太阳膀胱经第 1 侧线大杼穴至肾俞穴的循行线，不必强求出痧；角揉心俞穴。

心脾不足者，加角揉脾俞、足三里穴；肾精亏耗者，加角揉肾俞、太溪穴。

方义　补刮督脉百会至前发际段，侧头部太阳经角孙至风池段，角揉百会、四神聪、风池诸穴，可健脑益智；补刮督脉哑门至命门段、膀胱经第 1 侧线大杼至肾俞段，可疏通经络，调节气血；角揉心俞，可补益心气。配脾俞、足三里健脾益气养血；配肾俞、太溪填精补髓。

【注意事项】

1. 刮痧治疗健忘有较好的疗效，应坚持治疗。

2. 保持精神愉快，生活要有规律，坚持参加体育活动等，对于提高治疗不寐的效果，改善体质及提高工作、学习效率，均有促进作用。

3. 注意劳逸结合，保持充足睡眠，少进刺激性食物，远烟酒。

4. 刮痧后饮用 300 ~ 400 毫升温开水。

5. 健忘应间隔 3 ~ 6 日刮痧 1 次，连续 4 次为 1 个疗程，休息 2 周后再开始第 2 个疗程，应坚持治疗 2 ~ 3 个疗程。

附：多寐

【概述】

多寐是指不论昼夜，时时欲睡，唤之能醒，醒后复睡，亦称"嗜睡""多卧"。

西医学的发作性睡病、神经官能症、某些精神病等以多寐为主要临床表现时，可归属本病范畴进行辨证施治。

【病因病机】

多寐主要由脾虚湿盛所致；大病之后或年高之人，阳气虚弱，营血不足，亦可致多寐。

多寐的病位在心、脾，与肾密切相关。

【辨证分型】

多寐之证，以虚为主，若多发于雨湿之季，或见于体态丰腴之人，胸闷纳少，身重倦怠，苔白腻，脉濡缓，为湿盛困脾；若多寐乏力，饭后尤甚，纳少便溏，面色萎黄，苔薄白，脉虚弱，为脾气虚弱；若神识恍惚，倦怠嗜卧，神疲懒言，畏寒肢冷，健忘，舌淡苔薄，脉沉细无力，为阳气虚衰。

【刮痧治疗】

治法　健脾燥湿，益气助阳，醒神开窍。主取督脉、足太阳经，以泻刮为主。

处方与操作　泻刮督脉百会穴至前发际的循行线、侧头部太阳穴经角孙穴至风池穴的连线，不必出痧；采用颤法颤动百会、四神聪穴；角揉风池、印堂穴；泻刮督脉大椎穴至命门穴的循行线、足太阳膀胱经第1侧线大杼穴至肾俞穴的循行线，均要求出痧；采用边揉法揉出痧之处。

湿盛困脾者，加角揉脾俞、阴陵泉穴；脾气虚弱者，加角揉脾俞、足三里穴；阳气虚衰者，加角揉关元、肾俞穴。

方义　泻刮督脉百会至前发际段、侧头部太阳经角孙至风池段、颤动百会及四神聪、角揉风池及印堂，可清脑开窍醒神；泻刮督脉大椎至命门段、膀胱经大杼至肾俞段、边揉出痧之处，可调理脏腑。配脾俞、阴陵泉健脾祛湿；配脾俞、足三里健脾益气；配肾俞、关元补肾益精，益气温阳。

【注意事项】

1. 刮痧治疗多寐有较好的疗效，应坚持治疗。

2. 坚持参加体育活动，以增强体质，振奋精神。

3. 勿久居潮湿之地，饮食要节制肥甘厚味，选取清淡而营养丰富的食物。

4. 刮痧后饮用300～400毫升温开水。

5. 健忘应间隔3～6日刮痧1次，连续4次为1个疗程，休息2周后再开始第2个疗程，应坚持治疗2～3个疗程。

胃 痛

【概述】

胃痛又称胃脘痛，以上腹胃脘部反复发作性疼痛为主症，常伴有痞闷或胀满、嗳气、反酸、恶心呕吐等症。本病在脾胃病证中最为多见，人群发病率较高，尤以青壮年发病为多。

西医学的急性胃炎、慢性胃炎、消化性溃疡、胃痉挛、胃下垂、胃黏膜脱垂症、胃神经官能症等疾病，当其以上腹部胃脘疼痛为主要临床表现时，均可归属本病范畴进行辨证施治。

【病因病机】

胃痛的病因主要为外感寒邪、饮食所伤、情志不遂、脾胃虚弱等。若寒邪客胃，寒凝气滞，胃气阻滞；或饮食不节，暴饮暴食，损伤脾胃，饮食停滞，胃气失和；或五味过极，辛辣无度，恣食肥甘厚味，饮酒如浆，则伤脾碍胃，蕴湿生热，胃气阻滞；若忧思恼怒，情志不遂，肝郁气滞，横逆犯胃，胃气失和，以上诸因均可致气机阻滞，发为胃痛。若素体不足，或劳倦过度，或饮食所伤，或过服寒凉药物，或久病脾胃受损，可致脾胃虚弱，中焦虚寒，胃失温养，发生胃痛。若是热病伤阴，或胃热火郁，灼伤胃阴，或久服香燥理气之品，耗伤胃阴，胃失濡养，也可引起胃痛。

胃痛发生的主要病变部位在胃腑，但与肝、脾关系密切。本病初则多见寒邪客胃、饮食停滞、肝气犯胃、肝胃郁热、瘀血停滞、脾胃湿热等实证，不通则痛是其病机概括；久则由实转虚，如寒邪日久损伤脾阳，或热邪日久耗伤胃阴，多见胃阴亏虚、脾胃虚寒等虚证，不荣则痛是其病机概括。

【辨证分型】

胃痛的发病临床当注意辨别属寒属热、是虚是实、在气在血。

大凡病程较短、体壮者，胃痛急迫拒按，痛有定处，食后痛甚，伴有大便秘结，多属实证。兼胃痛拘急暴作，得热痛减，遇寒痛增，口淡不渴，或喜热饮，苔薄白，脉弦紧，为寒邪客胃；暴饮暴食后胃脘胀痛，得食更甚，嗳腐吞酸，或呕吐不消化食物，吐后痛减，纳呆或厌食，得矢气及便后稍舒，舌苔厚腻，脉滑有力，为饮食停滞；胃脘胀满，攻撑作痛，脘痛连胁，胸闷嗳气，喜长叹息，得嗳气、矢气则舒，遇烦恼郁怒则痛甚，苔薄白，脉弦，为肝气犯胃；胃脘灼痛，喜冷恶热，得凉则舒，心烦易怒，反酸嘈杂，口干口苦，舌红少苔，脉弦数，为肝胃郁热；胃痛如针刺刀割，痛有定处，按之痛甚，入夜尤甚，或见吐血、黑便，舌质紫暗或有瘀斑，脉涩，为瘀血停滞；胃脘灼痛，嘈杂反酸，渴不欲饮，口甜黏浊，食甜食则反酸，纳呆恶心，身重肢倦，小便色黄，舌苔黄腻，脉滑数，为脾胃湿热。

若病程较长、体虚者，胃痛隐隐，痛势徐缓，痛无定处，时作时止，饥饿或过劳时易诱发或致疼痛加重，揉按或得食则痛减，伴有食少乏力，多属虚证。兼胃脘隐痛，似饥而不欲食，口燥咽干，口渴思饮，消瘦乏力，大便干结，舌红少津或光剥无苔，脉细数，为胃阴亏虚；胃脘冷痛隐隐，绵绵不休，喜温喜按，空腹痛甚，得食则缓，劳累或食冷或受凉后疼痛加重，泛吐清水，食少乏力，手足不温，大便溏薄，舌淡苔白，脉虚弱，为脾胃虚寒。

【刮痧治疗】

1. 实证

治法　和胃止痛。主取足太阳经、足阳明经，以泻刮为主。

处方与操作　泻刮足太阳膀胱经第 1 侧线大杼穴至胃俞穴的循行线，要求出痧；泻刮足阳明胃经梁门穴至天枢穴，以皮肤微红为度；角推足阳明胃经足三里穴至解溪穴的循行线，以皮肤微红为度；角揉天枢、足三里穴。

寒邪客胃者，加角揉胃俞穴；饮食停滞者，加角揉上脘、中脘、梁门等穴；肝气犯胃者，加角推从前正中线沿第 6 肋间经期门穴至腋前线，角揉太冲穴；肝胃郁热者，加角揉内庭穴；瘀血停滞者，加角揉膈俞穴；脾胃湿热者，加角揉阴陵泉穴。

方义　泻刮膀胱经第 1 侧线大杼至胃俞段和胃经梁门至天枢段、角推足三里至解溪段，可理气和胃止痛；角揉天枢、足三里，可疏调胃腑，行气止痛。配胃俞散寒止痛；配上脘、中脘、梁门消食导滞；配期门、太冲疏肝理气；配内庭泄热和胃；配膈俞活血化瘀；配阴陵泉清热祛湿。

2. 虚证

治法　养胃止痛。主取足太阳经、足阳明经，以补刮为主。

处方与操作　补刮足太阳膀胱经第 1 侧线大杼穴至胃俞穴的循行线，不必强求出痧；角揉脾俞、胃俞；补刮足阳明胃经足三里穴至解溪穴的循行线，以皮肤微红为度；角揉足三里穴。

胃阴亏虚者，加角揉三阴交穴；脾胃虚寒者，加角揉气海、关元穴。

方义　补刮膀胱经第 1 侧线大杼至胃俞段、胃经足三里至解溪段，可疏调气机，和胃止痛；角揉脾俞、胃俞、足三里，可养胃止痛。配三阴交养阴益胃；配气海、关元温中健脾。

【注意事项】

1. 刮痧治疗胃痛有较好的疗效，尤其对于胃痛实证者即时止痛效应明显。

2. 饮食以少食多餐、清淡易消化为原则，切忌暴饮暴食、饥饱无常或嗜醇酒辛辣之品，可减轻胃痛和减少胃痛发作。

3. 患者平时要重视精神调摄，保持精神愉快，性格开朗，劳逸结合。

4. 刮痧后饮用 300~400 毫升温开水。

5. 胃痛实证应间隔 3~4 日刮痧 1 次，胃痛虚证应间隔 5~6 日刮痧 1 次，连续 4 次为 1 个疗程，休息 2 周后再开始第 2 个疗程，应坚持治疗 2~3 个疗程。

痞 满

【概述】

痞满是以自觉心下痞塞，胸膈胀满，触之无形，按之柔软，压之无痛，外无胀大之形为主要症状的病证，常伴有胸膈满闷、饮食减少、得食则胀、嗳气稍舒、大便不调、消瘦等症。本病的发病和加重常与暴饮暴食、恣食生冷粗硬、嗜饮浓茶烈酒、过食辛辣厚味等因素，以及情志、起居、冷暖失调等诱因有关。本病多为慢性起病，时轻时重，反复发作，缠绵难愈。

西医学的慢性萎缩性胃炎、胃神经官能症、胃下垂、功能性消化不良、胃癌前期病变等疾病，当以上腹部痞闷为主要表现时，可归属本病范畴进行辨证施治。

【病因病机】

脾主升清，胃主降浊，清升浊降，则纳运如常，胃气调畅。若外邪侵袭肌表，失治误治，或滥施攻里泻下，脾胃受损，外邪乘虚内陷入里，结于心下胃脘，阻塞中焦气机，升降失司，遂成痞满。若暴饮暴食，或恣食生冷，饮食不节，损伤脾胃，食积内停，阻滞胃脘，中焦气机不利，升降失常，则痞塞不通，发生痞满。若情志不舒，多思气结，暴怒气逆，悲忧气郁，惊恐气乱，均可造成气机逆乱，升降失职，中焦痞塞不畅而发生痞满。或久病脾胃虚弱，运化无权，也可导致气机升降失常，发生痞满。

本病病位在胃脘，与脾、肝关系密切，以中焦脾胃气机不利，升降失和为基本病机。

【辨证分型】

痞满的发病当辨虚实。

大凡痞满持续不减，按之满甚或硬，能食便秘，新病邪滞者多属实。兼见脘腹痞闷而胀，进食尤甚，拒按，嗳腐吞酸，恶食呕吐，或大便不调，矢气频作，味臭如败卵，舌苔厚腻，脉滑，为饮食内停；兼见脘腹痞塞不舒，胸膈满闷，头晕目眩，身重困倦，呕恶纳呆，口淡不渴，小便不利，舌苔白厚腻，脉沉滑，为痰湿中阻；兼见脘腹痞闷，或嘈杂不舒，恶心呕吐，口干不欲饮，口苦，纳少，舌红苔黄腻，脉滑数，为湿热阻胃；兼见脘腹痞闷，胸胁胀满，心烦易怒，善太息，呕恶嗳气，或吐苦水，大便不爽，舌质淡红苔薄白，脉弦，为肝胃不和。

大凡脘腹痞满时减，复又如故，喜揉喜按，食少不化，大便溏薄，久病体虚者多属虚。兼见满闷时轻时重，纳呆，神疲乏力，少气懒言，语声低微，舌淡苔薄白，脉细弱，为脾胃虚弱；兼见嘈杂，饥不欲食，恶心嗳气，口燥咽干，大便秘结，舌红少苔，脉细数，为胃阴不足。

【刮痧治疗】

1. 实证

治法　理气和胃，化痰消痞。主取督脉、任脉、足太阳经、足阳明经，以泻刮为主。

处方与操作 泻刮督脉大椎穴至命门穴的循行线、足太阳膀胱经第 1 侧线膈俞穴至胃俞穴的循行线，均要求出痧；采用叩击法对出痧之处进行叩击；泻刮任脉上脘穴至脐上的循行线、足阳明胃经梁门穴至天枢穴的循行线，均以皮肤微红为度；角推或泻刮足阳明胃经足三里穴至下巨虚穴的循行线，以皮肤微红为度。

饮食内停者，加角揉中脘、天枢、足三里等穴；痰湿中阻者，加角揉脾俞、阴陵泉穴；湿热阻胃者，加角揉中脘、丰隆、内庭等穴；肝胃不和者，加点按胃俞、肝俞，角推太冲穴。

方义 泻刮督脉大椎至命门段、膀胱经第 1 侧线膈俞至胃俞段，叩击出痧之处，可通调诸多脏腑，理脾和胃；泻刮任脉上脘至脐上段、胃经梁门至天枢段、角推或泻刮胃经足三里至下巨虚段，可助脾升胃降，消痞除胀。配中脘、天枢、足三里消食除满，宽中调气；配脾俞、阴陵泉健脾除湿；配中脘、丰隆、内庭理气清热除湿；配胃俞、肝俞、太冲疏肝和胃，理气消胀。

2. 虚证

治法 健脾益气，和胃消痞。主取督脉、任脉、足太阳经、足阳明经，以补刮为主。

处方与操作 补刮足太阳膀胱经第 1 侧线膈俞穴至胃俞穴的循行线，不必强求出痧；采用摩法对刮拭之处进行旋摩；补刮任脉鸠尾穴至关元穴的循行线，注意避开肚脐，以皮肤微红为度；补刮足阳明胃经梁门穴至天枢穴的循行线，以皮肤微红为度；角推或补刮足三里穴至下巨虚穴的循行线，以皮肤微红为度。

脾胃虚弱者，加角揉脾俞、胃俞、足三里等穴；胃阴不足者，加角揉胃俞、三阴交、太溪等穴。

方义 补刮膀胱经第 1 侧线膈俞至胃俞段、旋摩刮拭之处，可调理脏腑，健脾益胃；补刮任脉鸠尾至关元段、胃经梁门至天枢段、角推或补刮足三里至下巨虚段，可和降胃气，消痞除胀。配脾俞、胃俞、足三里健脾益气；配胃俞、三阴交、太溪养阴益胃。

【注意事项】

1. 刮痧治疗痞满疗效较好，尤其对于实证者，疗效更为明显。

2. 饮食以少食多餐、营养丰富、清淡易消化为原则，不宜饮酒及过食生冷、辛辣食物，切忌粗硬饮食，暴饮暴食，或饥饱无常。

3. 保持精神愉快，避免忧思恼怒及情绪紧张；注意劳逸结合，避免劳累，病情较重时，需适当休息。

4. 刮痧治疗后可饮用 300~400 毫升温开水。

5. 痞满实证应间隔 3~4 日刮痧 1 次，痞满虚证应间隔 5~6 日刮痧 1 次，连续 4 次为 1 个疗程，休息 1 周后再开始第 2 个疗程，应坚持治疗 2~3 个疗程，以巩固疗效。

呕 吐

【概述】

呕吐是指胃气上逆,胃内容物从口中吐出。有物有声者为呕,有物无声者为吐,无物有声者为干呕。因呕与吐常同时出现,故并称为呕吐。临床以呕吐食物、痰涎、水液、胆汁诸物或干呕无物为主要症状,常伴有脘腹不适、恶心纳呆、吞酸嘈杂等。

西医学的急性胃炎、幽门痉挛(或梗阻)、胃黏膜脱垂、十二指肠淤积症、胃神经官能症、胆囊炎、胰腺炎等,当以呕吐为主要临床表现时,均可归属本病范畴进行辨证施治。

【病因病机】

胃主受纳腐熟水谷,其气以和降为顺。若寒邪客胃,致使寒凝气滞,胃气不降;或饮食不节,暴饮暴食,五味过极,辛辣无度,恣食肥甘厚味,饮酒如浆,损伤脾胃,饮食停滞,致使胃气失和;或忧思恼怒,情志不遂,肝郁气滞,横逆犯胃,以致胃气失和,不降反逆;或脾胃本虚,水谷精微不能化生气血,以致寒浊中阻或聚饮成痰,饮邪上逆;或胃阴不足,失其润降,均可发为呕吐。

呕吐病变部位在胃,还与脾、肝有关。基本病机是胃失和降,胃气上逆。

【辨证分型】

呕吐的发病临床当注意辨别虚实。

大凡发病较急,病程较短,呕吐症状较重者属实。若突然呕吐,发热恶寒,头身疼痛,胸脘满闷,苔白腻,脉濡缓,为外邪犯胃;若呕吐酸腐,脘腹胀满,嗳气厌食,得食愈甚,吐后反快,大便秽臭或溏薄或秘结,苔厚腻,脉滑实,为饮食停滞;若呕吐多为清水痰涎,脘闷不食,头眩心悸,苔白腻,脉滑,为痰饮内阻;若呕吐吞酸,嗳气频繁,胸胁闷痛,舌边红苔白腻,脉弦,为肝气犯胃。

大凡发病较缓,病程较长,呕吐症状稍轻者属虚。若饮食稍有不慎,即易呕吐,时作时止,面色苍白,倦怠乏力,口干而不欲饮,四肢不温,大便溏薄,舌淡,脉濡弱,为脾胃虚寒;呕吐反复发作,时作干呕,口燥咽干,似饥而不欲食,舌红少津,脉细数,为胃阴不足。

【刮痧治疗】

1. 实证

治法 祛邪和胃,降逆止呕。主取督脉、足太阳经及任脉,以泻刮为主。

处方与操作 泻刮督脉至阳穴至脊中穴的循行线、足太阳膀胱经第1侧线膈俞穴至胃俞穴的循行线,均要求出痧;采用叩击法对出痧之处进行叩击;泻刮任脉天突穴至中脘穴的循行线,以皮肤微红为度;角揉内关、曲泽穴;角推或泻刮足阳明胃经足三里穴至下巨虚穴的循行线,以皮肤微红为度。

外邪犯胃者,加角揉外关、大椎穴;饮食停滞者,加角揉梁门、天枢穴;肝气犯胃者，加角推从前正中线沿第 6 肋间经期门穴至腋前线，角揉太冲穴；痰饮内停者，加角揉丰隆、阴陵泉穴。

方义 泻刮督脉至阳至脊中段、膀胱经第 1 侧线膈俞至胃俞段、叩击出痧之处、泻刮任脉天突至中脘段、角推或泻刮胃经足三里至下巨虚段，可理气和胃降逆；角揉内关、曲泽，可宽胸理气，降逆和胃止呕。配外关、大椎解表散邪；配梁门、天枢消食止呕；配期门、太冲疏肝理气；配丰隆、阴陵泉化痰消饮。

2. 虚证

治法 健脾和胃，降逆止呕。主取足太阳经、任脉及足阳明经，以补刮为主。

处方与操作 补刮足太阳膀胱经第 1 侧线膈俞穴至胃俞穴的循行线，不必强求出痧；采用摩法对背部刮拭之处进行旋摩；补刮任脉鸠尾穴至下脘穴的循行线，以皮肤微红为度；角揉内关穴；角推或补刮足阳明胃经足三里穴至下巨虚穴的循行线，以皮肤微红为度；补刮足太阴脾经阴陵泉穴至三阴交穴的循行线，以皮肤微红为度；角揉足三里、公孙穴。

脾胃虚寒者，加角揉脾俞、关元穴；胃阴不足者，加角揉胃俞、三阴交穴。

方义 补刮膀胱经第 1 侧线膈俞至胃俞段、旋摩背部刮拭之处、补刮任脉鸠尾至下脘段，可理气和胃降逆；角揉内关，可理气降逆；补刮胃经足三里至下巨虚段、脾经阴陵泉至三阴交段、角揉足三里、公孙，可补气健脾益胃，和胃止呕。配脾俞、关元温胃止呕；配胃俞、三阴交滋胃养阴。

【注意事项】

1. 刮痧治疗呕吐有较好的疗效，尤其即时止呕效应突出。

2. 若呕吐反复，可引起电解质紊乱及酸碱平衡紊乱，故应采取相应措施及时治疗。

3. 患者平时要重视精神调摄，保持精神愉快，注意劳逸结合。

4. 饮食以少食多餐、清淡易消化为原则，切忌暴饮暴食、饥饱无常或嗜醇酒辛辣之品。

5. 刮痧呕吐停止后可饮用 300～400 毫升温开水，或饮用适量温热糖盐水或姜糖水。

6. 呕吐实证在刮痧治疗症状缓解后，可再行刮痧 1 次，以巩固疗效；呕吐虚证应间隔 5～6 日刮痧 1 次，连续 4 次为 1 个疗程，休息 2 周后再开始第 2 个疗程，应坚持治疗 2～3 个疗程。

呃 逆

【概述】

呃逆，古称"哕"，又称"哕逆"，是因气逆动膈，致喉间呃呃有声，声短而频，不能自控的病证，多由饮食不当、情志不舒和突然吸入冷空气而引发。

西医学的单纯性膈肌痉挛、胃肠神经官能症、胃炎、胃扩张、肝硬化晚期、脑血管病、尿毒症，以及胃、食管手术后等引起的膈肌痉挛，均可归属本病范畴进行辨证施治。

【病因病机】

凡上、中、下三焦诸脏腑气机上逆或冲气上逆，均可动膈而致呃逆。进食太快太饱、过食生冷、过服寒凉药物，致寒气蕴蓄于胃，或过食辛热煎炒之品、过服温补之药，燥热内蕴，阳明腑实，均可使胃失和降，胃气上逆，膈间气机不利，气逆上冲于喉，发生呃逆。恼怒伤肝，气机不利，横逆犯胃，胃失和降，胃气上逆动膈，亦可发为呃逆。素体不足，年高体弱，或大病久病，正气未复，或吐下太过，虚损误攻等，均可损伤中气，使脾胃虚弱，胃失和降；或胃阴不足，不得润降，致胃气上逆动膈，而发呃逆。

总之，本病病位在膈，病变关键脏腑为胃，并与肺、肝、肾有关，主要病机为胃气上逆动膈。

【辨证分型】

呃逆的发病当辨虚实。

大凡呃逆初起，呃声清脆，声频有力，持续爆发，脉弦数者，多属实证。若呃逆常因感寒或饮冷而发作，呃声沉缓有力，遇寒则重，得热则减，面青肢冷，苔薄白，脉迟缓，为胃寒积滞；若呃声洪亮有力，冲逆而出，口臭烦渴，喜冷饮，尿赤便秘，苔黄燥，脉滑数，为胃火上逆；若呃逆常因情志不畅而诱发或加重，呃声连连，胸胁胀满，苔薄白，脉弦，为肝郁气滞。

大凡呃声低长无力，气不得续，脘腹不舒，喜揉按，食少乏力，大便溏薄或干结，舌淡苔薄，脉细弱者，多为虚证。若呃声低沉无力，气不得续，脘腹不适，喜暖喜按，身倦食少，四肢不温，舌淡苔薄，脉细弱，为脾胃阳虚；若呃声低微，短促而不得续，口干咽燥，饥不欲食，舌红少苔，脉细数，为胃阴不足。

【刮痧治疗】

1. 实证

治法 驱邪和胃，降逆平呃。主取足太阳经、任脉及手厥阴经，以泻刮为主。

处方与操作 泻刮督脉身柱穴至至阳穴的循行线、足太阳膀胱经第 1 侧线大杼穴至三焦俞穴的循行线，均要求出痧；采用叩击法对出痧之处进行叩击；角揉膈俞；泻刮任脉天突穴至中脘穴的循行线，手法宜轻，以皮肤微红为度；角揉膻中；泻刮手厥阴心包经曲泽穴至内关穴的循行线，以皮肤微红为度；角揉内关穴；角推或泻刮足阳明胃经足三里穴至下巨虚穴的循行线，以皮肤微红为度。

胃寒积滞者，加角揉胃俞、中脘穴；胃火上逆者，加角揉梁门、天枢、内庭等穴；肝郁气滞者，加角推从前正中线沿第 6 肋间经期门穴至腋前线，角揉太冲穴。

方义 泻刮督脉身柱至至阳段、膀胱经第 1 侧线大杼至三焦俞段、叩击出痧之处，可宽膈降逆；角揉膈俞利膈止呃；泻刮任脉天突至中脘段、角揉膻中和内关、泻刮心包经曲泽至内关段，可理气降逆，宽胸利膈，畅通气机，降逆平呃；角推或泻刮胃经足三里至下巨虚段，可和胃降逆。配胃俞、中脘温胃散寒；配梁门、天枢、内庭清泻胃热；

配期门、太冲疏肝理气。

2. 虚证

治法 健脾益胃，降逆止呃。主取足太阳经、任脉及足阳明经，以补刮为主。

处方与操作 补刮足太阳膀胱经第 1 侧线大杼穴至三焦俞穴的循行线，手法宜轻，不必强求出痧；采用边揉法揉动刮拭部位；角揉膈俞、脾俞、胃俞等穴；补刮任脉天突穴至中脘穴的循行线，手法宜轻，以皮肤微红为度；角揉内关穴；角推或补刮足三里穴至下巨虚穴的循行线，以皮肤微红为度。

脾胃阳虚者，加补刮足太阴脾经阴陵泉穴至三阴交穴的循行线，角揉关元穴；胃阴不足者，加补刮足少阴肾经阴谷穴至太溪穴的循行线，角揉太溪、照海穴。

方义 补刮膀胱经第 1 侧线大杼至三焦俞段，边揉刮拭部位，角揉膈俞、脾俞、胃俞，可调理脏腑，补益脾胃，降逆止呃；补刮任脉天突至中脘段、角揉内关，可和胃降逆止呃；角推或补刮胃经足三里至下巨虚段，可健脾和胃。配脾经阴陵泉至三阴交段、关元温补脾胃；配肾经阴谷至太溪段、太溪、照海平冲降逆，养阴和胃。

【注意事项】

1. 呃逆临床轻重差别极为明显，偶然发作，病势轻浅，常可自行消失，若持续不断，则应辨治。刮痧治疗呃逆有较好的疗效，实证者效果更为明显。但在其他急慢性疾病过程中，如胃癌晚期、肝硬化晚期、尿毒症引起的呃逆，为疾病转向危重之象；若年迈正虚，或大病后期，呃逆时断时续，呃声微浅，气不得续，饮食难进，脉细沉弱，则属元气衰败、胃气将绝之危重症，愈后欠佳，不属刮痧治疗范畴。

2. 饮食以少食多餐、清淡易消化为原则，切忌暴饮暴食、饥饱无常或嗜醇酒辛辣之品。

3. 刮痧后饮用 300~400 毫升温开水。

4. 呃逆实证在刮痧治疗症状缓解后，可隔日再行刮痧 1 次，以巩固疗效；呃逆虚证应间隔 5~6 日刮痧 1 次，连续 4 次为 1 个疗程，休息 2 周后再开始第 2 个疗程，应坚持治疗 2~3 个疗程。

腹 痛

【概述】

腹痛是指胃脘以下、耻骨联合以上部位发生的以疼痛为主要表现的病证。本病临床极为常见，可见于内科、妇科、外科等多种疾病中，这里主要讨论肠道疾病引起的腹痛。

西医学的急、慢性肠炎，胃肠痉挛，肠易激综合征等疾病引起的腹痛，均可归属本病范畴进行辨证施治。

【病因病机】

腹痛的病因病机最为复杂。腹内有肝、胆、脾、肾、大肠、小肠、膀胱等诸多脏腑，并是足三阴、足少阳、手阳明、足阳明及冲、任、带等诸多经脉循行之处。凡外邪入侵，伤于风寒，因寒性收引凝滞，最易导致脏腑经脉气机阻滞；伤于暑热，外感湿热，或寒邪不解，郁久化热，热结于肠，腑气不通，气机阻滞，均可致不通则痛，发为腹痛。若饮食不节，暴饮暴食，损伤脾胃，饮食停滞，或恣食肥甘厚腻辛辣，酿生湿热，蕴蓄肠胃，或误食馊腐，饮食不洁，或过食生冷，致寒湿内停，均可损伤脾胃，腑气通降不利，气机阻滞，而发生腹痛。若抑郁恼怒，肝失条达，气机不畅，或忧思伤脾，或肝郁克脾，肝脾不和，气机不利，均可引起脏腑经络气血郁滞，引起腹痛。若素体脾阳不足，或过服寒凉，损伤脾阳，内寒自生，渐至脾阳虚衰，气血不足，或肾阳素虚，或久病伤及肾阳，而致肾阳虚衰，均可致脏腑经络失养，阴寒内生，寒阻气滞而生腹痛。此外，跌仆损伤、腹部手术，引起腹部脏腑气机不利，经脉气血阻滞，脏腑经络失养，也可发生腹痛。

腹痛的病因病机，不外寒、热、虚、实等方面，但其间常常相互联系，相互影响，或相因为病，或相兼为病，病变复杂。腹痛的部位在腹部，脏腑病位或在脾，或在肠，或在气在血，或在经脉，需视具体病情而定。本病的基本病机可归纳为脏腑气机不利，经脉气血阻滞，不通则痛，或脏腑经络失养，不荣则痛。

【辨证分型】

腹痛辨证时应注意辨别虚实。

一般病程较短，腹部胀满，疼痛拒按，嗳腐吞酸，腹痛欲泻，泻则痛减，大便秘结者属实。兼见感寒饮冷突发腹痛，腹部拘急剧痛，得温痛减，遇寒更甚，下利清谷，小便清利，舌苔白，脉沉紧，为寒邪内阻；兼见腹痛拒按，胀闷不舒，大便黏滞不爽或大便秘结，小便黄赤，舌苔黄腻，脉濡数，为湿热壅滞；兼见暴饮暴食后脘腹胀痛、拒按，嗳腐吞酸，恶食，得吐泻后痛减，舌苔厚腻，脉滑，为饮食停滞；兼见腹部胀痛，痛无定处，喜叹息，得嗳气或矢气则减，遇恼怒则剧，或有跌仆损伤或有手术史，腹部刺痛，痛有定处，舌质青紫，脉弦或涩，为气滞血瘀。

一般病程较长，腹痛绵绵，时作时止者属虚。兼见痛时喜温喜按，神疲乏力，饥饿劳累后加剧，得食或休息后稍减，畏寒怕冷，舌淡苔白，脉沉细，为脾阳不振。

【刮痧治疗】

1. 实证

治法 通调腑气，理气止痛。主取足太阳经、任脉及足阳明经，以泻刮为主。

处方与操作 泻刮足太阳膀胱经第1侧线肝俞穴至小肠俞穴的循行线，要求出痧；采用叩击法对出痧之处进行叩击；泻刮任脉中脘穴至关元穴的循行线，注意避开肚脐，以皮肤微红为度；泻刮足阳明胃经梁门穴至天枢穴的循行线，以皮肤微红为度；角揉天枢、内关；角推或泻刮足三里穴至下巨虚穴的循行线，以皮肤微红为度。

寒邪内阻者，加点按中脘、梁门、气海等穴；湿热壅滞者，加角揉中脘、阴陵泉、内庭等穴；饮食停滞者，加角揉中脘、足三里穴；气滞血瘀者，加角揉气海、血海穴，角推太冲穴。

方义 泻刮膀胱经第1侧线肝俞至小肠俞段，可调理肝胆、脾胃、大肠、小肠等诸多脏腑；泻刮任脉中脘至关元段、胃经梁门至天枢段，可通调腑气，理气止痛；角揉天枢、内关，可疏调胃肠气机，缓急止痛；角推或泻刮胃经足三里至下巨虚段，可理气止痛。配中脘、梁门、气海温中理气止痛；配中脘、阴陵泉、内庭清热利湿，和胃止痛；配中脘、足三里消食导滞；配气海、血海、太冲理气活血。

2. 虚证

治法　温养脏腑，缓急止痛。主取足太阳经、任脉及足阳明经，以补刮为主。

处方与操作　补刮足太阳膀胱经第1侧线脾俞穴至小肠俞穴的循行线，不必强求出痧；采用边揉法揉动刮拭部位；补刮任脉脐下至关元穴的循行线、足阳明胃经梁门穴至天枢穴的循行线，手法宜轻，以皮肤微红为度；角推或补刮足三里穴至下巨虚穴的循行线，以皮肤微红为度；补刮足太阴脾经阴陵泉穴至三阴交穴的循行线，以皮肤微红为度。

病程较长者，加点按脾俞、胃俞、命门等穴。

方义　补刮膀胱经第1侧线脾俞至小肠俞段、胃经足三里至下巨虚段，可温养脾胃，调理肠腑；补刮任脉脐下至关元段，可通调腹部经脉，缓急止痛；补刮脾经阴陵泉至三阴交段，可健脾温胃。配脾俞、胃俞、命门健脾温中。

【注意事项】

1. 刮痧治疗腹痛的疗效较好，有较好的即时止痛效应，但对于腹痛突发、疼痛剧烈并伴有腹肌紧张时，应注意考虑是否属于胃肠穿孔、腹膜炎、输尿管结石、胆绞痛等急腹症。急腹症不属于刮痧治疗范畴，应及时送医院急救。

2. 饮食以少食多餐、清淡易消化为原则，切忌暴饮暴食、饥饱无常或嗜醇酒辛辣之品。

3. 刮痧后饮用300～400毫升温开水。

4. 腹痛实证在刮痧治疗症状缓解后，可继续刮痧，以巩固疗效；腹痛虚证应间隔5～6日刮痧1次，连续4次为1个疗程，休息2周后再开始第2个疗程，应坚持治疗2～3个疗程。

泄　泻

【概述】

泄泻是以大便次数增多、便质清稀，甚至如水样为主要特征的病证，多伴有腹痛、肠鸣等症状，夏、秋季节较为多见。

西医学的急、慢性肠炎，肠结核，肠易激综合征，慢性非特异性溃疡性结肠炎等引起的泄泻，均可归属本病范畴进行辨证施治。

【病因病机】

泄泻的病因是多方面的，主要因感受外邪引起，感受外邪以暑、湿、寒、热较为常见，其中又以感受湿邪致泻者最多。脾喜燥而恶湿，外来湿邪，最易困阻脾土，以致升降失调，清浊不分，水谷杂下，寒邪和暑热之邪常夹湿邪为患，直接损伤脾胃及肠，即成泄泻之证。若饮食过量，停滞肠胃，或恣食肥甘，湿热内生，或过食生冷，寒邪伤中，或误食腐馊不洁，损伤肠胃，都可致肠胃运化失职，清浊不分，而发生泄泻。若烦恼郁怒，肝气不舒，横逆克脾，或忧郁思虑，脾气滞结，或素体脾虚，逢怒进食，更伤脾土，都可引起脾失健运，升降失调，清浊不分，而成泄泻。或长期饮食不节，饥饱失常，或劳倦内伤，或久病体虚，或素体脾胃肠虚弱，使胃肠功能减退，不能受纳水谷，反聚水成湿，积谷为滞，致脾胃升降失司，清浊混杂而下，遂成泄泻。若年老体弱，肾气不足，或久病之后，肾阳受损，或房事无度，命门火衰，致脾失温煦，运化失职，水谷不化，升降失调，清浊不分，而成泄泻。

泄泻的病位在肠，且与脾、胃、肝、肾密切相关。基本病机是脾虚湿盛，致使大小肠传化失常，升降失调，清浊不分。

【辨证分型】

泄泻的辨证，首先辨明虚实寒热。

凡病程短，泄泻次数较多，泻下腹痛，泻后痛减者，多属实证。兼见因感受寒湿突发，大便清稀或如水样，腹痛肠鸣，得热则舒，恶寒食少，苔白滑，脉濡缓，为寒湿困脾；兼见腹痛即泻，泻下急迫，大便黄褐臭秽，肛门灼热，发热，腹痛拒按，舌红苔黄腻，脉濡数，为肠腑湿热；兼见因暴饮暴食，腹满胀痛拒按，大便臭如败卵，纳呆，嗳腐吞酸，苔垢或厚腻，脉滑，为食滞胃肠；兼见每因情志不畅而发腹痛泄泻，舌红苔薄白，脉弦，为肝郁气滞。

凡病程长，泄泻次数较少，面色苍白，气短乏力者，多属虚证。兼见大便溏薄，夹有不消化食物，稍进油腻饮食则便次增多，腹部隐痛喜按，神疲乏力，脱肛，舌淡苔薄白，脉细，为脾气虚弱；兼见晨起泄泻，夹有不消化食物，脐腹冷痛，喜暖喜按，形寒肢冷，面色苍白，舌淡胖苔白，脉沉细，为肾阳亏虚。

【刮痧治疗】

1. 实证

治法 利湿健脾止泻。主取足太阳经、任脉及手阳明经，以泻刮为主。

处方与操作 泻刮足太阳膀胱经第 1 侧线肝俞穴至大肠俞穴的循行线，要求出痧，采用叩击法对出痧之处进行叩击；角揉大肠俞穴；泻刮任脉中脘穴至关元穴的循行线，注意避开肚脐，以皮肤微红为度；泻刮足阳明胃经天枢穴至水道穴的循行线，以皮肤微红为度；角揉天枢穴；泻刮手阳明大肠经曲池穴至合谷穴的循行线、足阳明胃经足三里穴至下巨虚穴的循行线，以皮肤微红为度；补刮足太阴脾经阴陵泉穴经三阴交穴至公孙穴的循行线，手法宜轻，以皮肤微红为度。

寒湿困脾者，加角揉脾俞、水分、阴陵泉等穴；肠腑湿热者，加角揉合谷、下巨虚穴；饮食停滞者，加胃俞、中脘、建里、足三里等穴；肝郁气滞者，加角推从前正中线沿第 6 肋间经期门穴至腋前线，以皮肤发红为度，角揉太冲穴。

方义 泻刮膀胱经第 1 侧线肝俞至大肠俞段、角揉大肠俞，可调理肝脾、大肠；泻刮任脉中脘至关元段，可理气和胃；泻刮胃经天枢至水道段、角揉天枢，可调理肠腑而

止泻；泻刮大肠经曲池至合谷段、胃经足三里至下巨虚段，可通调腑气，健脾调肠，化湿止泻；补刮脾经阴陵泉经三阴交至公孙段，可健脾利湿止泻。配脾俞、水分、阴陵泉健脾化湿；配合谷、下巨虚清肠化湿；配胃俞、中脘、建里、足三里消食导滞；配期门、太冲疏肝理气。

2. 虚证

治法　健脾利湿止泻。主取足太阳经、任脉及足阳明经，以补刮为主。

处方与操作　补刮足太阳膀胱经第1侧线脾俞穴至大肠俞穴的循行线，不必强求出痧；角揉脾俞、胃俞、大肠俞等穴；补刮任脉脐下至关元穴的循行线、足阳明胃经天枢穴至水道穴的循行线，以皮肤微红为度；角揉天枢穴；补刮足阳明胃经足三里穴至下巨虚穴的循行线、足太阴脾经阴陵泉穴经三阴交穴至公孙穴的循行线，均以皮肤微红为度。

脾气虚弱者，加角揉百会、气海穴；肾阳亏虚者，加角揉肾俞、关元、命门等穴。

方义　补刮膀胱经第1侧线脾俞至大肠俞段，角揉脾俞、胃俞、大肠俞，可健脾益气止泻；补刮任脉脐下至关元段、胃经天枢至水道段、角揉天枢，可调理气机，化湿止泻；补刮胃经足三里至下巨虚段、脾经阴陵泉经三阴交至公孙段，可健脾和胃，化湿止泻。配百会、气海益气升阳举陷；配肾俞、关元、命门温肾固本。

【注意事项】

1. 刮痧治疗泄泻的疗效较好，尤其对实证泄泻，及时诊治则止泻效果很好。若患者泄泻频繁，可引起脱水及电解质紊乱，要及时予以纠正。

2. 泄泻患者无论虚实均应注意适当控制饮食，以清淡易消化为原则，切忌暴饮暴食、饥饱无常或嗜醇酒辛辣之品。

3. 刮痧后可饮用300～400毫升温开水，或饮用适量温淡糖盐水。

4. 由外感所致的泄泻，应在泻止后隔日再行刮痧1次，以巩固疗效，其他类型的泄泻则应间隔3～6日刮痧1次，连续4次为1个疗程，休息2周后再开始第2个疗程，应坚持治疗2～3个疗程，以免复发。

便　秘

【概述】

便秘是指大便秘结，排便周期或时间延长，或虽有便意但排便困难的病证，可见于多种急、慢性疾病中。临床上以排便困难为主症，或2日以上至1周左右大便1次，粪质干硬，排出困难；或虽然每日大便1次，但粪质干燥坚硬，排出困难；或粪质并不干硬，也有便意，但排出困难。常伴有腹胀、腹痛、头晕、便血等症状。

西医学的功能性便秘、肠易激综合征、直肠及肛门疾病所致便秘、药物性便秘、内分泌及代谢性疾病的便秘，以及肌力减退所致的便秘等，均可归属本病范畴进行辨证施治。

【病因病机】

便秘多由素体阳盛，或过食醇酒厚味，胃热炽盛，下传大肠，燔灼津液，大肠热盛，燥屎内结形成，肠道干涩失润，粪质干燥，难于排出而成；若忧愁思虑，脾伤气结，或抑郁恼怒，肝气郁滞，或久坐少动，气滞不行，腑气不能畅通，也可导致便秘；或久病产后，正气未复，或劳倦内伤，年老体弱，气虚则大肠传导无力，血虚则大肠不荣，阴亏则大肠干涩，便下困难；若年高体弱，肾阳不足，大肠失于温煦，传送无力，也可致大便不通。

便秘病位在大肠，并与脾、胃、肺、肝、肾密切相关。基本病机或由邪滞大肠，腑气闭塞不通，或由肠失温润，推动无力，导致大肠传导功能失常。

【辨证分型】

对于便秘患者，应根据临床表现注意辨别虚实。

一般大便燥结干硬，数日不通，脘腹胀满，腹痛拒按者为实。兼见面赤身热，或日晡潮热，时欲饮冷，口臭、口舌生疮，小便短赤，苔黄厚腻或焦黄起芒刺，脉沉实或滑数，为热盛；兼见欲便不得，腹胀疼痛，嗳气频作，胸脘痞满，胁肋作胀，纳食减少，苔薄腻，脉弦，为气滞。

一般大便燥结或并不干硬，但临厕努挣，排便困难，腹无胀痛者为虚。兼见面白神疲或面色青黑，汗出气短，便后疲乏，喜热畏寒，小便清长，舌淡苔白润，脉沉迟，为阳气虚；兼见大便干结如羊屎状，面色无华，咽干津少，形体消瘦，心悸耳鸣，舌淡或舌红少津，脉细弱或细数无力，为阴血虚。

【刮痧治疗】

1. 实秘

治法　通调腑气，行滞通便。主取足太阳经、足阳明经及任脉，以泻刮为主。

处方与操作　泻刮足太阳膀胱经第1侧线肝俞穴至小肠俞穴的循行线，要求出痧；采用按法按压大肠俞穴；采用叩击法对出痧之处进行叩击；泻刮任脉中脘穴至关元穴的循行线，注意避开肚脐，不必强求出痧；泻刮足阳明胃经梁门穴至天枢穴的循行线，以皮肤发红为度；角揉天枢、腹结；角推手少阳三焦经四渎穴至阳池穴的循行线，以皮肤发红为度；角揉支沟穴；角推足阳明胃经足三里穴至下巨虚穴的循行线，以皮肤发红为度。

热盛者，加角揉合谷、曲池穴；气滞者，加角揉气海穴、角推太冲穴。

方义　泻刮膀胱经第1侧线肝俞至小肠俞段、任脉中脘至关元段、胃经梁门至天枢段，可通调脏腑，行滞通便；角揉天枢、腹结，可健脾和胃，助大肠传导；泻刮三焦经四渎至阳池段、角揉支沟，可调理三焦气机以通腑气；角推胃经足三里至下巨虚段，可通调胃肠气机。配合谷、曲池清泻腑热，配气海、太冲疏调气机。

2. 虚秘

治法　补益气血，调补阴阳，调腑通便。主取足太阳经、足阳明经及任脉，以补刮为主。

处方与操作　补刮足太阳膀胱经第1侧线肾俞穴至小肠俞穴的循行线，不必强求出痧；角揉大肠俞；采用擦法横向快速摩擦八髎穴区，使之产生热量并向深部渗透至小腹；采用摩法对腰骶部刮拭之处进行旋摩；补刮任脉脐下至关元穴的循行线，不必强求出痧，以皮肤发红为度；角揉天枢、腹结、支沟等穴；角推或补刮足阳明胃经足三里穴至下巨虚穴的循行线，以皮肤微红为度。

阳气虚者，加角揉脾俞、关元、足三里等穴；阴血虚者，加角揉三阴交、太溪穴。

方义　补刮膀胱经第1侧线肾俞至小肠俞段、角揉大肠俞、摩擦八髎穴区、旋摩腰骶部刮拭之处、补刮任脉脐下至关元段，可调理脏腑，补虚通便；角揉天枢、腹结、支沟，可健脾和胃，调理三焦气机，助大肠传导；角推或补刮胃经足三里至下巨虚段，可调理胃肠。配脾俞、关元、足三里益气温阳；配三阴交、太溪滋阴养血。

【注意事项】

1. 刮痧疗法对单纯性便秘疗效较好，即时通便效果尤为明显。但便秘严重者大便特别干结难出时，可在医生指导下配合外用开塞露等润滑药物，以免造成肛裂，加重痔疮出血。

2. 患者应养成定时排便的习惯。

3. 饮食以清淡易消化为原则，多食蔬菜、水果，适当配合粗粮，切忌暴饮暴食、饥饱无常或嗜醇酒辛辣之品。

4. 刮痧后必须饮用300~400毫升温开水，以促进排便。

5. 适当进行体育锻炼，多做蹲起及仰卧起坐等动作。

6. 便秘应间隔3~6日刮痧1次，连续4次为1个疗程，休息2周后再开始第2个疗程，应坚持治疗2~3个疗程，以免复发。

胁　痛

【概述】

胁痛是以一侧或两侧胁肋疼痛为主要表现的病证，是临床比较多见的一种自觉症状。本病以胁肋部疼痛为主要特征，疼痛性质可表现为胀痛、窜痛、刺痛、隐痛，多为拒按，间有喜按者，常反复发作。

西医学的急慢性肝炎、肝硬化、脂肪肝、急慢性胆囊炎、胆道结石、胆道蛔虫症、肋间神经痛等疾病，当以胁肋疼痛为主要临床表现时，均可归属本病范畴进行辨证施治。

【病因病机】

胁痛的病因主要因肝主疏泄、性喜条达，若情志不遂，则致肝气郁结。或气滞血瘀，跌仆闪挫，瘀血停着胁下；或阴血不足，络脉失养；或脾失健运，湿热内蕴，疏泄不利等，均可导致胁痛。

胁痛的病位主要在肝、胆。

【辨证分型】

胁痛之辨证，当以气血为主，亦应辨别虚实。

大抵疼痛呈游走无定属气郁；刺痛痛有定所属血瘀；胀痛不止属实；隐痛绵绵属虚。

实证者，如疼痛因情志而增减，嗳气频频，苔薄脉弦，为肝气郁结；如疼痛入夜更甚，胁下或见痞块，舌紫暗，脉沉涩，为瘀血内停；如胁痛剧烈，胸闷纳呆，恶心呕吐，口苦，舌红苔黄腻，脉弦滑数者，则为肝胆湿热。

虚证者，胁肋隐痛，绵绵不休，遇劳加重，口干咽燥，心中烦热，头晕目眩，舌红少苔，脉细弦而数，为肝阴不足。

其中气郁、血瘀、湿热所致为实，阴血不足所致为虚，但实证化热伤阴，或虚证兼有气滞，又可虚实并见。

【刮痧治疗】

1. 实证

治法　理气化瘀，清热利湿。主取足太阳经、手少阳经、足少阳经、足厥阴经，以泻刮为主。

处方与操作　泻刮足太阳膀胱经第 1 侧线大杼穴至胃俞穴的循行线，要求出痧；采用按法按压肝俞、胆俞穴；角推手少阳三焦经四渎穴至阳池穴的循行线，以皮肤发红为度；角揉支沟穴；泻刮足少阳胆经阳陵泉穴至悬钟穴的循行线、足厥阴肝经膝关穴至中封穴的循行线，均以皮肤微红为度，角揉阳陵泉、足三里穴；角推太冲穴。

肝气郁结者，加角推从前正中线沿第 6 肋间经期门穴至腋前线，以皮肤发红为度；瘀血内停者，加角揉膈俞、章门穴；湿热重者，加角揉阴陵泉、丰隆穴。

方义　泻刮膀胱经第 1 侧线大杼至胃俞段，按压肝俞、胆俞，可调理脏腑，疏肝利胆；泻刮三焦经四渎至阳池段、胆经阳陵泉至悬钟段、肝经膝关穴至中封段，可疏通气血，调理肝胆；角揉支沟，可疏利三焦之气，行气利湿；角揉阳陵泉、角推太冲，可疏泄肝胆；角揉足三里，可健运脾胃之气，既可助肝行气疏泄，又有化湿和中之功。配期门疏肝理气；配膈俞、章门活血行瘀；配阴陵泉、丰隆清热化湿。

2. 虚证

治法　养阴柔肝，理气止痛。主取足太阳经、手少阳经、足太阴经、足阳明经，以补刮为主。

处方与操作　补刮足太阳膀胱经第 1 侧线大杼穴至胃俞穴的循行线，不必强求出痧；角揉肝俞、胆俞、膈俞等穴；角推手少阳三焦经四渎穴至阳池穴的循行线，以皮肤发红为度；补刮足太阴脾经阴陵泉穴至三阴交穴的循行线，以皮肤微红为度；角推或补刮足阳明胃经足三里穴至下巨虚穴的循行线，以皮肤微红为度；角揉足三里、三阴交穴。

胁肋隐痛较重者，加角揉支沟穴。

方义　补刮膀胱经第 1 侧线大杼至胃俞段，角揉膈俞、肝俞、胆俞，可调理脏腑，疏肝利胆；角推三焦经四渎至阳池段，可疏利三焦之气；补刮脾经阴陵泉至三阴交段、角推或补刮胃经足三里至下巨虚段，可健脾和胃，调理肝胆；角揉足三里、三阴交，可健运脾胃之气。配支沟疏肝理气止痛。

【注意事项】

1. 刮痧治疗胁痛有较好的疗效，但是由于急慢性肝炎、肝硬化、胆道蛔虫症、胆道结石等引起的器质性疾病，应在积极治疗原发病的基础上辅以本法。

2. 患者平时要重视精神调摄，保持精神愉快，性格开朗，劳逸结合，切忌暴饮暴食、饥饱无常或嗜醇酒辛辣之品。

3. 刮痧后饮用300~400毫升温开水。

头　痛

【概述】

头痛是临床上常见的自觉症状，可单独出现，也可出现于多种急慢性疾病之中。本病为反复发作的额、颞、顶、枕部疼痛，可表现为跳痛、钻痛、胀痛、重痛、空痛、隐痛等，可持续数小时至数天，给患者带来极大的痛苦。

西医学的颅脑损伤、脑震荡后遗症、全身感染中毒、高热、高血压病、脑供血不足、偏头痛、紧张性头痛、血管性头痛、贫血、高原反应及五官病变、神经衰弱等，当以头部疼痛为主要临床表现时，均可归属本病范畴进行辨证施治。

【病因病机】

头痛的发病，不外乎外感和内伤两大类。外感六淫以风邪为主，兼夹寒、热、湿等不同时气，邪气羁留，阻滞经络，发为头痛。内伤诸脏，或由情志不畅，郁而化火，上扰清窍；或由脾失健运，痰浊上蒙；或由脾胃虚弱，气血不足，不荣脑髓；或由禀赋不足，肾精亏虚，脑髓失养；或由外伤手术，伤及脑络，瘀血阻滞等，均可引起头痛。

【辨证分型】

头痛的辨证首先辨别外感、内伤，再以部位辨别经络。

大凡外感头痛起病急，病程短，疼痛较剧，多为持续性，多呈重痛、胀痛、掣痛、跳痛、灼痛，痛而拒按，痛无休止，常伴有恶寒、发热、鼻塞、流涕等表证，多属实证。若恶风畏寒，遇风加剧，舌苔薄白，脉浮或浮紧，为风寒头痛；若头痛而胀，发热汗出，口渴欲饮，便秘溲黄，舌红苔薄黄，脉浮数，为风热头痛；头痛如裹，肢体酸重，口中黏腻，胸闷呕恶，小便短赤，舌苔腻，脉濡数，为风湿头痛。

大凡内伤头痛起病缓慢，病程长，时轻时重，反复发作，疼痛徐缓，多呈昏痛、隐痛、空痛，痛势悠悠，劳累加重，痛而喜按，痛无定处，常伴有脏腑失调，如心悸、失眠等，有虚有实，有虚实夹杂。若头痛目眩，心烦易怒，夜眠不宁，或兼胁痛，面红口苦，苔薄黄，脉弦有力，为肝阳头痛；若头痛昏蒙，胸脘满闷，呕恶痰涎，苔白腻，脉滑，为痰浊头痛；若兼心悸不宁，神疲乏力，面色无华，舌淡苔薄白，脉细弱，为血虚头痛；若头空而痛，每兼眩晕，腰痛酸软，乏力耳鸣，舌红少苔，脉细无力，为肾虚头痛；若头痛屡发，经久不愈，痛有定处，固定不移，痛如锥刺，为血瘀头痛。

此外，按照经络辨证，前额及眉棱骨痛，属阳明经；头两侧痛，属少阳经；头后痛属太阳经；颠顶头痛，属厥阴经。

【刮痧治疗】

1. 外感头痛

治法 疏散外邪，清利止痛。主取督脉、足太阳经、足少阳经，以泻刮为主。

处方与操作 泻刮督脉百会穴经风府穴至命门穴的循行线、足少阳胆经风池穴经肩井穴至肩峰的循行线、足太阳膀膀胱经第1侧线大杼穴至肾俞穴的循行线，均要求出痧；采用叩击法对出痧之处进行叩击；角揉太阳、列缺穴。

风寒头痛者，加泻刮前发际至印堂的督脉循行线，以皮肤微红为度，角揉合谷穴；风热头痛者，加角揉外关、曲池、合谷、鱼际等穴；风湿头痛者，加角揉曲泽、阴陵泉穴，采用拍法拍击委中出痧；阳明头痛者，加角揉合谷、内庭穴；少阳头痛者，加角揉率谷、外关穴；太阳头痛者，加角揉天柱、后溪、昆仑等穴；厥阴头痛者，加用颤法颤动百会穴、角揉太冲穴。

方义 泻刮督脉百会经风府至命门段，可振奋阳气，鼓邪外出，解表发汗通窍；泻刮胆经风池经肩井至肩峰段、膀胱经第1侧线大杼至肾俞段、叩击出痧之处，可祛风解表；角揉太阳，可宣散头部之气血；角揉列缺，可发汗解表。配督脉前发际至印堂的循行线、合谷疏风散寒；配外关、曲池、合谷、鱼际退热解表；配曲泽、委中、阴陵泉祛风利湿；配合谷、内庭清泻阳明；配率谷、外关疏散少阳；配天柱、后溪、昆仑疏解太阳；配百会、太冲疏通厥阴。

2. 内伤头痛

治法 调理脏腑，疏利止痛。主取足少阳经、足太阳经，以泻刮为主。

处方与操作 泻刮以百会穴为中心向前至神庭穴，向左右至角孙穴，向后至哑门穴的全头部，不必出痧；平刮足少阳胆经风池穴经肩井穴至肩峰的循行线、足太阳膀胱经第1侧线大杼穴至肾俞穴的循行线，均要求出痧；角揉头维、太阳、曲鬓、合谷等穴，手法不宜过重。

肝阳头痛者，加角推足厥阴肝经太冲穴至行间穴的循行线，角揉肾俞、太溪穴；痰湿头痛者，加角揉丰隆、阴陵泉穴；血虚头痛者，加角揉脾俞、胃俞、足三里等穴；肾虚头痛者，加角揉三阴交、太溪穴；血瘀头痛者，加用点法或按法点按膈俞穴，角揉血海穴。

方义 泻刮以百会为中心全头部，角揉头维、太阳、曲鬓诸穴，泻刮胆经风池经肩井至肩峰段，可宣散头部气机，清利头目；平刮膀胱经大杼至肾俞段，可调理脏腑，疏通经络；角揉合谷，可通经止痛。配太冲、行间、肾俞、太溪平肝降逆，滋阴潜阳；配丰隆、阴陵泉利湿化痰；配脾俞、胃俞、足三里健运脾胃，补气养血；配三阴交、太溪补益肾精；配膈俞、血海活血化瘀。

【注意事项】

1. 刮痧治疗头痛有较好的疗效，尤其对外感头痛有立竿见影之效。

2. 患者平时应注意通利大便，饮食忌辛辣助火之物，并注意慎劳节欲。

3. 刮痧后饮用300~400毫升温开水。

4. 刮痧当日最好休息 1 天，以利于病情的恢复。

眩 晕

【概述】

眩晕是以目眩、头晕为主要表现的一种病证，临床上头晕、目眩两者常同时并见，轻者闭目可止，重者如坐车船，旋转不定，不能站立，或伴有恶心、呕吐、汗出、面色苍白等症状，严重时可突然昏倒。

西医学的高血压、低血压、脑血管意外、脑内占位性病变、甲状腺功能减退症、梅尼埃病（耳源性眩晕）等疾病，当以头晕目眩为主要临床表现时，均归属本病范畴进行辨证施治。

【病因病机】

眩晕的发病主要与长期忧郁恼怒，气郁化火，使肝阴暗耗，风阳升动有关。或与久病失血，气血虚而不复，或脾胃虚弱，不能健运水谷，化生气血，以致气血两虚，脑失所养有关。或与禀赋不足、年老体虚、久病伤肾、房劳过度等原因导致肾精亏耗，不能生髓，髓海不足有关。或与饮食失节，伤及脾胃，健运失司，聚湿生痰，痰浊中阻，清阳不升，浊阴不降有关。

本病病位在肝、脾、肾三脏，病机常彼此影响，相互转化。

【辨证分型】

眩晕的发病当注意辨别标本虚实。

凡每因恼怒加重病情，口苦，舌红苔黄，脉弦，为肝阳上亢，属于本虚标实。头重如裹，视物旋转，胸闷作呕，呕吐痰涎，食少多寐，苔白腻，脉濡滑，为痰浊中阻，属于实证。如眩晕遇劳即发，面色无华，唇甲、毛发不泽，心悸少寐，神疲懒言，饮食减少，舌质淡，脉细弱，为气血亏虚；如腰膝酸软，耳鸣，脉细，为肝肾阴虚，皆本虚之证。

【刮痧治疗】

1. 实证

治法 平肝化痰，清利头目。主取督脉、足少阳经、足太阳经，以泻刮为主。

处方与操作 泻刮督脉百会穴至前发际、百会穴至后发际的循行线，泻刮太阳穴经角孙穴至风池穴的连线，均不必出痧；泻刮足少阳胆经风池穴经肩井穴至肩峰的循行线、足太阳膀胱经第 1 侧线大杼穴至肾俞穴的循行线，均要求出痧。

肝阳上亢者，加用点法或按法点按肝俞、肾俞穴，角揉太溪、行间穴；痰浊中阻者，加中脘、阴陵泉、丰隆等穴。

方义 泻刮督脉百会至前发际段、百会至后发际段、太阳经角孙至风池段、胆经风池经肩井至肩峰段，可清脑明目定眩，以治其标；泻刮膀胱经第 1 侧线大杼至肾俞段，可调理脏腑阴阳，以治其本。配肝俞、肾俞、太溪、行间清泻肝火，滋水涵木；配中脘、阴陵泉、丰隆运土利水，化湿祛痰。

2. 虚证

治法 补养气血，填精益脑。主取督脉、足太阳经，以补刮为主。

处方与操作 补刮督脉百会穴至前发际、百会穴至后发际的循行线，补刮太阳穴经角孙穴至风池穴的连线，均不必出痧；补刮足太阳膀胱经的第1侧线大杼穴至肾俞穴的循行线，不必强求出痧。

气血亏虚者，加角揉脾俞、气海、足三里等穴；肝肾阴虚者，加角揉三阴交、悬钟、太溪等穴。

方义 补刮督脉百会至前发际段、百会至后发际段、太阳经角孙至风池段，可清脑明目定眩；补刮膀胱经第1侧线大杼至肾俞段，可补益脏腑气血。配脾俞、气海、足三里补气养血；配三阴交、悬钟、太溪养精益髓。

【注意事项】

1. 刮痧治疗眩晕有较好的疗效，特别对于高血压、低血压、梅尼埃病所致眩晕有较好的疗效。

2. 平时宜安静，避免乘车船。饮食以清淡易消化为原则，忌肥腻生痰之品。

3. 刮痧后饮用300~400毫升温开水。

面 瘫

【概述】

面瘫是以口眼㖞斜为主要症状的疾病，任何年龄均可发病，但以青壮年多见。本病发病急速，为单纯性的一侧面颊筋肉弛缓，无半身不遂、神志不清等症状。因本病多因感受风邪所致，故又称"真中风""真中"。

西医学的周围性面神经麻痹、面神经炎等以面部表情肌群运动功能障碍为主要临床表现的疾病，可归属本病范畴进行辨证施治。

【病因病机】

本病常因患者素体气血不足，脉络空虚，卫外不固，加之面颊当风或者凉水冲淋头部，感受风寒之邪；或痰湿素盛，风寒入中，外风引动内痰，二者均可致经络闭阻，面部肌肉、筋脉失于濡养，发生面瘫。

面瘫的病变部位在面颊部少阳、阳明经脉及经筋，初起风邪客络，中期气血瘀滞，病久则虚中夹实。

【辨证分型】

本病起病突然，主要表现为一侧面部所有表情肌瘫痪。患者在睡眠醒来时，发现一侧面部板滞、麻木、瘫痪，不能蹙额、皱眉、露齿等；患侧口角下垂，嘴歪向健侧，漱口漏水，进餐时食物常常停滞于病侧齿颊之间；病侧额纹、鼻唇沟变浅或消失，眼睑闭合不全，眼有露白，迎风流泪。部分患者初起有外耳道、耳后、耳下及面部疼痛，还可出现患侧舌前2/3味觉减退或消失、听觉过敏等症状。兼见恶寒发热，关节酸痛，苔薄白，脉浮数，为风寒证；兼见发热，咽干，脉数，为风热证；若久病不愈，耳后、耳下、面部疼痛，为气血瘀滞；病程较长，体倦乏力，头晕目眩，舌淡，脉细，为气血不足。

【刮痧治疗】

治法　祛风通络，调和气血。主取患侧面部、督脉、足阳明经、足太阳经，以泻刮为主。

处方与操作　泻刮督脉百会穴至前发际的循行线，不必出痧；平刮患侧由正中线向外的额部、患侧由鼻翼两旁向外的面颊部，操作不可用力过重，不必出痧；角揉患侧地仓、颊车穴；泻刮患侧太阳穴经角孙穴至风池穴的连线，不必出痧；泻刮足太阳膀胱经第1侧线大杼穴至肾俞穴的循行线，要求出痧；角揉合谷、内庭穴。

风寒证者，加角揉风池、风府穴；风热证者，加角揉风池、曲池穴；抬眉困难者，加角揉攒竹、鱼腰穴；耳后疼痛者，加角揉翳风穴；气血瘀滞者，加角揉膈俞、血海穴；病久不愈者，加角揉足三里穴。

方义　泻刮督脉百会至前发际段、平刮患侧额部和面颊、角揉患侧颊车、地仓，可疏通面部经气；泻刮患侧太阳经角孙至风池段、膀胱经第1侧线大杼至肾俞段，可祛风通络，调理脏腑气血；角揉合谷、内庭，可祛风通络，疏通头面气血。配风池、风府祛风散寒；配风池、曲池散风清热；配攒竹、鱼腰疏导额部经气；配翳风祛风止痛；配膈俞、血海活血化瘀；配足三里调补阳明气血。

【注意事项】

1. 刮痧治疗面瘫有良好的效果，还可配合针灸、按摩，一般1~2个月可以恢复。

2. 发病期间注意防寒保暖，切勿再被寒风吹袭，勿用冷水洗头，外出应戴口罩、眼罩进行防护。

3. 刮痧后饮用300~400毫升温开水。

癃 闭

【概述】

癃闭是指小便量少，点滴而出，甚则完全闭塞不通的一种疾病，其中以小便不利，点滴而短少，病势较缓者称为"癃"；小便闭塞，点滴全无，病势较重者称为"闭"。癃和闭虽有区别，但都指排尿困难，只有程度上的不同，故多合称癃闭。

西医学的各种原因如慢性前列腺炎、前列腺肥大引起的尿潴留及无尿证，可归属本病范畴进行辨证施治。

【病因病机】

导致癃闭发病的原因较多，如湿热蕴结，下注膀胱；或肺热气壅，水道不利；或肝气郁滞，三焦失司；或脾虚清阳不升，浊阴不降；或肾元亏虚，命门火衰，气化无权；

或瘀血败精，肿块结石，阻塞尿路，均使膀胱气化失常而引起癃闭。

癃闭的病位在膀胱，但与三焦、肺、脾、肾等脏腑功能失调密切相关。

【辨证分型】

癃闭的发病当注意辨别虚实。

大凡发病急骤，小腹胀痛，小便短赤灼热者属实。兼见口苦口黏，口渴不欲饮，或大便不畅，苔根黄腻，舌质红，脉数，为湿热下注；兼见小便不通或点滴不爽，口干烦渴，呼吸短促，舌苔薄黄，脉数，为肺热壅盛；兼见情志抑郁，多烦善怒，胁腹胀痛，舌苔薄黄，脉弦数，为肝气郁结；兼见小便点滴而下，甚则完全阻塞不通，舌紫有瘀斑，脉涩，为尿路阻塞。

大凡起病缓慢，面色苍白无华，小便排出无力，精神疲乏者属虚。兼见小腹坠胀，时欲小便而不得出，食欲不振，气短语低，舌淡苔白，脉细弱，为中气不足；兼见年老体弱，小便点滴不通，腰膝酸软无力，畏寒肢冷，舌质淡苔白，脉沉细，为肾阳亏虚。

【刮痧治疗】

1. 实证

治法　清热利湿，通利膀胱。主取足太阳经，以泻刮为主。

处方与操作　泻刮足太阳膀胱经第 1 侧线大杼穴至白环俞穴的循行线、第 2 侧线附分穴至秩边穴的循行线，均要求出痧；角揉三焦俞、肾俞、膀胱俞等穴；采用擦法横向快速摩擦八髎穴区，使之产生热量并向深部渗透至小腹；泻刮中极穴，以皮肤发红为度。

湿热下注者，加角揉阴陵泉、三阴交穴；肺热壅盛者，加角揉尺泽穴；肝气郁结者，加角揉太冲、大敦穴；尿路阻塞者，加角揉膈俞、血海穴。

方义　泻刮膀胱经第 1 侧线大杼至白环俞段、第 2 侧线附分至秩边段，可疏泄膀胱经气，通利小便；角揉三焦俞、肾俞、膀胱俞，可促进膀胱气化；摩擦八髎穴区、泻刮中极，可通调肾气，疏通膀胱。配阴陵泉、三阴交清利湿热，调下焦气化；配尺泽清泻肺热；配太冲、大敦疏理肝气；配膈俞、血海活血化瘀。

2. 虚证

治法　补益肾气，通利小便。主取足太阳经，以补刮为主。

处方与操作　补刮足太阳膀胱经第 1 侧线大杼穴至白环俞穴的循行线、第 2 侧线附分穴至秩边穴的循行线，不必强求出痧；角揉脾俞、肾俞、膀胱俞等穴；采用擦法横向快速摩擦八髎穴区，使之产生热量并向深部渗透至小腹；补刮中极、三阴交穴，以皮肤发红为度。

中气不足者，加角揉气海、足三里穴；肾阳亏虚者，加角揉气海、关元穴。

方义　补刮膀胱经第 1 侧线大杼至白环俞段、第 2 侧线附分至秩边段，可疏导膀胱经气，通利小便；角揉脾俞、肾俞、膀胱俞，可补益脾肾，促进膀胱气化；摩擦八髎穴区，可调下焦气机；补刮中极、三阴交，可鼓舞膀胱气化。配气海、足三里补脾益气；配气海、关元温补真阳。

【注意事项】

1. 刮痧治疗本病有较好的疗效，即时通利小便的疗效尤其突出。癃闭若因尿道异物阻塞或子宫、前列腺压迫等所致，则应积极治疗原发病。

2. 忌食醇酒辛辣之品，宜食清淡易消化的食物。

3. 刮痧后饮用 300～400 毫升温开水。

阳 痿

【概述】

阳痿是指男性未到性功能衰退的年龄，应当有正常性欲的状态下，出现阴茎不能有效勃起而影响性生活的一种病证。其表现形式多样，可见任何情况下阴茎都不能勃起；性兴奋不能勃起，但在睡眠期间、晨醒、情色信息刺激时可勃起；性兴奋时可勃起，但勃起不坚，插入阴道不能完成正常性交；或虽能插入但在射精前即松软。若平时性生活正常，偶因疲劳、疾患、紧张、焦虑、醉酒等原因发生的短暂性不能勃起或起而不坚的现象，不属病态。

西医学的男子性功能障碍中勃起功能障碍（ED），可归属本病范畴进行辨证施治。

【病因病机】

阳痿的病因就情志内伤方面而言，或因情志不遂，肝气郁结，肝血运行失畅，不能灌溉宗筋，而致阳痿；或忧思太过，伤及心脾，以致气血不足，宗筋失养，故而阳道不振；或惊恐内伤，肾气逆乱，阳道立痿。就脏腑虚损方面而言，或因禀赋不充，素体阳虚；或肾精亏耗，阴损及阳；或久病及肾，伤及元阳，致使肾阳衰微，命火不足，无力温煦鼓动宗筋，而致阳痿；或因肺病日久，或脾脏受损，导致宗气不足，不能下达于肾，而致阳痿。就外邪侵袭方面而言，或因湿热下注，伤及肝脉，而致宗筋痿废不用；或寒邪凝滞肝脉，影响宗筋的勃起；或痰瘀交结，宗筋失用；也可见跌仆损伤，而致瘀血内阻，冲、任、督脉受损，宗筋不能勃起。

阳痿发病主要涉及肝、肾两脏及宗筋。

【辨证分型】

本病辨证重点在于辨别虚实。

因七情所伤，外邪侵袭所致，多见于中青年，阳痿不举，或举而不坚，或性欲淡漠者，多属实证。兼见忧愁烦恼，悲观失望，胸闷叹气，胁痛腹胀，舌质淡红，脉弦，为肝经邪滞；兼见阳举微弱，甚或无勃起，阳痿日久，舌质紫暗或有瘀点，脉涩，为瘀阻络脉；兼见阴茎痿软，阴囊潮湿，睾丸胀痛，或有血精，茎中痒痛，尿黄浑浊，尿后余沥，或尿有臊气，身体困倦，口中干黏，舌苔黄腻，脉濡数，为湿热下注。

因恣情纵欲，思虑惊恐，久病不愈，年老体衰所致，多见于中老年，性欲冷淡，阳事不举，精薄清冷者，多属虚证。兼见面色㿠白，喜热畏寒，精神萎靡，头昏乏力，腰脊酸软，舌淡苔白，脉沉细，为命门火衰；兼见性欲旺盛，但举而不足，时间短暂，汗多心悸，口渴喜饮，腰膝酸软，足跟疼痛，溲黄便干，舌红苔少或有剥苔、龟裂，脉细数，为肾阴亏损。

【刮痧治疗】

1. 实证

治法　疏肝，活血，利湿，调理宗筋。主取督脉、任脉、足太阳经、足厥阴经，以泻刮为主。

处方与操作　泻刮督脉大椎穴至长强穴的循行线、足太阳膀胱经第 1 侧线肝俞穴至白环俞穴的循行线，均要求出痧；采用叩击法对出痧之处进行叩击；泻刮或平刮任脉脐下至中极穴的循行线，以皮肤发红为度；平刮足厥阴肝经膝关穴至中封穴的循行线、足太阴脾经阴陵泉穴至三阴交穴的循行线，均以皮肤微红为度。

肝经邪滞者，加角推从前正中线沿第 6 肋间经期门穴至腋前线，以皮肤发红为度，角揉太冲穴；瘀阻络脉者，加用点法或按法点按膈俞、血海穴；湿热下注者，加角揉曲泉、阴陵泉穴。

方义　泻刮督脉大椎至长强段、膀胱经肝俞至白环俞段、泻刮或平刮任脉脐下至中极段，可调和阴阳，调理脏腑；平刮肝经膝关至中封段、脾经阴陵泉至三阴交段，可疏肝健脾，调理宗筋。配期门、太冲疏肝理气；配膈俞、血海活血化瘀；配曲泉、阴陵泉清热利湿。

2. 虚证

治法　温阳，益肾，滋阴，滋养宗筋。主取督脉、任脉、足厥阴经、足少阴经、足太阴经，以补刮为主。

处方与操作　补刮督脉大椎穴至命门穴的循行线，不必出痧；采用擦法横向快速摩擦八髎穴区，使之产生热量并向深部渗透至小腹；补刮任脉中脘穴至关元穴的循行线，注意避开肚脐，以皮肤发红为度；角揉气海、关元穴；补刮足厥阴肝经膝关穴至中封穴的循行线、足少阴肾经阴谷穴至太溪穴的循行线、足太阴脾经阴陵泉穴至三阴交穴的循行线，均以皮肤微红为度。

命门火衰者，加角揉肾俞、足三里穴；肾阴亏损者，加角揉太溪、复溜穴。

方义　补刮督脉大椎至命门段、任脉中脘至关元段，可调理任督，滋阴壮阳；摩擦八髎穴区，可健腰益肾补精；补刮肝经膝关至中封段、肾经阴谷至太溪段、脾经阴陵泉至三阴交段，可补益肝脾肾，滋养宗筋；角揉气海、关元，可益气温阳。配肾俞、足三里补益先天，强健后天；配太溪、复溜滋阴益肾降火。

【注意事项】

1. 刮痧对原发性阳痿有一定疗效，对继发性阳痿，应针对原发病综合施治。

2. 应当配合心理疏导，嘱患者调畅情志，树立治疗的信心，平素劳逸结合，积极从事体育锻炼，增强体质。

3. 刮痧后饮用 300～400 毫升温开水。

4. 根据出痧情况每 3～6 日刮痧 1 次，连续 4 次为 1 个疗程，休息 2 周后再行第 2

个疗程。因本病往往病程较长，应至少坚持治疗 2～3 个疗程。

遗 精

【概述】

遗精是指不因性生活而精液自行泄出的病证，其中因梦而遗者为"梦遗"，无梦而遗，甚至清醒时精液自行泄出者为"滑精"。正常体健青壮年男性，偶有遗精，属于正常生理现象。若未婚成年男性遗精次数频繁，每周 2 次以上，或在已婚且有正常性生活的情况下，经常遗精，则属病态。

西医学的外生殖器及附属性腺炎症，如包皮龟头炎、前列腺炎、尿道炎、精囊炎、睾丸炎等以遗精为主要临床表现者，或者神经衰弱、睡眠障碍病证伴见遗精者，可归属本病范畴进行辨证施治。

【病因病机】

遗精的发生总由肾气不能固摄所致。而导致肾气不固的原因多种多样，或因劳心过度，心阴暗耗，心火偏亢，心火不能下交于肾，肾水不能上济于心，心肾不交，水亏火旺，扰动精室，发为遗精。或饮食不节，醇酒厚味，损伤脾胃，酿湿生热；或蕴痰化火，湿热痰火流注于下；或湿热之邪侵袭下焦，湿热痰火扰动精室，发为遗精。或素禀心脾亏虚，加之劳心、体劳太过，以致心脾亏虚，气不摄精，发为遗精。或因先天不足，禀赋素亏；或青年早婚，房事过度；或少年无知，频犯手淫，导致肾精亏虚，下元虚惫，精关不固，而致滑精。

遗精的病位主要在肾和心，并与肝、脾密切相关。

【辨证分型】

遗精的辨证应以辨别虚实为关键。

梦遗初起，因心火、肝郁、湿热所致者居其大半，应梦而泄，遗精频作者为实证。兼见尿时少量精液外流，小溲热赤浑浊，或溺涩不爽，口苦或渴，心烦少寐，口舌生疮，大便溏臭，后重不爽，或见脘腹痞闷，恶心，苔黄腻，脉濡数，为湿热下注。

久病遗精者，多因肾虚，头晕目眩，精神不振，体倦乏力，少寐多梦，梦则遗精，甚至滑精者为虚证。兼见心中烦热，心悸怔忡，善恐健忘，口干，小溲短赤，舌红，脉细数，为心肾不交；兼见心悸怔忡，失眠健忘，面色萎黄，四肢困倦，食少便溏，劳则遗精，质淡苔薄，脉弱，为心脾亏虚；兼见滑精，腰膝酸软，咽干，心烦失眠，眩晕耳鸣，健忘，低热颧赤，形瘦盗汗，发落齿摇，舌红少苔，脉细数，为肾虚滑脱。

【刮痧治疗】

1. 实证

治法　清热，利湿，止遗。主取任脉、足少阴经、足太阴经，以泻刮为主。

处方与操作　泻刮任脉脐下至中极穴的循行线、足少阴肾经肓俞穴至大赫穴的循行线，均以皮肤微红为度；泻刮或平刮足太阴脾经阴陵泉穴至三阴交穴的循行线，以皮肤微红为度；角揉然谷、涌泉穴。

小便热赤浑浊，或溺涩不爽甚者，加角揉委中、阴陵泉穴；心烦少寐甚者，加角揉神门、内关穴；脘腹痞闷甚者，加角揉中脘、太冲穴。

方义 泻刮任脉脐下至中极段、肾经肓俞至大赫段，可清利下焦，化湿止遗；泻刮或平刮脾经阴陵泉至三阴交段，可利湿健脾；角揉然谷、涌泉，可引热下行。配委中、阴陵泉引热从小便而出；配神门、内关清心安神；配中脘、太冲消痞除满。

2. 虚证

治法 养心，健脾，固肾。主取任脉、足太阳经、足少阴经、足太阴经，以补刮为主。

处方与操作 补刮任脉脐下至关元穴的循行线、足太阳膀胱经第1侧线心俞穴至肾俞穴的循行线，均以皮肤微红为度；角揉心俞；采用擦法横向快速摩擦八髎穴区，使之产生热量并向深部渗透至小腹；补刮足少阴肾经阴谷穴至太溪穴的循行线、足太阴脾经阴陵泉穴至三阴交穴的循行线，均以皮肤微红为度。

心肾不交者，加角揉复溜、神门穴；心脾亏虚者，加角揉脾俞、足三里穴；肾虚滑脱者，加角揉肾俞、太溪穴。

方义 补刮任脉脐下至关元段、膀胱经第1侧线心俞至肾俞段，可调和阴阳，调理脏腑；角揉心俞，可养心安神；摩擦八髎穴区，可健腰益肾补精；补刮肾经阴谷至太溪段、脾经阴陵泉至三阴交段，可固肾健脾。配复溜、神门益肾养心；配脾俞、足三里补益气血；配肾俞、太溪滋阴固肾。

【注意事项】

1. 刮痧对遗精初发者疗效较好。
2. 治疗期间嘱患者注意调摄心神，加强营养，忌食肥甘厚味，勿饮酒。
3. 平素宜劳逸结合，积极锻炼，增强体质。
4. 治疗期间宜节制性生活。
5. 刮痧后饮用300~400毫升温开水。
6. 遗精实证应间隔3~4日刮痧1次，虚证应间隔5~6日刮痧1次，一般连续4次为1个疗程，休息2周后再行第2个疗程。本病痊愈较慢，应至少坚持治疗2~3个疗程。

郁　证

【概述】

郁证是以心情抑郁、情绪不宁、胸部满闷、胁肋胀满，或易怒易哭，或咽中如有异物梗阻、失眠等为主症的内科常见病证，尤以女性居多。这里主要讨论情志之郁。

西医学的抑郁症、焦虑症、癔症及女性更年期综合征凡以情志焦虑、抑郁为主症者，均可归属本病范畴进行辨证施治。

【病因病机】

郁证的发生，主要因郁怒、思虑、悲哀、忧愁七情所伤，使肝气郁结，逐渐引起五脏气机不和所致。情志不遂，肝失疏泄，气机不畅，肝气郁结，而成气郁；气郁日久化火，则肝火上炎，而成火郁；思虑过度，精神紧张，或肝郁横犯脾土，使脾失健运，水湿停聚，而成痰郁；病变日久，可致心神失守，或脾失健运，或阴虚火旺。

肝失疏泄，心失所养，脾失健运，脏腑阴阳气血失调，是其主要病机。

【辨证分型】

郁证当注意明辨虚实。

郁证初起多为实证。精神抑郁，情绪不宁，善太息，胸胁胀痛，痛无定处，脘闷嗳气，腹胀纳呆，或呕吐，大便失常，女子月事不行，苔薄腻，脉弦，为肝气郁结；性情急躁易怒，胸闷胁胀，嘈杂吞酸，口干口苦，大便秘结，或头痛、目赤、耳鸣，舌红苔黄，脉弦数，为气郁化火；咽中不适，如有物梗阻，咯之不出，咽之不下，胸中窒闷，或兼胁痛，苔白腻，脉弦滑，为气滞痰郁。

郁证病久多为虚证。精神恍惚，心神不宁，悲忧善哭，时时欠伸，舌淡苔薄白，脉弦细，为忧郁伤神；多思善虑，心悸胆怯，少寐健忘，面色不华，头晕神疲，食欲不振，舌质淡，脉细弱，为心脾两虚；眩晕，心悸，少寐，心烦易怒，或遗精腰酸，妇女则月经不调，舌质红，脉弦细而数，为阴虚火旺。

【刮痧治疗】

1. 实证

治法　疏肝理气解郁。主取督脉、任脉、足太阳经、足厥阴经，以泻刮为主。

处方与操作　泻刮督脉百会穴至前发际、百会穴至后发际的循行线，不必出痧；泻刮足太阳膀胱经络却穴至曲差穴、络却穴至天柱穴的循行线，不必出痧；泻刮足太阳膀胱经第1侧线心俞穴至肾俞穴的循行线，要求出痧；角揉肝俞穴；角推脊柱两侧夹脊穴3~5遍；泻刮任脉天突穴经膻中穴至巨阙穴的循行线，以皮肤微红为度；角揉膻中穴；泻刮足厥阴肝经膝关穴至中封穴的循行线，以皮肤微红为度；角推太冲穴至行间穴的循行线，以皮肤微红为度。

肝气郁结者，加角推从前正中线沿第6肋间经期门穴至腋前线，从前正中线沿第7肋间经日月穴至腋前线，均以皮肤发红为度；气郁化火者，加角揉足临泣、侠溪穴；气滞痰郁者，加角揉丰隆穴。

方义　泻刮督脉百会至前发际段、百会至后发际段，膀胱经络却至曲差段、络却至天柱段，可调理脑络；泻刮膀胱经第1侧线心俞至肾俞段、角揉肝俞，可调理脏腑，疏肝理气；角推夹脊穴，可调理脏腑气血；泻刮任脉天突经膻中至巨阙段、角揉膻中、泻刮肝经膝关至中封段、角推太冲至行间段，可宽胸理气，疏肝解郁。配期门、日月宽胸理气解郁；配足临泣、侠溪清泻肝胆；配丰隆理气化痰。

2. 虚证

治法 益气养血安神。主取督脉、任脉、手少阴经，以补刮为主。

处方与操作 补刮督脉百会穴至前发际、百会穴至后发际的循行线，不必出痧；角揉百会、四神聪；补刮督脉后发际至命门穴的循行线，不必强求出痧；角揉命门穴；补刮任脉天突穴经膻中穴至巨阙穴的循行线，以皮肤微红为度；补刮手少阴心经少海穴至神门穴的循行线，以皮肤微红为度；角揉三阴交穴。

忧郁伤神者，加用点法点按膈俞、胆俞穴；心脾两虚者，加用点法点按心俞、脾俞穴；阴虚火旺者，加角揉阴郄、神门穴。

方义 补刮督脉百会至前发际段、百会至后发际段，可调理脑络；角揉百会、四神聪，可升提清气，清脑明目；补刮督脉后发际至命门段，可调补五脏；角揉命门，可补益肾气；补刮任脉天突经膻中至巨阙段，可宽胸理气；补刮心经少海至神门段，可养心安神；角揉三阴交，可健脾疏肝益肾。配膈俞、胆俞补血宁神；配心俞、脾俞补益心脾；配阴郄、神门滋阴安神。

【注意事项】

1. 刮痧对郁证有一定疗效，尤以实证的疗效显著。

2. 郁证属心因性疾患，精神调养及精神治疗极其重要。治疗时可结合语言的诱导和暗示，帮助患者正确认识疾病，树立信心。必要时，应当结合专业的心理治疗。

3. 郁证的诊断需谨慎，应先进行各系统检查和实验室检查以排除器质性疾病等。

4. 刮痧后饮用 300 ~ 400 毫升温开水。

5. 郁证实证应间隔 3 ~ 4 日刮痧 1 次，虚证应间隔 5 ~ 6 日刮痧 1 次，一般连续 4 次为 1 个疗程，休息 2 周后再行第 2 个疗程。郁证病程较长，应嘱患者坚持治疗 3 ~ 5 个疗程，以免复发。

自汗、盗汗

【概述】

自汗、盗汗是指不用发汗药，不因气候炎热、运动、精神刺激等因素而不自主地异常汗出的病证。其中白昼汗出涔涔，动则益甚者为自汗；睡眠中汗出津津，醒后汗止者为盗汗。

西医学的甲状腺功能亢进症、结核病、植物神经功能紊乱、风湿热、低血糖症、虚脱、休克及多种慢性消耗性疾病而见自汗、盗汗，可归属本病范畴进行辨证施治。

【病因病机】

汗液外泄失常出现自汗或盗汗，其病因无外乎素体阳气虚弱，病后体虚，或久患咳喘等，耗伤肺气，肺气亏虚，肌表疏松，卫表不固，腠理开泄而汗出异常。此外，阴阳偏盛、偏衰，或表虚之人微受风邪，致营卫不和，气血运行不周，卫外失司，也致汗液外泄失常；思虑太过，损伤心脾，或血证之后，血虚失养，导致心血不足。汗为心之液，血不养心，可致汗液外泄太多；烦劳过度，亡血失精，邪热耗阴，致肾水不足，阴精亏虚，则虚火内生，迫津外泄而汗多；嗜食辛辣厚味，或素体湿热偏盛，或情志不舒，致湿热内蕴或肝火内盛，邪热熏蒸，迫汗外泄而致汗出增多。

自汗、盗汗总的病机为阴阳失调，腠理不固。

【辨证分型】

自汗、盗汗应着重辨明虚实。

一般来说，汗证以属虚者为多，自汗多为气虚，盗汗多属阴虚。汗出恶风，稍劳更甚，气短，体倦乏力，面色少华，舌淡或正常，苔薄白，脉细弱，为肺卫不固；汗出恶风，周身酸楚，时寒时热，或表现半身、某局部出汗，苔薄白，脉缓，为营卫不和；自汗或盗汗，心悸少寐，神疲气短，面色不华，舌淡，脉细，为心血不足；夜寐盗汗，或有自汗，五心烦热，或兼午后潮热，两颧色红，口渴，舌红少苔，脉细数，为阴虚火旺。

自汗有因湿热郁蒸所致属实证。蒸蒸汗出，汗液易黏或衣服黄染，面赤烘热，烦躁口苦，小便色黄，舌苔黄腻，脉弦数，为邪热郁蒸。

【刮痧治疗】

1. 虚证

治法　养阴益气止汗。主取督脉、任脉、足太阳经、足阳明经、足太阴经，以补刮为主。

处方与操作　补刮督脉大椎穴至命门穴的循行线、足太阳膀胱经第 1 侧线肺俞穴至肾俞穴的循行线，不必强求出痧；补刮任脉脐下至关元穴的循行线、足阳明胃经足三里穴至下巨虚穴的循行线、足太阴脾经阴陵泉穴至三阴交穴的循行线，均以皮肤微红为度。

肺卫不固者，加角揉肺俞、膏肓穴；营卫不和者，加角揉合谷、复溜穴；心血不足者，加角揉心俞、血海穴；阴虚火旺者，加角揉阴郄、太溪穴。

方义　补刮督脉大椎至命门段、膀胱经第 1 侧线肺俞至肾俞段，可调和阴阳，固卫止汗；补刮任脉脐下至关元段、胃经足三里至下巨虚段、脾经阴陵泉至三阴交段，可补益脾胃，益气固摄。配肺俞、膏肓理肺补虚；配合谷、复溜调和营卫；配心俞、血海养心补血；配阴郄、太溪滋阴降火止汗。

2. 实证

治法　清热利湿止汗。主取督脉、足太阳经、手少阴经，以泻刮为主。

处方与操作　泻刮督脉大椎穴至至阳穴的循行线、足太阳膀胱经第 1 侧线肺俞穴至膈俞穴的循行线，要求出痧；角揉大椎穴；采用叩击法或拍法对出痧之处进行叩击或拍击；泻刮手少阴心经少海穴至神门穴的循行线，以皮肤微红为度；角揉阴陵泉、曲池穴。

心烦易怒者，加角揉太冲、侠溪穴。

方义　泻刮督脉大椎至至阳段、膀胱经第 1 侧线肺俞至膈俞段、角揉大椎，可调和脏腑，协调阴阳，泄热止汗；泻刮心经少海至神门段，可清心止汗；角揉阴陵泉、曲池，可清热除湿。配太冲、侠溪清肝泻火。

【注意事项】

1. 刮痧对于自汗、盗汗疗效较好，但同时应注重引起自汗、盗汗的原发病的治疗。

2. 患者宜精神愉悦、调饮食、戒烟酒，并慎起居、避风寒、防感冒。

3. 刮痧后饮用 300 ~ 400 毫升温开水。

4. 虚证应间隔 5 ~ 6 日刮痧 1 次，实证应间隔 3 ~ 4 日刮痧 1 次，一般连续 4 次为 1 个疗程，休息 2 周后再行第 2 个疗程，坚持治疗 2 ~ 3 个疗程。

面　痛

【概述】

面痛是指面部一定部位突然出现阵发性、短暂性、剧烈性疼痛，常因触及面部的某一点诱发疼痛发作，疼痛多发生于面部一侧的额部、上颌部和下颌部，以上、下颌部出现疼痛居多。疼痛可放射性、烧灼样、抽掣样、刀割样、针刺样等，持续数秒钟或数分钟后缓解，但可反复发作。

西医学的三叉神经痛有原发性和继发性两种，均可归属本病范畴进行辨证施治。

【病因病机】

面痛的发病多由风寒邪气客于面部经络，使经脉拘急收引；或由肝气郁结，郁而化火，夹胃热循经上扰；或由外伤所致，或病变日久不愈，或由情志因素诱发，气机不畅，瘀血停滞经脉；或由素体阴虚，房劳伤肾，阴虚火旺，虚火上炎，烧灼筋脉等原因所致。

面痛的总病机为面部经络气血阻滞，不通则痛。

【辨证分型】

面痛应着重辨明虚实。

一般痛势急迫，病史较短多实。若局部肌肉抽搐、流泪、流涕、流涎，苔薄白，脉弦紧，为外感风寒；若局部灼痛，烦躁易怒，口渴，便秘，苔黄而干，脉弦数，为肝胃热盛；若痛点固定不移，舌暗有瘀斑，脉细涩，为气血瘀滞。

一般痛势缓和，病史较久多虚。若腰酸神倦，遇劳发作或加剧，身体消瘦，舌红少苔，脉细数，为阴虚火旺。

【刮痧治疗】

1. 实证

治法　疏散风寒，清泻肝胃，通经止痛。主取督脉、足太阳经、足少阳经、足阳明经，以泻刮为主。

处方与操作　泻刮督脉百会穴经上星穴至印堂穴的循行线、患侧太阳穴经角孙穴至风池穴的连线，不必出痧；角揉风池；平刮患侧从额部正中线向外经阳白穴至悬颅穴的连线、从攒竹穴经鱼腰穴至瞳子髎穴的连线、从鼻翼旁迎香穴由内向外经颧髎穴至下关穴的连线，均不必出痧；泻刮足太阳膀胱经第 1 侧线大杼穴至膈俞穴的循行线，要求出痧；角揉合谷穴。

外感风寒者，加角揉大椎、风门、外关等穴；肝胃热盛者，加角揉解溪、内庭、太冲、行间等穴；气血瘀滞者，加角揉膈俞、血海穴。

方义 泻刮督脉百会经上星至印堂段、太阳经角孙至风池段、角揉风池，可疏散风寒，通经止痛；平刮患侧从额部正中线向外经阳白至悬颅段、从攒竹经鱼腰至瞳子髎段、从鼻翼旁迎香由内向外经颧髎至下关段，可疏通面部经气，调和气血，通经止痛；泻刮膀胱经第 1 侧线大杼至膈俞段，可祛风通络，调理脏腑气血；角揉合谷，可调经止痛。配大椎、风门、外关疏散风寒；配解溪、内庭、太冲、行间清泻肝胃；配膈俞、血海活血化瘀。

2. 虚证

治法 滋阴泻火，通经止痛。主取督脉、足太阳经、足少阳经、足阳明经，以补刮为主。

处方与操作 补刮督脉从百会穴经上星穴至印堂穴的循行线，不必出痧；平刮患侧从额部正中线向外经阳白穴至悬颅穴的连线、从攒竹穴经鱼腰穴至瞳子髎穴的连线、从鼻翼旁迎香穴由内向外经颧髎穴至下关穴的连线，均不必出痧；角揉风池；补刮膀胱经第 1 侧线大杼穴至肾俞穴的循行线，不必强求出痧；角揉合谷、三阴交；补刮足少阴肾经阴谷穴至太溪穴的循行线，以皮肤微红为度；角揉太溪穴。

遇劳发作或加剧者，加角揉气海、足三里穴。

方义 补刮督脉百会经上星至印堂段，角揉风池，可通经止痛；平刮患侧从额部正中线向外经阳白至悬颅段、从攒竹经鱼腰至瞳子髎段、从鼻翼旁迎香由内向外经颧髎至下关段，可疏通面部经气，调和气血，通经止痛；补刮膀胱经第 1 侧线大杼至肾俞段，可调理脏腑气血；角揉合谷，可调经止痛；角揉三阴交、补刮肾经阴谷至太溪段、角揉太溪，可滋阴泻火，调和气血。配气海、足三里，可补益正气。

【注意事项】

1. 刮痧对面痛有较好的即时止痛效应，尤其对原发性面痛疗效更为突出。严重疼痛频发者，应配合药物或采用综合方法治疗。

2. 患者应调畅情志，忌食辛辣刺激食物，注意面部保暖。

3. 刮痧后饮用 300 ~ 400 毫升温开水。

4. 面痛实证者，可每日轻刮面部患侧，其他部位可间隔 3 ~ 4 日刮痧 1 次，虚证可间隔 5 ~ 6 日刮痧 1 次，连续 4 次为 1 个疗程，休息 2 周后再行第 2 个疗程，应连续治疗 4 ~ 5 个疗程。

震　颤

【概说】

震颤是指以头部或肢体摇动、颤抖为主要临床表现的病证，亦称"颤振""振掉""颤证"。轻则仅有头部或手足微颤，尚能生活自理和坚持工作；重则头部震摇大动，甚则有肢体痉挛扭转样动作，两手及上下肢颤动不止，或可兼有项强、四肢拘急。震颤起病隐袭，逐渐发展加重。

西医学的锥体外系疾病所致的不随意运动，如帕金森病、舞蹈病、手足徐动症、特发性震颤等符合本病特征者，均可归属本病范畴进行辨证施治。

【病因病机】

"诸风掉眩，皆属于肝"，震颤属于肝风内动证，或因年老体衰，或因劳欲过度，肾虚精亏，水不涵木，阴虚动风，筋脉肢体失荣，而致震颤；或因脾虚生化不足，气血乏源，筋肉肢体失养，虚风内动，亦可导致本病。

震颤病位在脑，病变脏腑主要在肝，涉及肾、脾，筋肉、肢体失养为其主要病机。

【辨证分型】

震颤的辨证以虚为主。

震颤以筋脉拘紧、肌肉强直、动作困难、头及四肢震颤、时重时轻、静止时明显为主症。兼见头晕目眩，耳鸣，失眠多梦，腰膝酸软，舌瘦质暗红，脉弦细，为肝肾不足；兼见运动减少，四肢乏力，食少腹胀，精神倦怠，头晕目眩，面色无华，舌暗淡苔白，脉细无力，为气血亏虚。

【刮痧治疗】

治法　补益肝肾，益气养血，宁神定颤。主取督脉、任脉、足太阳经、足厥阴经、足少阴经、手阳明经，以补刮为主。

处方与操作　补刮督脉从大椎穴至命门穴的循行线、足太阳膀胱经第1侧线肝俞穴至肾俞穴的循行线，不必强求出痧；角揉风池穴；补刮任脉脐下至关元穴的循行线，以皮肤微红为度；平刮手阳明大肠经曲池穴至合谷穴的循行线、足厥阴肝经膝关穴至中封穴的循行线、足少阴肾经阴谷穴至太溪穴的循行线，均以皮肤微红为度；角揉阳陵泉、足三里穴。

肝肾不足者，加角揉三阴交、太溪穴；气血亏虚者，加角揉气海、血海穴。

方义　补刮督脉大椎至命门段，可振奋阳气，除颤止痉；角揉风池，可祛风宁神定痉；补刮膀胱经第1侧线肝俞至肾俞段，可调理脏腑，调理气血；补刮任脉脐下至关元段，可温补阳气；平刮大肠经曲池至合谷段，可调和气血，通畅经络，养血柔筋；平刮肝经膝关至中封段、肾经阴谷至太溪段，可补益肝肾；角揉阳陵泉、足三里，可补益气血，养血柔筋，舒筋通络。配三阴交、太溪滋阴补肾；配气海、血海补气养血。

【注意事项】

1. 震颤属疑难病症，目前尚无特效治疗。刮痧治疗对病程短者有一定疗效。

2. 应重视震颤的综合治疗及康复训练，并加强护理和营养，防止并发症，延缓病程进展。

3. 刮痧后饮用300~400毫升温开水。

4. 可间隔3~6日刮痧1次，连续4次为1个疗程，休息2周后再行第2个疗程，应坚持长期治疗。

第二节　妇儿科疾病

月经不调

【概述】

月经不调是指月经周期紊乱、经期延长或缩短、经量增多或减少、经质异常及伴随月经失调出现的全身性病变的一种女性常见疾病。临床上包括月经先期、月经后期、月经先后无定期几种情况。

西医学的功能性子宫出血、神经内分泌功能失调、生殖器炎症、肿瘤等引起的阴道异常出血等，均可归属本病范畴进行辨证施治。

【病因病机】

月经不调主要因素体阳盛，嗜食辛辣，助阳生热；或因情志抑郁，肝郁化火，热蕴胞宫，血热妄行所致。或因素体阳虚，寒邪内生，或行经之际，淋雨涉水，贪食生冷，寒凝血脉所致。或因情志因素，导致肝气不舒，血为气滞所致。或因病后失调，或饮食劳倦，脾胃两虚，气血生化之源不足所致。或因产孕过多，房劳伤肾，肾气亏虚，冲任失调而致。

月经不调以冲任失调，血海溢蓄失常为主要病机。

【辨证分型】

月经不调以辨别虚实为主。

若月经色暗，质地黏稠者为实。兼见经期延后，量少，色暗有血块，小腹冷痛，得热减轻，畏寒肢冷，苔白，脉沉紧，为血寒；兼见月经先期，量多，色深红或紫，质稠黏，有血块，心胸烦躁，面红口干，小便短黄，大便燥结，舌质红苔黄，脉数，为血热；兼见月经周期先后不定，经量或多或少，色紫红有块，经行不畅，小腹疼痛拒按，胸胁、乳房、少腹胀痛，脘闷不舒，苔白，脉弦，为肝郁。

若月经色淡，质地清稀者为虚。兼见月经周期提前或错后，经量增多或减少，经期延长，色淡质稀，头晕眼花，神疲肢倦，面色苍白或萎黄，纳少便溏，舌质淡红，脉细弱，为气虚；兼见月经周期先后不定，量少质稀，色淡红或暗红，腰膝酸软，足跟痛，头晕耳鸣，或小腹冷，或夜尿多，舌淡，脉沉弱或沉迟，为肾虚。

【刮痧治疗】

1. 实证

治则　和血调经，调理冲任。主取足太阳经、足太阴经、足厥阴经，以泻刮为主。

处方与操作　泻刮足太阳膀胱经第 1 侧线膈俞穴至肾俞穴的循行线，要求出痧；采用擦法横向快速摩擦八髎穴区，使之产生热量并向深部渗透至小腹；平刮任脉脐下至关元穴循行线、足太阴脾经血海穴至三阴交穴的循行线，均以皮肤微红为度；角揉血海、三阴交穴。

血寒者，加角揉归来、命门穴；血热者，加角揉行间、地机穴；肝郁者，加角推从前正中线沿第 6 肋间经期门穴至腋前线，角揉太冲穴。

方义　泻刮膀胱经第 1 侧线膈俞至肾俞段、摩擦八髎穴区，可调理脏腑，调理气血；平刮任脉脐下至关元段，可调理冲任；平刮脾经血海至三阴交段，角揉血海、三阴交，可活血调经。配归来、命门温经散寒；配行间、地机疏肝行气，泄热调经；配期门、太冲疏肝理气。

2. 虚证

治法　健脾益气，补肾调经。主取足太阳经、任脉、足少阴经、足太阴经，以补刮为主。

处方与操作　补刮足太阳膀胱经第 1 侧线膈俞穴至肾俞穴的循行线，不必强求出痧；采用摩法对刮拭之处进行旋摩；采用擦法横向快速摩擦八髎穴区，使之产生热量并向深部渗透至小腹；补刮任脉脐下至关元穴的循行线、足阳明胃经足三里穴至下巨虚穴的循行线、足太阴脾经阴陵泉穴至三阴交穴、足少阴肾经阴谷穴至太溪穴的循行线，均以皮肤微红为度。

气虚者，加角揉气海、足三里穴；肾虚者，加角揉肾俞、太溪穴。

方义　补刮膀胱经第 1 侧线膈俞至肾俞段、摩擦八髎穴区，可调理脏腑；补刮任脉脐下至关元段，可补养冲任胞宫，益气调经；补刮胃经足三里至下巨虚段、脾经阴陵泉至三阴交段、肾经阴谷至太溪段，可健脾益气，益肝补肾，养血调经。配气海、足三里益气固冲摄血；配肾俞、太溪补肾益气，滋养精血。

【注意事项】

1. 刮痧对功能性月经不调有较好的治疗效果，若是生殖系统器质性病变引起者应采取综合治疗措施。

2. 刮痧后饮用 300～400 毫升温开水。

3. 注意调畅情志，避免劳累，月经期注意防寒保暖，不要吃生冷或辛辣炙热之品，不宜饮酒。

4. 月经不调的治疗应特别注意把握时机，一般选择在月经来潮前 5～7 天开始刮痧治疗，间隔 3 日刮痧 1 次至月经来潮，行经期间停止刮痧，之后应连续治疗 3～4 个月经周期。

痛　经

【概述】

痛经是指妇女经期或经行前后出现周期性小腹疼痛或痛引腰骶，甚至剧痛晕厥，又称"经行腹痛"。痛经每随月经周期而发，严重者可伴恶心呕吐、冷汗淋漓、手足厥冷，甚至昏厥，给工作及生活带来影响。

西医学将痛经分为原发性痛经和继发性痛经。原发性痛经多指生殖器官无器质性病变者，故又称功能性痛经，多见于青春期少女、未婚及已婚未育者，此种痛经在正常分娩后疼痛多可缓解或消失。继发性痛经则多因盆腔器质性疾病如子宫内膜异位症、子宫腺肌病、盆腔炎或宫颈狭窄等所致，常见于育龄期妇女。原发性痛经和继发性痛经均可归属本病范畴进行辨证施治。

【病因病机】

痛经主要因气滞血瘀，素性抑郁或恼怒，气郁不舒，血行失畅，瘀阻胞宫、冲任，不通则痛；或因经前、经期、产后冒雨、涉水、游泳，或久居阴湿之地，感受寒湿，或过食寒凉生冷，寒湿客于冲任，以致子宫、冲任气血失畅，不通则痛；或因脾胃素虚，化源匮乏，或大病久病，或大失血后气血不足，冲任气血虚少，不能濡养冲任、子宫，不荣则痛；或因肝肾亏损，禀赋素弱，或多产房劳，精血不足，冲任、子宫失养，不荣则痛。

痛经病位在子宫、冲任，"不通则痛"或"不荣则痛"为主要病机。

【辨证分型】

首先当根据痛经发生的时间、部位、性质及疼痛的程度辨别虚实。

一般而言，痛经发于经前或经行之时，痛在少腹，掣痛、绞痛、灼痛、刺痛，腹痛拒按，多属实。兼见经前乳房胀痛，少腹疼痛，经行不畅，经色紫暗夹瘀，下血块后痛即缓解，舌紫暗，脉弦细，为气滞血瘀；兼见小腹冷痛，得热减轻，月经量少，畏寒肢冷，舌苔白腻，脉沉紧，为寒湿凝滞。

一般痛经发于月经将净之时，或经后作痛，月经量少色淡，痛势绵绵不休，少腹柔软喜按，多属虚。兼见面色苍白，倦怠无力，纳食减少，头晕眼花，舌淡有齿痕，脉细，为气血不足；兼见腰酸膝软，头晕耳鸣，夜寐不安，舌淡，脉细，为肝肾不足。

痛经拒按以实证居多，虚证较少，亦有证情复杂，虚实兼夹者。

【刮痧治疗】

1. 实证

治法　行气活血，散寒止痛。主取足太阳经、足太阴经、足厥阴经，以泻刮为主。

处方与操作　泻刮足太阳膀胱经第1侧线膈俞穴至肾俞穴的循行线，要求出痧；采用叩击法对出痧之处进行叩击；采用擦法横向快速摩擦八髎穴区，使之产生热量并向深部渗透至小腹；泻刮任脉脐下至中极穴的循行线；角揉中极穴；泻刮足太阴脾经地机穴至三阴交穴的循行线，以皮肤微红为度；角揉地机、三阴交穴，手法宜轻。

气滞血瘀者，加角推从前正中线沿第 6 肋间经期门穴至腋前线，角揉太冲穴、膈俞、血海等穴；寒湿凝滞者，加角揉子宫、归来穴。

方义　泻刮膀胱经第 1 侧线膈俞至肾俞段、摩擦八髎穴区，可调理脏腑，调理气血；泻刮任脉脐下至中极段、角揉中极，可调理冲任，调经止痛；泻刮脾经地机至三阴交段，角揉地机、三阴交，可活血止痛。配期门、太冲、膈俞、血海调气行血，疏肝解郁；配子宫、归来温经止痛。

2. 虚证

治法　调补气血，温养冲任。主取足太阳经、任脉、足太阴经、足阳明经，以补刮为主。

处方与操作　补刮足太阳膀胱经第 1 侧线膈俞穴至肾俞穴的循行线，不必强求出痧；采用擦法横向快速摩擦八髎穴区，使之产生热量并向深部渗透至小腹；补刮任脉脐下至关元穴的循行线，以皮肤微红为度；角揉关元；补刮足太阴脾经地机穴至三阴交穴的循行线、足阳明胃经足三里穴至下巨虚穴的循行线，均以皮肤微红为度。

气血不足者，加角揉脾俞、胃俞穴；肝肾不足者，加角揉肝俞、肾俞、命门等穴。

方义　补刮膀胱经第 1 侧线膈俞至肾俞段、摩擦八髎穴区，可调理脏腑；补刮任脉脐下至关元段、角揉关元，可温养冲任；补刮脾经地机至三阴交段、胃经足三里至下巨虚段，可调理脾胃，益气血生化之源。配脾俞、胃俞补益脾胃；配肝俞、肾俞、命门补益肝肾。

【注意事项】

1. 刮痧治疗痛经有较好的疗效，对于原发性痛经属于实证者疗效尤其明显，对于继发性痛经应在刮痧治疗减轻症状后，配合其他方法治疗原发性疾病。

2. 患者经期注意保暖，避免受寒，保持精神愉快，不可服食生冷之品，有利减缓疼痛。

3. 注意经期卫生，以减少痛经发生。

4. 刮痧过程中注意防寒保暖，刮痧后饮用 300~400 毫升温开水。

5. 痛经的治疗宜在经前 3~5 日开始，间隔 3~4 日再行 1 次后，然后等待月经来潮，之后应连续治疗 3~4 个月经周期。如患者在痛经时就诊，刮痧痛止后，待下次月经来潮前 3~5 日开始刮痧治疗，可起到预防作用。

闭　经

【概述】

闭经又称为"经闭""女子不月""经水断绝"等，分为原发性和继发性两种。凡女子年龄超过 18 岁月经还未来潮者，称原发性闭经；或月经周期已建立后又中断 3 个周期以上者，称为继发性闭经。至于青春期前、妊娠期、哺乳期及绝经期没有月经属生理现象，不作病论。

西医学根据病变部位的不同，分为子宫性、卵巢性、垂体性、下丘脑性闭经，以及全身性疾病所致的闭经，可归属本病范畴进行辨证施治。

【病因病机】

月经是血海满溢所致，其中肾、天癸、冲任、胞宫与月经的产生密切相关。闭经原因归纳起来不外虚实两端。或因先天不足，或后天损伤，以致肝肾不足，或气血虚弱，导致血虚精少，血海空虚，无血可下。或邪气阻隔，如气滞血瘀、痰湿阻滞等因素，导致脉道不通，阻碍经血下行。

【辨证分型】

闭经的病因病机十分复杂，临床可分为虚实两端。

女子年过 18 周岁月经尚未来潮，或经期错后，经量逐渐减少，终乃闭止者多虚，为血枯经闭。兼见食少纳呆，头眩心悸，唇爪色泽不荣，心悸气短，精神疲倦，便溏，舌淡，脉细，为气血亏虚；兼见头晕目眩，腰膝酸软，五心烦热，潮热盗汗，舌红少苔，脉弦细，为肝肾不足。

以往月经正常，月经骤然闭止，少腹胀痛拒按多实，为血滞经闭。兼见情志抑郁，烦躁易怒，胸胁胀痛，舌质暗红或有紫点，脉沉弦，为气滞血瘀；兼见形体肥胖，胸闷倦怠，白带量多，苔腻，脉滑，为痰湿阻滞；兼见小腹冷痛，形寒肢冷，喜温喜暖，苔白，脉沉迟，为寒邪凝滞。

【刮痧治疗】

1. 血枯经闭

治法　补益肝肾，充养气血。主取足太阳经、任脉、足太阴经、足阳明经，以补刮为主。

处方与操作　补刮足太阳膀胱经第 1 侧线肝俞穴至肾俞穴的循行线，不必强求出痧；补刮任脉脐下至关元穴的循行线，以皮肤微红为度；角揉气海、关元；补刮足太阴脾经地机穴至三阴交穴的循行线、足阳明胃经足三里穴至下巨虚穴的循行线，均以皮肤微红为度；角揉足三里、三阴交穴。

气血亏虚者，加角揉脾俞、胃俞穴；肝肾不足者，加角揉肝俞、肾俞、子宫等穴。

方义　补刮膀胱经第 1 侧线肝俞至肾俞段，可滋养肝脾肾；补刮任脉脐下至关元段，角揉气海、关元，可调理冲任，补益元气，养血通经；补刮脾经地机至三阴交段，胃经足三里至下巨虚段，角揉足三里、三阴交，可健脾养胃，益气养血。配脾俞、胃俞健脾益胃，化生气血；配肝俞、肾俞、子宫补益肝肾，养血通经。

2. 血滞经闭

治法　活血化瘀，温经散寒。主取足太阳经、任脉、足太阴经、足厥阴经，以泻刮为主。

处方与操作　泻刮足太阳膀胱经第 1 侧线膈俞穴至肾俞穴的循行线，要求出痧，采用按法按压膈俞穴；泻刮任脉脐下至关元穴的循行线，以皮肤微红为度；角揉气海、关元穴；泻刮足太阴脾经地机穴至三阴交穴的循行线、足厥阴肝经膝关穴至中封穴的循行线，均以皮肤微红为度；角揉三阴交穴。

气滞血瘀者，加角揉血海，角推太冲；痰湿阻滞者，加角揉中脘、丰隆、阴陵泉等穴；寒邪凝滞者，加角揉命门、腰阳关。

方义　泻刮膀胱经第1侧线膈俞至肾俞段、按压膈俞，可调理脏腑，活血化瘀；泻刮任脉脐下至关元段、角揉气海、关元，可调理冲任，活血通经；泻刮脾经地机至三阴交段、肝经膝关至中封段、角揉三阴交，可健脾通经，疏肝解郁。配血海、太冲疏肝理气，活血祛瘀；配中脘、丰隆、阴陵泉健脾益气，利湿化痰；配命门、腰阳关温经散寒。

【注意事项】

1. 闭经病因复杂，治疗难度较大。刮痧治疗血滞经闭疗效较好，而对严重营养不良、结核病、肾病、子宫发育不全等其他原因引起的闭经效果较差。

2. 治疗前需认真检查，以明确发病原因，采取相应的治疗。因先天性生殖器官异常或后天器质性病变所致闭经者，不属于刮痧治疗范畴。

3. 刮痧后饮用300~400毫升温开水。

4. 保持心情舒畅，戒食生冷及辛辣食物，劳逸结合，注意个人卫生，勤换内裤，经期避冷水。

5. 刮痧治疗闭经疗程较长，应间隔3~6日刮痧1次。经刮痧治疗月经来潮经净后，应间隔3~6日刮痧1次，连续4次为1个疗程，待月经再次来潮经净后再开始第2个疗程，应连续治疗3~4个疗程。嘱患者积极配合，以巩固疗效。

带下病

【概述】

带下病又称"带证""下白物"，是指妇女阴道分泌物增多，连绵不断，并见色、质、气味异常的一种病证，是妇科临床的常见病，常伴有四肢疲倦、腰部酸痛、小腹坠胀疼痛等。正常妇女阴道内有少量白色无味的分泌物，属正常生理现象。

西医学的阴道炎、子宫颈或盆腔炎症、内分泌失调、宫颈及宫体肿瘤等疾病引起的白带增多，可归属本病范畴进行辨证施治。

【病因病机】

带下病的发生主要是湿邪作祟。脾失健运，水湿内停，下注任带；或肾阳不足，气化失常，水湿内停，下渗胞宫，冲任失固等，是内湿之因。久居湿地或涉水淋雨，或不洁性交，以致感受湿邪，是外湿之因。内湿、外湿损伤任、带之脉，带脉失约，致使带下绵绵不绝。

带下病的病位主要在脾、肾、前阴、胞宫。湿邪伤及任、带二脉，使任带不固，是其主要病机。

【辨证分型】

带下病临床可分为虚实两类。

凡带下量多，色白清稀，异味不重，绵绵不断者为虚。兼见面色萎黄，纳少便溏，神疲乏力，四肢倦怠，舌淡苔白腻，脉缓而弱，为脾虚湿盛；兼见小腹发凉，腰部酸痛，小便频数而清长，夜间尤甚，大便溏薄，舌淡苔薄白，脉沉迟，为肾气不足。

凡带下量多，色黄黏稠，如脓如涕，气味秽臭者为实。兼见带下如米泔，或夹有血液，阴部灼热，阴中瘙痒，口苦咽干，小腹作痛，小便短赤，舌红苔黄，脉滑数，为湿热下注。

【刮痧治疗】

1. 虚证

治法　健脾益肾，升阳除湿。主取足太阳经、任脉、足太阴经，以补刮为主。

处方与操作　补刮足太阳膀胱经第 1 侧线膈俞穴至肾俞穴的循行线，不必强求出痧；角揉脾俞；采用擦法横向快速摩擦八髎穴区，使之产生热量并向深部渗透至小腹；补刮任脉脐下至中极穴的循行线，以皮肤微红为度；角揉气海；补刮带脉穴、足太阴脾经阴陵泉穴至三阴交穴的循行线，均以皮肤微红为度。

脾虚湿盛者，加角揉足三里、阴陵泉、三阴交等穴；肾气不足者，加补刮足少阴肾经阴谷穴至太溪穴的循行线，角揉肾俞、关元穴。

方义　补刮膀胱经第 1 侧线膈俞至肾俞段、角揉脾俞，可调理脏腑，健脾利湿；摩擦八髎穴区，可健腰益肾补精；补刮任脉脐下至中极段、角揉气海，可调理冲任，约束任带；补刮带脉，可约束诸经，协调冲任，调理下焦，固摄止带；补刮脾经阴陵泉至三阴交段，可健脾化湿止带。配足三里、阴陵泉、三阴交健脾益气，除湿止带；配肾俞、肾经阴谷穴至太溪段、关元补肾壮阳固摄。

2. 实证

治法　清利下焦，除湿止带。主取足太阳经、任脉、足太阴经，以泻刮为主。

处方与操作　泻刮足太阳膀胱经第 1 侧线膈俞穴至肾俞穴的循行线，要求出痧；采用叩击法或拍法对出痧之处进行叩击或拍击；采用擦法横向快速摩擦八髎穴区，使之产生热量并向深部渗透至小腹；泻刮任脉脐下至中极穴的循行线，以皮肤微红为度；角揉中极穴；泻刮带脉穴、足太阴脾经阴陵泉穴至三阴交穴的循行线，均以皮肤微红为度；角揉阴陵泉。

湿热较重者，加角揉水道、行间穴。

方义　泻刮膀胱经第 1 侧线膈俞至肾俞段、叩击或拍击出痧之处，可调理脏腑；摩擦八髎穴区，可清利下焦，除湿止带；泻刮任脉脐下至中极穴的循行线、角揉中极、泻刮带脉，可清利湿热，调理冲任，约束任带；泻刮脾经阴陵泉至三阴交段、角揉阴陵泉可健脾化湿止带。配水道、行间清利下焦，除湿止带。

【注意事项】

1. 刮痧治疗带下病有较好的辅助疗效，对于实证者可配合药物内服及外阴部药物洗浴等方法，积极治疗阴道炎、盆腔炎、宫颈炎等原发病，以增强疗效。

2. 刮痧后饮用 300 ~ 400 毫升温开水。

3. 平时注意个人卫生，勤换内裤，注意经期卫生，保持外阴清洁，节制房事。保持心情舒畅，饮食忌生冷辛辣食物。

4. 间隔 3 ~ 6 日刮痧 1 次，连续 4 次为 1 个疗程，休息 2 周后再开始第 2 个疗程，应坚持治疗 2 ~ 3 个疗程，以免复发。

脏 躁

【概述】

脏躁是以精神忧郁，烦躁不宁，无故悲泣，哭笑无常，喜怒无定，呵欠频作，不能自控为主要表现的病证，多见于中青年妇女。

西医学的癔症、更年期综合征、产后抑郁症、植物神经功能紊乱等疾病出现相应症状者，可归属本病范畴进行辨证施治。

【病因病机】

本病多因脏阴不足，加之情志过极所致。如忧思过度，暗耗心血，心神失养；或情志不舒，肝郁化火，炼液成痰，上扰神明；或突受惊恐，肾精内亏，心肾不交，虚火扰心，导致脏躁的发生。

脏躁的发病脏腑涉及心、肝、脾、肾，以心神惑乱为主要病机。

【辨证分型】

脏躁亦有虚实之分，但临床以虚证多见。

脏躁表现为无故喜笑悲泣，或痴呆沉默，或突然失语、失明、瘫痪，倦怠乏力者为虚。若心中烦乱，悲伤欲哭，少寐多梦，呵欠频作，心悸气短，纳差神疲，舌淡苔薄，脉细弱，为心血不足；若哭笑无常，呵欠频作，头晕耳鸣，心悸少寐，手足心热，渴不欲饮，腰膝酸软，便秘溲赤，舌红苔少，脉弦细数，为心肾不交。

脏躁表现为胸闷气逆，吞咽困难，或突然晕厥，肢体麻木、抽搐者为实证。若胸胁胀满，烦躁不安，咽中不舒，头晕耳鸣，舌红苔黄腻，脉弦滑数，为痰火扰心。

【刮痧治疗】

1. 虚证

治法 益气健脾，滋养阴血，养心安神。主取足太阳经、手厥阴经、手少阴经、足太阴经、足少阴经、足厥阴经，以补刮为主。

处方与操作 补刮足太阳膀胱经第 1 侧线大杼穴至膈俞穴的循行线、第 2 侧线附分穴至膈关穴的循行线，不必强求出痧；角揉心俞穴；角推脊柱两侧夹脊穴 3 ~ 5 遍；采用摩法对刮拭之处进行旋摩；补刮手厥阴心包经曲泽穴至内关穴的循行线，以皮肤微红为度；角推手少阴心经灵道穴至神门穴的循行线；补刮足太阴脾经阴陵泉穴至三阴交穴的循行线、足少阴肾经阴谷穴至太溪穴的循行线，均以皮肤微红为度；角推足厥阴肝经

中封穴至行间穴的循行线。

心血不足者，加角揉血海、三阴交穴；心肾不交者，加角揉内关、涌泉穴；失语者，加角揉廉泉、通里穴；失明者，加角推太冲穴，角揉光明穴。

方义 补刮膀胱经第1侧线大杼至膈俞段、第2侧线附分至膈关段、角揉心俞，可调理脏腑，调理气血，宁心安神；角推夹脊，可调理脏腑，调理气血；补刮心包经曲泽至内关段、心经灵道至神门段，可养心安神；补刮脾经阴陵泉至三阴交段、肾经阴谷至太溪段，可补脾益胃，滋阴补肾，补气养血；角推肝经中封至行间段，可疏肝解郁。配血海、三阴交补益气血；配内关、涌泉交通心肾，滋水制火；配廉泉、通里以治失语；配太冲、光明通络明目。

2. 实证

治法 疏肝解郁，清热化痰。主取足太阳经、手厥阴经、手少阴经、足阳明经，以泻刮为主。

处方与操作 泻刮足太阳膀胱经第1侧线大杼穴至膈俞穴的循行线，要求出痧；角揉心俞；角推脊柱两侧夹脊穴3~5遍；泻刮手厥阴心包经曲泽穴至内关穴的循行线，以皮肤微红为度；角揉内关穴；角推手少阴心经灵道穴至神门穴的循行线，以皮肤微红为度；补刮足太阴脾经阴陵泉穴至三阴交穴的循行线，以皮肤微红为度；泻刮足阳明胃经足三里穴至下巨虚穴的循行线，以皮肤微红为度；角揉丰隆；角推足厥阴肝经中封穴至行间穴的循行线，以皮肤微红为度。

精神恍惚者，加按法按压水沟穴；吞咽困难者，加角揉天突、膻中穴。

方义 泻刮膀胱经第1侧线大杼至膈俞段、角揉心俞，可调理脏腑，调理气血，宁心安神；角推夹脊，可调理脏腑，调理气血；泻刮心包经曲泽至内关段、心经灵道至神门段，可清泻心火，养心安神；补刮脾经阴陵泉至三阴交段，可健脾化痰；泻刮胃经足三里至下巨虚段、角揉丰隆穴，可降火化痰；角推肝经中封至行间段，可疏肝解郁，清肝泻火。配水沟醒神开窍；配天突、膻中以治吞咽困难。

【注意事项】

1. 刮痧治疗脏躁有较好的疗效，尤其对烦躁不宁、悲忧善哭、喜怒无常、频作呵欠等有即时缓解作用，但临床症状往往复杂多变，还应注意对症治疗。

2. 应重视对患者的思想开导，精神安抚，帮助其树立治疗信心，必要时可与专业心理咨询师沟通，给予心理调整指导。

3. 刮痧后饮用300~400毫升温开水。

4. 间隔3~6日刮痧1次，连续4次为1个疗程，休息2周后再开始第2个疗程，应坚持治疗2~3个疗程。

遗 尿

【概述】

遗尿亦称"尿床""夜尿症"，是指年满3周岁以上，具有正常排尿功能的小儿，睡眠中小便自遗，醒后方觉，并反复出现的一种病证。婴幼儿时期，形体发育未全，脏气未充，排尿自控能力尚未形成或学龄期儿童有因白天嬉戏过度，夜晚熟睡不醒，傍晚饮水过多，偶有睡中遗尿，则不属病态。遗尿经久不愈，往往影响小儿身心健康。

西医学认为，遗尿与突然受凉、过度疲劳、骤换环境等因素有关，多见易兴奋、过于敏感或睡眠过熟的儿童。此外，泌尿系统异常、泌尿系感染、隐形脊柱裂、大脑发育不全、蛲虫病也可致遗尿，均可归属本病范畴进行辨证施治。

【病因病机】

遗尿多可由先天不足引起，如早产、双胎、胎怯、胎弱、脏腑及脊骨发育未全，神气未充，肾气不足，下元虚冷，影响肾气固摄，致使膀胱失约而成遗尿。亦可由后天失养引起，如素体虚弱，屡患咳喘泻利，或大病之后，肺脾俱虚，肺不治节，脾气下陷，三焦气化失司，则膀胱失司，津液不藏，而成遗尿。此外，本病也与小儿自幼缺乏教育，任其自遗，没有养成夜间排尿习惯有关。

遗尿发病与肺、脾、肾功能失调有关。肾失固摄，膀胱气化不利是其主要病机。

【辨证分型】

本病以虚证为主。

若睡中经常遗尿，甚至一夜数次，尿清而长，熟睡不易唤醒，醒后方觉，神疲乏力，面白肢冷，腰腿酸软，记忆力减退或智力较差，小便清长，舌淡苔少，脉细，为肾气不足；若睡中遗尿，自汗，面色萎黄，少气懒言，食欲不振，大便溏薄，舌淡苔薄白，脉细，为脾肺气虚。

【刮痧治疗】

治法　补益脾肺，温补肾阳，固涩小便。主取足太阳经、任脉、足太阴经、足少阴经，以补刮为主。

处方与操作　补刮足太阳膀胱经第1侧线肺俞穴至膀胱俞穴的循行线，以皮肤微红为度；采用擦法横向快速摩擦八髎穴区，使之产生热量并向深部渗透至小腹；补刮任脉气海穴至中极穴的循行线、足太阴脾经阴陵泉穴至三阴交穴的循行线、足少阴肾经阴谷穴至太溪穴的循行线，均以皮肤微红为度。

肾气不足者，加角揉关元、命门、三阴交等穴；脾肺气虚者，加角揉肺俞、脾俞、足三里等穴。

方义　补刮膀胱经第1侧线肺俞至膀胱俞段，可调理脏腑，补益肺脾肾，促进膀胱气化；摩擦八髎穴区，可益肾补精，固涩小便；补刮任脉气海至中极段，可促进膀胱气化，固涩小便；补刮脾经阴陵泉至三阴交段、肾经阴谷至太溪段，可补益脾肾，固涩小便。配关元、命门、三阴交温补肾阳，促进气化，固涩小便；配肺俞、脾俞、足三里补益脾肺，固涩小便。

【注意事项】

1. 刮痧治疗本病效果较好，也可配合耳穴贴压、针灸、中药等方法进行综合治疗。

2. 鼓励患儿消除紧张情绪、怕羞心理，建立战胜遗尿的信心。勿使患儿过度疲劳和情绪激动，睡前控制饮水量。夜间按时唤醒患儿排尿，逐渐养成自控排尿习惯。

3. 刮痧后饮用 100～200 毫升温开水。

4. 间隔 3～6 日刮痧 1 次，连续 4 次为 1 个疗程，休息 2 周后再开始第 2 个疗程，应坚持治疗 4～5 个疗程，以免复发。

小儿惊风

【概述】

小儿惊风又称"小儿惊厥"，是小儿常见的危急重症，可发生于许多疾病的过程中，临床以抽搐并伴有神志障碍为特征。其发病突然，变化迅速，证情凶险，列为中医儿科四大证之一。本病好发于 1～5 岁小儿，年龄越小，发病率越高，四季皆可发病。

西医学中因高热、脑膜炎、脑炎、血钙过低、大脑发育不全、癫痫等所致的抽搐，均可归属本病范畴进行辨证施治。

【病因病机】

急惊风多由外感时邪，从热化火，热极生风；或饮食不节，食滞痰郁，化火动风；或暴受惊恐，气机逆乱，而发惊厥。主要病机为热闭心窍、热盛动风、痰盛发搐。热、痰、风、惊是急惊风的主要病机，病变部位在心、肝两脏。

慢惊风多由禀赋不足、久病正虚而致，也可由急惊风转变而成。由于暴吐暴泻、久吐久泻，或温热病后正气亏损，脾肾亏虚，化源不足；或肝肾阴虚，虚风内动而致。病变部位在脾、肾、肝三脏。

【辨证分型】

根据其临床表现应注意辨别急惊风与慢惊风。

来势急骤为急惊风，多为实证。初起壮热面赤，烦躁不宁，摇头弄舌，咬牙龂齿，睡中惊醒，继则神昏，牙关紧闭，两目上视，颈项强直，角弓反张，四肢抽搐、颤动，呼吸急促，苔微黄，脉浮数或弦滑，为痰热动风。

起病缓慢为慢惊风，多为虚证。兼见面黄肌瘦，形神疲惫，四肢不温，呼吸微弱，囟门低陷，昏睡露睛，时有抽搐，大便稀薄，色青带绿，足跗及面部浮肿，舌淡苔薄，脉沉迟无力，为脾肾阳虚；兼见神倦虚烦，面色潮红，手足心热，舌光少苔或无苔，脉沉细而数，为肝肾阴亏。

【刮痧治疗】

1. 急惊风

治法　醒脑开窍，清热化痰，息风镇惊。主取督脉、手厥阴经、手阳明经，以泻刮为主。

处方与操作　泻刮督脉大椎穴至腰阳关穴的循行线，要求出痧；泻刮手厥阴心包经曲泽穴至中冲穴的循行线、手阳明大肠经曲池穴至商阳穴的循行线，均以皮肤微红为度；角揉合谷穴；角揉水沟、印堂、太冲等穴。

热盛者，加角揉大椎穴，采用拍法拍击肘窝、腘窝，要求出痧；痰多者，加角揉丰隆穴；惊恐者，加角揉神门穴；口噤者，加角揉颊车穴。

方义　泻刮督脉大椎至腰阳关段、大肠经曲池至商阳段，可泄热息风；泻刮心包经曲泽至中冲段，可镇惊安神；角揉水沟、印堂，可醒脑开窍；角揉合谷、太冲，可息风镇惊。配拍击肘窝、腘窝发汗清热镇惊；配丰隆清热化痰；配神门宁心镇惊；配颊车止痉开窍。

2. 慢惊风

治法　健脾益肾，镇惊息风。主取督脉、任脉、足阳明经，以补刮为主。

处方与操作　补刮督脉大椎穴至腰阳关穴的循行线，不必强求出痧；补刮任脉脐下至关元穴的循行线，以皮肤微红为度；角揉气海穴；补刮足阳明胃经足三里穴至下巨虚穴的循行线，以皮肤微红为度；角揉足三里穴；角揉水沟、印堂穴；角推太冲穴。

脾肾阳虚者，加角揉关元、肾俞穴；肝肾阴亏者，加角揉肝俞、太溪穴。

方义　补刮督脉大椎至腰阳段、任脉脐下至关元段、胃经足三里至下巨虚段，可调理脏腑，健脾益肾，镇惊息风；角揉水沟、印堂，可醒脑开窍；角揉气海、足三里，可益气培元，补脾健胃；角推太冲，可平肝息风。配肾俞、关元健脾益肾；配肝俞、太溪滋补肝肾。

【注意事项】

1. 刮痧治疗小儿惊风有较好的缓解症状作用，但须查明原因，针对病因治疗。

2. 惊风发作时立即让患儿平卧，头偏向一侧，解开衣领，将压舌板缠上多层纱布塞入上、下白齿之间，防止咬伤舌头，并随时吸出痰涎和分泌物，保持呼吸道通畅，给予氧气吸入。

3. 平时加强锻炼，增强体质，提高抗病能力。

4. 刮痧后饮用 100～200 毫升温开水。

5. 急惊风应在抽搐症状缓解后，隔 3～4 日在痧退或未出痧的部位再行刮痧 1 次；急惊风平时没有症状时及慢惊风应每隔 3～6 日刮痧 1 次，连续 4 次为 1 个疗程，休息 2 周后再开始第 2 个疗程，应坚持治疗 3～4 个疗程。

小儿食积

【概述】

小儿食积又称"小儿积滞"，是指小儿内伤乳食，停聚中焦，积而不化，气滞不行所形成的一种脾胃病证，临床以不思乳食、食而不化、脘腹胀满、嗳气酸腐、大便酸臭不调为特征。本病一年四季皆可发生，在夏、秋季节，暑湿易于困遏脾气，发病率较高。小儿各年龄段皆可发病，但以婴幼儿多见。本病常在感冒、泄泻、疳证中合并出现。脾胃虚弱、先天不足及人工喂养的婴幼儿容易反复发病。

少数患儿初则伤于乳食，经久不愈，可发展为积；积久不消，迁延失治，脾胃功能严重受损，导致小儿营养和生长发育障碍，形体日渐羸瘦，可转化成疳。伤食、积滞、疳证三者名异而源一，病情有轻重深浅的不同，治疗应相互参考。

西医学中小儿功能性消化不良症可归属本病范畴进行辨证施治。

【病因病机】

小儿食积的病因主要有伤乳和伤食两种。伤于乳者，多因乳哺不节、食乳过量或乳液变质，冷热不调，皆能停积脾胃，壅而不化，成为乳积。伤于食者，多因饮食喂养不当，偏食嗜食，饱食无度，杂食乱投，生冷不节，食物不化，或过食肥甘厚腻等不易消化之物，停聚中焦而发病。正所谓"饮食自倍，肠胃乃伤"。

小儿食积的发病脏腑为脾胃，病机为乳食不化，停积胃肠，脾运失常，气滞不行。

【辨证分型】

小儿食积有虚实之分。

凡小儿不思乳食或拒食，脘腹胀满，或疼痛拒按，或有嗳腐恶心，呕吐酸馊乳食，烦躁哭闹，夜卧不安，低热，手足心热，肚腹热甚，小便短黄如米泔，大便秽臭，舌红苔腻，脉弦滑，指纹紫滞，为乳食内积，属实。

凡小儿神倦乏力，面色萎黄，形体消瘦，夜寐不安，不思乳食，食则饱胀，腹满喜按，呕吐酸馊乳食，大便溏薄，夹有乳凝块或食物残渣，舌淡苔白腻，脉沉细而滑，指纹淡滞，为脾胃虚弱，属虚。

【刮痧治疗】

1. 实证

治法 化积消滞，健运脾胃。主取督脉、任脉、足阳明经，以泻刮为主。

处方与操作 泻刮督脉大椎穴至腰阳关穴的循行线、足太阳膀胱经第1侧线大杼穴至大肠俞穴的循行线，不必强求出痧；泻刮任脉上脘穴至下脘穴的循行线、足阳明胃经梁门穴至天枢穴的循行线，以皮肤微红为度；角揉中脘、天枢穴；泻刮足阳明胃经足三里穴至下巨虚穴的循行线，以皮肤微红为度；角揉足三里穴。

食欲不振者，加点法点按四缝穴，角揉脾俞、胃俞穴；脘腹胀痛者，加角揉气海穴；呕吐乳食者，加角揉内关穴；发热较重者，加角揉大椎、曲池穴；烦躁不安者，加神门、三阴交穴。

方义 泻刮督脉大椎至腰阳关段、膀胱经第1侧线大杼至大肠俞段、任脉上脘至下脘段、胃经梁门至天枢段，可调理脏腑，健脾和胃，化积消滞；角揉中脘、天枢，可和胃消积，调肠降浊；泻刮胃经足三里至下巨虚段、角揉足三里，可健脾和胃，助脾胃纳运。配四缝、脾俞、胃俞健脾和胃，消积导滞；配气海消积除胀；配内关宽胸和胃止呕；配大椎、曲池泄热通腑；配神门、三阴交宁心安神定志。

2. 虚证

治法 健脾和胃，化积消滞。主取足太阳经、任脉、足阳明经、足太阴经，以补刮为主。

处方与操作　补刮足太阳膀胱经第 1 侧线大杼穴至大肠俞穴的循行线，不必强求出痧；补刮任脉上脘穴至关元穴的循行线，注意避开肚脐，以皮肤微红为度；补刮足阳明胃经梁门穴至天枢穴的循行线，以皮肤微红为度；角揉中脘穴；补刮足太阴脾经阴陵泉穴至三阴交穴的循行线、足阳明胃经足三里穴至下巨虚穴的循行线，均以皮肤微红为度；角揉足三里穴。

食欲不振者，加点法点按四缝穴，角揉脾俞、胃俞穴；呕吐乳食者，加角揉内关穴；大便溏薄者，加角揉天枢、关元穴。

方义　补刮膀胱经第 1 侧线大杼至大肠俞段、任脉上脘至关元段，可调理脏腑，补益脾胃；角揉中脘，可和胃消积；补刮脾经阴陵泉至三阴交段、胃经足三里至下巨虚段、角揉足三里，可健脾和胃，助脾胃纳运。配四缝、脾俞、胃俞健脾和胃，以消积滞；配内关宽胸和胃止呕；配天枢、关元健脾温中止泻。

【注意事项】

1. 刮痧治疗小儿食积效果较好，尤其对于实证疗效明显。

2. 应当积极寻找引起小儿食积的病因，采取相应措施进行调理。注意调理饮食，合理喂养，尤为重要。乳食宜定时定量，富有营养而又易于消化，忌暴饮暴食，过食肥甘炙烤、生冷瓜果，偏食零食及妄加滋补。呕吐不止者，可暂停进食，并给生姜汁数滴加少许温糖水饮服。

3. 刮痧后酌情饮用 100 ~ 200 毫升温开水。

4. 应隔 3 ~ 6 日刮痧 1 次，连续 4 次为 1 个疗程，休息 2 周后再开始第 2 个疗程，应坚持治疗 2 ~ 3 个疗程。

小儿腹泻

【概述】

小儿腹泻是以大便次数增多，粪质稀薄或如水样为特征的一种小儿常见病。6 个月至 2 岁婴幼儿发病率最高，周岁以内患儿约占半数。本病一年四季均可发生，但以夏、秋季节较为多见。

西医学将小儿腹泻分为因病毒、细菌、真菌、寄生虫等引起的感染性腹泻，又称肠炎；以及因食饵性、症状性、过敏性及其他因素引起的非感染性腹泻，均可归属本病范畴进行辨证施治。

【病因病机】

小儿腹泻的发生，或因寒温不调，外感寒湿、湿热之邪，困阻脾土，水谷不化而发生泄泻；或因饮食失节，伤于饮食，水反为湿，谷反为滞，清浊不分，致成泄泻；或因脾胃虚弱，运化失健，升降失职，精微不布，合污而下，导致泄泻。

小儿泄泻的主要病位在脾胃，脾虚湿盛是主要病机。

【辨证分型】

小儿泄泻临床辨证宜分急缓、虚实。

凡突发泄泻，次数较多，泻下腹痛，泻后痛减，为急性泄泻，多属实证。兼见大便清稀或如水样，夹有泡沫，肠鸣腹痛，臭气不甚，恶寒发热，鼻流清涕，咳嗽，舌质淡，苔薄白，脉浮紧，指纹淡红，为寒湿泄泻；兼见大便水样，或如蛋花汤样，泻势急迫，量多次频，气味秽臭，或夹少许黏液，腹痛阵作，发热烦哭，口渴喜饮，恶心呕吐，小便短黄，舌质红，苔黄腻，脉滑数，指纹紫，为湿热泄泻；兼见大便夹有乳凝块或食物残渣，气味臭如败卵，脘腹胀满，腹胀拒按，嗳气酸馊，或有呕吐，不思乳食，夜卧不安，舌苔厚腻或微黄，脉滑实，指纹滞，为伤食泄泻。

凡病程较长，泄泻时轻时重，次数较少，面色苍白，气短乏力，为慢性泄泻，多属虚证。兼见大便稀溏，色淡不臭，食后作泻，完谷不化，或见脱肛，面色萎黄，精神萎靡，寐时露睛，形体消瘦，舌淡苔白，脉缓弱，指纹淡，为脾虚泄泻。

【刮痧治疗】

1. 急性泄泻

治法　祛邪利湿，健脾止泻。主取足太阳经、足阳明经、手阳明经、足太阴经，以泻刮为主。

处方与操作　泻刮足太阳膀胱经第1侧线大杼穴至大肠俞穴的循行线，不必强求出痧；角揉脾俞、大肠俞穴；泻刮足阳明胃经梁门穴至天枢穴的循行线，以皮肤微红为度；角揉天枢穴；泻刮手阳明大肠经曲池穴至合谷穴的循行线、足阳明胃经足三里穴至下巨虚穴的循行线，均以皮肤微红为度；角揉足三里；补刮足太阴脾经阴陵泉穴至三阴交穴的循行线，手法宜轻，以皮肤微红为度。

寒湿泄泻者，加角揉关元、阴陵泉穴；湿热泄泻者，加角揉合谷、曲池、下巨虚等穴；伤食停滞泄泻者，加角揉胃俞、中脘穴，采用点法点按四缝穴。

方义　泻刮膀胱经第1侧线大杼至大肠俞段及角揉脾俞、大肠俞，可调理脾与大肠；泻刮胃经梁门至天枢段，可调理肠腑而止泻；泻刮大肠经曲池至合谷段、胃经足三里至下巨虚段，可通调腑气，健脾调肠，化湿止泻；补刮脾经阴陵泉至三阴交段，可健脾利湿止泻。配关元、阴陵泉温中健脾化湿；配合谷、曲池、下巨虚清肠化湿；配胃俞、中脘、四缝消食导滞。

2. 慢性泄泻

治法　健脾温中，利湿止泻。主取足太阳经、任脉、足阳明经、足太阴经，以补刮为主。

处方与操作　补刮足太阳膀胱经第1侧线大杼穴至大肠俞穴的循行线，不必强求出痧；角揉脾俞、胃俞、大肠俞等穴；补刮任脉脐下至关元穴的循行线、足阳明胃经天枢穴至水道穴的循行线及足三里穴至下巨虚穴的循行线、足太阴脾经阴陵泉穴至三阴交穴的循行线，手法宜轻，均以皮肤微红为度；角揉足三里、三阴交。

完谷不化，或见脱肛者，加角揉百会、气海穴；四肢不温者，加角揉关元、命门穴。

方义　补刮膀胱经第1侧线大杼至大肠俞段及角揉脾俞、胃俞、大肠俞，可健脾益气止泻；补刮任脉脐下至关元段、胃经天枢至水道段，可健脾温中，化湿止泻；补刮胃经足三里至下巨虚段、脾经阴陵泉至三阴交段及角揉足三里、三阴交，可健脾和胃，化湿止泻。配百会、气海益气升阳举陷；配关元、命门温肾固本。

【注意事项】

1. 刮痧治疗小儿急性泄泻效果尤为突出，慢性泄泻也有较好的止泻效果。

2. 治疗期间应适当控制饮食，减轻脾胃负担。对吐泻严重及伤食泄泻患儿暂时禁食，随着病情好转，逐渐增加饮食量。忌食油腻、生冷及不易消化的食物。每次大便后，用温水清洗臀部，保持皮肤清洁干燥，防止发生红臀。

3. 急性泄泻刮痧治疗泻止后，应间隔 1~2 日再行刮痧 1 次，以巩固疗效。慢性泄泻则应隔 3~6 日刮痧 1 次，连续 4 次为 1 个疗程，休息 2 周后再开始第 2 个疗程，应坚持治疗 2~3 个疗程。

小儿厌食

【概述】

小儿厌食又称"小儿恶食"，是指小儿较长时间食欲不振，甚至拒食的一种病证，常伴有面色萎黄、发枯不泽、肌肉消瘦、大便不调等症。本病在临床上发病率较高，尤在城市 1~6 岁儿童中多见。夏季暑湿之时，常使症状加重。

西医学的消化系统疾病如胃肠炎、肝炎、便秘；全身性疾病如贫血、结核病、缺锌；药物的毒副作用、小儿喂养不当、情绪紧张、恐惧忧伤等引起的厌食，均可归属本病范畴进行辨证施治。

【病因病机】

本病常由小儿脏腑娇嫩，脾常不足，饮食不节，挑食、偏食，好吃零食，食不按时，饥饱不一，易于损伤脾胃；或由家长喂养不当，乳食品种调配、变更失宜，或纵儿所好，杂食乱投，甚至滥进补品，致使脾气失展，胃纳不开；或由他病久病，病后失调，损伤脾胃；或先天胎禀怯弱，元气不足，五脏皆虚而成。

本病病变在于脾胃，脾运失健，胃纳失常为其主要病机。

【辨证分型】

小儿厌食以虚证为主。

患儿长期食欲不振，食欲减退或消失，甚至拒食，形体偏瘦，面色少华，睡眠中咬齿磨牙，但精神尚好，病程日久则形体消瘦，体重减轻，精神疲惫，毛发稀疏，抗病能力差。兼见面色少华，大便偏干，舌、脉无特殊改变，为脾胃不和；兼见面色萎黄，神疲乏力，便溏或夹有不消化食物，舌质淡苔薄白，脉弱无力，为脾胃虚弱；兼见面色萎黄，口干多饮，甚至每食必饮，烦热不安，便干溲赤，舌质红苔净或花剥，脉细无力，为胃阴不足。

【刮痧治疗】

治法 和胃健脾，益气养阴。主取督脉、足太阳经、任脉、足阳明经，以补刮为主。

处方与操作 补刮督脉大椎穴至腰阳关穴的循行线、足太阳膀胱经第 1 侧线大杼穴至大肠俞穴的循行线，不必强求出痧；角推脊柱两侧夹脊穴2～3遍；补刮任脉上脘穴至水分穴的循行线，以皮肤微红为度；角揉建里；补刮足阳明胃经梁门穴至天枢穴的循行线，以皮肤微红为度；角揉梁门；补刮足阳明胃经足三里穴至下巨虚穴的循行线，以皮肤微红为度；角揉足三里穴。

脾胃不和者，加角揉内关、公孙穴；脾胃虚弱者，加角揉脾俞、胃俞穴；胃阴不足者，加角揉三阴交、内庭穴。

方义 补刮督脉大椎至腰阳关段、膀胱经第 1 侧线大杼至大肠俞段、角推夹脊，可调理脏腑；补刮任脉上脘至水分段、胃经梁门至天枢段及角揉建里、梁门，可疏调脘腹经气，助胃纳脾运；补刮胃经足三里至下巨虚段、角揉足三里，可健运脾胃，补养气血。配内关、公孙和胃健脾；配脾俞、胃俞补中益气；配三阴交、内庭养阴清热。

【注意事项】

1. 刮痧治疗小儿厌食的效果较好，但应当积极寻找引起厌食的病因，采取相应措施。

2. 纠正不良饮食习惯，饮食按时定量，饭菜品种多样化，荤素搭配，少食肥甘厚味、生冷坚硬等不易消化的食物，少吃零食，鼓励多食蔬菜及粗粮，按营养的需要供给食物。注意生活起居，加强精神调护，保持患儿良好情绪，营造良好的就餐环境。

3. 刮痧后酌情饮用100～200毫升温开水。

4. 应间隔3～6日刮痧1次，连续4次为1个疗程，休息2周后再开始第2个疗程，应坚持治疗2～3个疗程。

小儿多动症

【概述】

小儿多动症又称"小儿注意力缺陷多动障碍"，指小儿智力正常或接近正常，有不同程度的学习困难、自我控制能力弱、活动过多、注意力不集中、情绪不稳定和行为异常等症状，多发生于4～16岁的儿童，男孩多于女孩。

西医学对本病原因尚不清楚，认为可能与出生前后的轻微脑损伤、基因遗传和环境因素、中枢神经系统感染、重金属中毒、微量元素缺乏等有关，心理因素可能是诱因。

【病因病机】

中医学认为，小儿稚阴稚阳，如先天禀赋不足，后天失于调护，稍有感触，即易发病。本病多由心脾两虚，气血化源不足，心神失养而发；或由先天禀赋不足，肾精虚衰，不能生髓充脑，脑海空虚，元神失养，阴虚阳亢，虚风内动所致。

【辨证分型】

小儿多动症临床多为虚证。

患儿行为异常，难以控制的运动过多，动作不协调，注意力不集中，做事有始无终，易受外来影响而激动不已，坐立不安，说话过多，不守纪律，任性冲动，情绪不稳，参与事件能力差，但智能接近正常或完全正常，缺乏注意力而学习成绩下降或学习困难，少数人有认知障碍，部分有遗尿症。兼见神志涣散，烦躁易怒，多动多语，冲动任性，指甲、毛发不荣，或五心烦热，盗汗，大便秘结，舌红而干，脉细数或弦细数，为阴虚阳亢；兼见寐难梦多，精神疲倦，神志涣散，面色萎黄，多动而不急躁，言语冒失，纳少便溏，舌淡苔白，脉细缓，为心脾两虚。

【刮痧治疗】

治法 育阴潜阳，益气养血，安神定志。主取督脉、足厥阴经、足少阴经，以补刮为主。

处方与操作 补刮督脉大椎穴至腰阳关穴的循行线，不必强求出痧；角揉神庭、百会、四神聪、印堂、风池、神门等穴；泻刮足厥阴肝经蠡沟穴至太冲穴的循行线，以皮肤微红为度；角推太冲穴；补刮足少阴肾经阴谷穴至太溪穴的循行线，以皮肤微红为度；角揉太溪穴。

阴虚阳亢者，加角揉三阴交、照海、侠溪等穴；心脾两虚者，加角揉心俞、脾俞穴。

方义 补刮督脉大椎至腰阳关段及角揉神庭、百会、四神聪，可调补脏腑，益智健脑；泻刮肝经蠡沟至太冲段，可平肝潜阳，安神止动；补刮肾经阴谷至太溪段、角揉太溪，可育阴潜阳安神；角揉印堂、风池、神门，可宁心安神定志。配三阴交、照海、侠溪清泻肝胆，育阴潜阳；配心俞、脾俞调补心脾，益气养血，安神定志。

【注意事项】

1. 刮痧治疗能明显减轻本病的症状，具有较好的临床效果。

2. 在治疗期间，应帮助患儿培养良好的生活习惯，对不良行为要耐心教育、启发和鼓励。多加关怀和爱护，切忌打骂、歧视和不耐烦，以免患儿自暴自弃。学习困难者应给予指导和帮助，有进步立即给予表扬，不断增强其信心，避免一切冗长乏味的活动。

3. 刮痧后饮用 100~200 毫升温开水。

4. 应隔 3~6 日刮痧 1 次，连续 4 次为 1 个疗程，休息 2 周后再开始第 2 个疗程，应坚持治疗 5~6 个疗程。

第三节　皮外科疾病

斑　秃

【概述】

斑秃是一种突然发生的头部局限性斑片状脱发，其特点为头部有圆形或椭圆形脱发斑，数目不等，大小不一，脱发处头皮光滑发亮，可无任何自觉症状，严重者头发可全部脱落。斑秃病程经过缓慢，可持续数月至数年。本病可自行缓解又常会有反复发作。中医学称之为"油风"，俗称"鬼剃头"，多见于年轻人。

西医学亦称斑秃，一般认为属自身免疫性疾病，与高级活动神经障碍有关，也可能与内分泌障碍、局部病灶感染、中毒、遗传因素等有关，精神创伤常为诱发因素，可归属本病范畴进行辨证施治。

【病因病机】

斑秃多因情志不遂，心火亢盛，血热生风；或因郁怒伤肝，气滞血瘀，瘀血不去，新血不生；或因思虑太过，脾胃虚弱，气血不足；或因房劳不节，肝肾亏虚，精血不足，肝血亏损，均可导致毛发失于濡养而成片脱落。

【辨证分型】

斑秃的辨证有虚有实。

若突然大片脱发，脱发处头皮光滑发亮，病情进展较快者为实。兼见头部烘热，性情急躁，心烦易怒，急躁不安，头皮瘙痒，甚至眉毛、胡须、腋毛、阴毛相继脱落，舌红苔黄，脉数，为血热生风；若先有头痛或头皮刺痛，继而斑块脱发，久则全秃，夜多恶梦，烦热不眠，舌暗红或有瘀点，脉沉涩，为瘀血阻络。

若脱发范围由小而大，脱发区残发参差，病情进展缓慢，病后、产后脱发者为虚。兼见脱发渐进加重，轻触则脱，唇白心悸，气短语微，头昏嗜睡，倦怠无力，舌淡苔薄白，脉细弱，为气血两虚；兼见平素发焦花白，年逾四十后头发大片均匀脱落，甚则眉毛、腋毛、阴毛、毳毛全无，面色苍白，肢体畏寒，头昏耳鸣，腰膝酸软，舌淡苔少或无苔，脉沉细无力，为肝肾不足。

【刮痧治疗】

1. 实证

治法　祛风清热，行气活血，活络生发。主取全头部、脱发局部、督脉、足太阳经、手阳明经，以泻刮为主。

处方与操作　泻刮以百会穴为中心向前至神庭穴，向左右至角孙穴，向后至哑门穴的全头部，不必出痧；平刮脱发局部，以皮肤微红为度；泻刮督脉后发际经大椎穴至至阳穴的循行线、足太阳膀胱经第1侧线大杼穴至膈俞穴的循行线，均要求出痧；采用叩击法或拍法对出痧之处进行叩击或拍击；泻刮手阳明大肠经曲池穴至合谷穴的循行线，以皮肤微红为度。

血热生风者，加角揉大椎、曲池、外关、风池等穴；瘀血阻络者，加角揉膈俞、血海穴，角推太冲穴。

方义 泻刮以百会为中心向前至神庭、向左右至角孙、向后至哑门的全头部及平刮脱发局部，可疏通头部经络气血，使气血上达头部，促进毛发生长；泻刮督脉后发际经大椎至至阳段，可调节阴阳，疏通头部经脉；泻刮膀胱经第1侧线大杼至膈俞段，可疏通经络，调整脏腑；泻刮大肠经曲池至合谷段，可调理气血，祛风清热。配大椎、曲池、外关、风池清热祛风，活血生发；配膈俞、血海、太冲行气活血，祛瘀生发。

2. 虚证

治法 补益气血，补益肝肾，养血生发。主取全头部、脱发局部、督脉、足太阳经、足阳明经、足太阴经，以补刮为主。

处方与操作 补刮以百会穴为中心向前至神庭穴，向左右至角孙穴，向后至哑门穴的全头部，不必出痧；补刮脱发局部，以皮肤微红为度；补刮督脉后发际经大椎穴至脊中穴的循行线、足太阳膀胱经第1侧线大杼穴至肾俞穴的循行线，不必强求出痧；补刮足阳明胃经足三里穴至下巨虚穴的循行线、足太阴脾经阴陵泉穴至三阴交穴的循行线，均以皮肤微红为度。

气血两虚者，加角揉气海、关元、足三里等穴；肝肾不足者，加角揉三阴交、太溪、照海等穴。

方义 补刮以百会为中心向前至神庭，向左右至角孙，向后至哑门的全头部及脱发局部，可疏通头部经络气血，使气血上达头部，促进毛发生长；补刮督脉后发际经大椎至脊中段，可振奋阳气，疏通头部经脉；补刮膀胱经第1侧线大杼至肾俞段，可调理脏腑，补益脾胃，补益肝肾，养血生发；补刮胃经足三里至下巨虚段、脾经阴陵泉至三阴交段，可补益脾胃，补益气血，促使毛发再生。配气海、关元、足三里补益气血，养血生发；配三阴交、太溪、照海补益肝肾，养阴生发。

【注意事项】

1. 刮痧治疗斑秃有一定的疗效，但疗程较长，宜坚持治疗。
2. 忌食辛辣、油腻及糖类食品，多食新鲜蔬菜及水果。
3. 刮痧后饮用300~400毫升温开水。
4. 头部及脱发部位可每日或隔日刮痧1次，其他部位：实证可间隔3~4日刮痧1次，虚证可间隔5~6日刮痧1次，连续4次为1个疗程，休息2周后再开始第2个疗程，应连续治疗4~5个疗程。

乳 癖

【概述】

乳癖是发生在乳房的慢性非化脓性良性肿块，以妇女单侧或两侧乳房出现单个或多个大小不等的慢性肿块，局部胀痛或压痛，与月经周期相关为主要表现的乳腺组织的增生性疾病。本病可发生于不同年龄的妇女，尤其好发于 25～45 岁的中青年妇女，约占全部乳腺疾病的 75%，是临床上最常见的乳房疾病。

西医学的乳腺小叶增生、乳房囊性增生、乳房纤维瘤等疾病可归属本病范畴进行辨证施治。

【病因病机】

乳癖多由于恼怒、忧愁、思虑，以致肝脾气结，内生痰湿，痰湿阻滞乳络；或因冲任失调，肝肾亏虚，经脉失养等，致使气滞、痰凝互结阳明、厥阴、太阴经脉。

乳癖病在胃、肝、脾三经，基本病机为气滞痰凝，冲任失调。

【辨证分型】

临床上乳癖肿块多表面光滑，边界清楚，推之可动，增长缓慢，质地坚韧或呈囊性感。辨证有虚实之分。

若青壮年妇女，自觉乳房肿块胀痛或刺痛者为实。兼见乳房肿块较大，质地坚实，每因喜怒消长，胸闷嗳气，眩晕，舌胖质紫苔腻，脉弦滑，为气滞痰凝。

若中年妇女，平时乳房肿块隐痛者为虚。兼见经前肿块明显增大，疼痛加重，经后减轻，月经不调，痛经，不孕，心烦失眠，手足心热，低热盗汗，腰膝酸痛，舌红苔少，脉细，为冲任失调。

【刮痧治疗】

1. 实证

治法 疏肝解郁，行气消结。主取足少阳经、足太阳经、足阳明经、足厥阴经、足太阴经、任脉，以泻刮为主。

处方与操作 泻刮足少阳胆经风池穴经肩井穴至肩峰的循行线、足太阳膀胱经第 1 侧线大杼穴至胆俞穴的循行线，均要求出痧，采用叩击法或拍法对出痧之处进行叩击或拍击；采用颤法颤动天宗穴；泻刮任脉华盖穴至鸠尾穴的循行线；角揉膻中穴；平刮胸部两侧，注意避开乳头，手法宜轻，以皮肤微红为度；角揉膺窗、乳根穴；平刮天池穴至腋前线，以皮肤微红为度；角推从前正中线沿第 6 肋间经期门穴至腋前线，手法宜轻，以皮肤微红为度；泻刮足太阴脾经阴陵泉穴至三阴交穴的循行线、足厥阴肝经膝关穴至中封穴的循行线，均以皮肤微红为度。

月经不调者，加角揉中脘、血海穴，角推太冲；痰多者，加角揉丰隆、三阴交穴。

方义 泻刮胆经风池经肩井至肩峰段、膀胱经第 1 侧线大杼至胆俞段，可调理脏腑，疏通气血；颤动天宗，可疏利气机，宽中理气；泻刮任脉华盖至鸠尾段、角揉膻中、平刮胸部两侧，可疏通胸部任脉、少阴、阳明经气，行气消结；角揉膺窗、乳根，可疏通局部气血，以利于乳癖肿块消散；平刮天池至腋前线段、角推从前正中线沿第 6 肋间经期门至腋前线段，可疏肝理气解郁；泻刮脾经阴陵泉至三阴交段、肝经膝关至中封段，可疏肝健脾，化痰散结。配血海、三阴交、太冲理气活血调经；配中脘、丰隆健脾和胃，理气化痰。

2. 虚证

治法 补益肝肾，调理冲任。主取足太阳经、足阳明经、足厥阴经、足少阴经、任脉，以补刮为主。

处方与操作 补刮足太阳膀胱经第 1 侧线大杼穴至胆俞穴的循行线，不必强求出痧；角揉肝俞、肾俞穴；采用颤法颤动天宗穴；补刮任脉华盖穴至鸠尾穴的循行线，手法宜轻，以皮肤微红为度；角揉膻中穴；平刮胸部两侧，注意避开乳头，手法宜轻，以皮肤微红为度；角揉膺窗、乳根穴；补刮任脉脐下至关元穴的循行线、足厥阴肝经膝关穴至中封穴的循行线、足少阴肾经阴谷穴至太溪穴的循行线，均以皮肤微红为度；角揉水泉、曲泉穴。

心烦失眠者，加平刮手厥阴心包经曲泽穴至中冲穴的循行线，角揉内关穴。手足心热、盗汗者，加角揉三阴交、复溜穴。

方义 补刮膀胱经第 1 侧线大杼至胆俞段，可调理脏腑，疏通气血；颤动天宗可疏利气机，宽中理气；补刮任脉华盖至鸠尾段、角揉膻中、平刮胸部两侧可疏通胸部任脉、少阴、阳明经气，行气消结；角揉膺窗、乳根可疏通局部气血，以利于乳癖肿块消散；补刮任脉脐下至关元段、肝经膝关至中封段、肾经阴谷至太溪段及角揉水泉、曲泉，可补益肝肾，调理冲任。配心包经曲泽至中冲段、内关清心安神；配三阴交、复溜补益肝肾，养阴清热止汗。

【注意事项】

1. 刮痧治疗乳癖有较好的疗效，但疗程较长，可配合中药增强疗效。

2. 治疗期间应调理月经，保持乐观情绪。

3. 刮痧后饮用 300~400 毫升温开水。

4. 胸部、乳房部可隔日刮痧 1 次，其他部位可间隔 3~6 日刮痧 1 次，连续 4 次为 1 个疗程，休息 2 周后再开始第 2 个疗程，应连续治疗 3~5 个疗程。

痹 证

【概述】

痹证是指人体感受风、寒、湿、热等邪气，以肢体关节及肌肉酸痛、麻木、重着、屈伸不利，甚或关节肿大、灼热等为主症的一类病证，临床有渐进性或反复发作的特点。本病极为常见，不论性别、年龄均可罹患，在潮湿、寒冷、气候急剧变化的地区更属多见。

西医学的风湿热、风湿性关节炎、类风湿关节炎、坐骨神经痛、骨质增生病、痛风等，当出现肢体关节及肌肉酸痛、重着麻木、屈伸不利的临床表现时，均可归属本病范畴进行辨证施治。

【病因病机】

痹证的发病原因主要为禀赋不足，正虚邪侵。人体的正气不足，卫外不固，或先天禀赋不足，则外无御邪之能，内乏抗病之力，加之汗出当风、坐卧湿地、涉水冒雨等，即可使风寒湿等邪气侵入机体经络，留于关节，导致经脉气血闭阻不通，不通则痛。

风寒湿三邪侵袭，根据感受邪气的相对轻重，常有风邪偏盛所致的行痹（风痹）、寒邪偏盛所致的痛痹（寒痹）、湿邪偏盛所致的着痹（湿痹）之分。若素体阳盛或阴虚火旺，感受风寒湿邪，邪从热化；或感受热邪，留注关节，则为热痹。

痹证的发病与感受风、寒、湿、热，痹阻关节肌肉筋络，导致气血闭阻不通有关。

【辨证分型】

关节疼痛，屈伸不利，为痹证的共同症状。但由于感受外邪的不同，痹证发病的临床表现不同，一般分为风寒湿痹、风湿热痹两类证候。

若风寒湿邪侵袭而发病者，属风寒湿痹。兼见疼痛游走，痛无定处，时见恶风发热，舌淡苔薄白，脉浮，为行痹；兼见疼痛较剧，痛有定处，遇寒痛增，得热痛减，局部皮色不红，触之不热，苔薄白，脉弦紧，为痛痹；兼见肢体关节酸痛重着不移，或有肿胀，肌肤麻木不仁，阴雨天加重或发作，苔白腻，脉濡缓，为着痹。

若由于风湿热邪壅于经络关节所致，出现关节疼痛，局部灼热红肿，痛不可触，关节活动不利，累及多个关节，伴有发热恶风，口渴烦闷，苔黄燥，脉滑数，为风湿热痹。

【刮痧治疗】

1. 风寒湿痹

治法　祛风除湿散寒，通络止痛。主取督脉、足太阳经，以泻刮为主。

处方与操作　泻刮督脉后发际至命门穴的循行线、足太阳膀胱经第1侧线大杼穴至肾俞穴的循行线，均要求出痧；采用叩击法或拍法对出痧之处进行叩击或拍击。

行痹者，加角揉膈俞、血海穴；痛痹者，加角揉肾俞、关元穴；着痹者，加角揉足三里、阴陵泉穴。病变位于肩部者，加角揉肩髃、肩髎、臑俞等穴；病变位于肘部者，加角揉曲池、天井、尺泽等穴；病变位于腕部者，加角揉阳池、阳溪、腕骨等穴；病变位于脊背者，加角揉身柱、腰阳关、后溪等穴；病变位于髀部者，加角揉环跳、居髎、悬钟等穴；病变位于股部者，加角揉秩边、承扶、阴陵泉等穴；病变位于膝部者，加角揉犊鼻、梁丘、阳陵泉等穴；病变位于踝部者，加角揉申脉、照海、昆仑、解溪等穴。

方义　泻刮督脉后发际至命门段、膀胱经第1侧线大杼至肾俞段、叩击或拍击出痧之处，可调理脏腑，调和气血，扶正祛邪，通经活络止痛。配膈俞、血海养血活血；配肾俞、关元温补阳气，驱散寒邪；配足三里、阴陵泉健运脾胃化湿；配病变局部取穴、循经选穴疏通经脉，祛邪止痛。

2. 风湿热痹

治法　祛风清热除湿，通络止痛。主取督脉、足太阳经，以泻刮为主。

处方与操作　泻刮督脉后发际经大椎穴至命门穴的循行线、足太阳膀胱经第1侧线大杼穴至三焦俞穴的循行线，均要求出痧；采用叩击法或拍法对出痧之处进行叩击或拍击；采用拍法拍击曲泽、委中，要求出痧；角揉大椎、风门、阴陵泉。

发热恶风者，加角揉曲池、合谷穴。

方义 泻刮督脉后发际经大椎至命门段、膀胱经第1侧线大杼至三焦俞段、叩击或拍击出痧之处，可调理脏腑，调和气血，扶正祛邪，通经活络止痛。角揉大椎、风门、阴陵泉可清热散风，利湿消肿；拍击曲泽、委中可清热化湿，发汗退热。配曲池、合谷清热解表。

【注意事项】

1. 刮痧治疗痹证有较好的效果，尤其对风湿性关节炎。类风湿关节炎因病情缠绵反复，属于顽痹范畴，非一时能获效。

2. 在风湿热痹的急性期要配合药物治疗，迅速控制病情。平时均应注意关节的保暖，避免邪气侵袭。

3. 刮痧后饮用300~400毫升温开水。

4. 风湿热痹高热患者，可在刮痧治疗后休息1~2天再行刮痧，待病情稳定后与风寒湿痹患者一样间隔3~6日刮痧1次，连续4次为1个疗程，休息2周后再开始第2个疗程，应坚持治疗2~3个疗程。

颈 痹

【概述】

颈痹是以一侧或双侧颈项痹痛、活动不利，甚则痛引头枕、肩背，上肢麻木疼痛等为主要临床表现的病证。

西医学中颈部肌肉痉挛、颈椎骨关节炎、增生性颈椎炎、颈神经根综合征、颈椎间盘脱出症，均可归属本病范畴进行辨证施治。

【病因病机】

颈痹多因感受风寒湿邪，客于经脉；或久坐低头少动，劳损筋肉；或扭挫损伤，气血瘀滞，致使颈部筋骨、肌肉受损，经脉痹阻不通。

颈痹的发病主要与督脉及手足太阳经、手足少阳经密切相关。

【辨证分型】

颈痹以头枕、颈项疼痛、上肢麻木为主症，兼见夜寐露肩或久卧湿地而致颈强脊痛，肩臂酸楚，颈部活动受限，甚则手臂麻木发冷，遇寒加重，或伴形寒肢冷、全身酸楚，舌苔薄白或白腻，脉弦紧，为风寒痹阻；兼有外伤史或久坐低头职业者，颈项、肩臂疼痛，甚者放射至前臂，手指麻木，劳累后加重，项部僵直或肿胀，活动不利，肩部压痛，舌质紫暗有瘀点，脉涩，为劳伤血瘀。

【刮痧治疗】

治法 祛风散寒，舒筋活络止痛。主取足少阳经、督脉、足太阳经，以泻刮为主。

处方与操作 泻刮足少阳胆经风池穴经肩井穴至肩峰的循行线、督脉后发际经大椎穴至命门穴的循行线、足太阳膀胱经第1侧线大杼穴至肾俞穴的循行线，均要求出痧，采用叩击法或拍法对出痧之处进行叩击或拍击；角推脊柱两侧夹脊穴 2～3 遍至皮肤潮红；采用颤法颤动天宗穴；角揉肩井穴。

风寒痹阻者，加角揉风门、风府穴；劳伤血瘀者，加角揉膈俞、合谷、血海等穴。

方义　泻刮胆经风池经肩井至肩峰段，可疏散风寒，疏通局部筋络，活血止痛；泻刮督脉后发际经大椎至命门段、膀胱经第 1 侧线大杼至肾俞段，可疏散外邪，疏调气机，通经活络止痛；角推夹脊、颤动天宗、角揉肩井，可疏通局部气血，通络止痛。配风门、风府祛风通络；配膈俞、合谷、血海活血化瘀，通络止痛。

【注意事项】

1. 刮痧治疗颈痹有较好的疗效，即时止痛作用非常明显，患者可配合按摩、牵引治疗。

2. 注意局部保暖，避免长时间伏案工作，看电视、操作电脑时应每 30 分钟休息 10 分钟，其间注意活动颈肩部，促进局部血液循环。

3. 刮痧后饮用 300～400 毫升温开水。

4. 间隔 3～6 日刮痧 1 次，连续 4 次为 1 个疗程，休息 2 周后再开始第 2 个疗程，应坚持治疗 2～3 个疗程。

肩　痹

【概述】

肩痹又名"五十肩""漏肩风""冻结肩"，是以肩关节疼痛为主，继之发生运动障碍的一种常见病、多发病。发病年龄大多 40 岁以上，女性发病率略高于男性，且多见于体力劳动者。肩痹早期肩关节呈阵发性疼痛，常因天气变化及劳累而诱发，以后发展为持续性疼痛，并逐渐加重，昼轻夜重，夜不能寐。患者肩关节向各个方向的主动和被动活动受限。肩部受到牵拉时，可引起剧烈疼痛。肩关节可有广泛压痛，并向颈部及臂部放射，病久还可出现不同程度的肩臂肌肉萎缩。

西医学的肩关节周围炎可归属本病范畴进行辨证施治。

【病因病机】

肩痹的发生主要由于在年老体虚、气虚不足、劳累过度的基础上外感风寒之邪所致；亦有因跌仆闪挫所致者，主要是风寒客于经脉，或瘀血阻滞经脉，不通则痛；病久则由于经脉血气不通，不能濡养筋肉，而见肌肉萎缩。

肩痹的病变部位在肩部的经脉和经筋。气血阻滞，不通则痛是其主要病机。

【辨证分型】

由于肩部主要归手三阳经及手太阴经所主，故需辨明其病变部位归经。

若以肩前中府穴区疼痛为主，后伸疼痛加剧，病属太阴经证；若以肩外侧肩髃、肩髎、臂臑穴处疼痛为主，三角肌压痛，外展疼痛加剧，病属阳明、少阳经证；若以肩后侧肩贞、臑俞穴处疼痛为主，肩内收疼痛加剧，病属太阳经证。

【刮痧治疗】

治法　疏散风寒，通经活络，活血止痛，主取足少阳经、督脉、足太阳经，以泻刮为主。

处方与操作　泻刮足少阳胆经风池穴经肩井穴至肩峰的循行线、督脉后发际至大椎穴的循行线、足太阳膀胱经第 1 侧线大杼穴至肺俞穴的循行线，均要求出痧；采用叩击法或拍法对出痧之处进行叩击或拍击；采用颤法颤动天宗穴；角揉肩髃、肩贞、臂臑、阳陵泉、条口、至阴等穴。

太阴经证者，加泻刮手太阴肺经云门穴至尺泽穴的循行线，不必强求出痧，角揉尺泽、阴陵泉穴；阳明、少阳经证者，加泻刮手阳明大肠经肩髃穴至曲池穴的循行线、手少阳三焦经臑会穴至天井穴的循行线，均不必强求出痧；角揉手三里、外关穴；太阳经证者，加泻刮手太阳小肠经臑俞穴至小海穴的循行线，不必强求出痧，角揉后溪、大杼、昆仑等穴。

方义　泻刮胆经风池经肩井至肩峰段，可疏风散寒，疏调局部气机，通经活络止痛；泻刮督脉后发际至大椎段、膀胱经第 1 侧线大杼至肺俞段、叩击或拍击出痧之处，可疏散外邪，疏调气机，通经止痛；角揉肩髃、肩贞、臂臑、天宗，可祛风散寒，疏经通络；角揉阳陵泉、条口、至阴，可疏经活络，通经止痛。配肺经云门至尺泽段、尺泽、阴陵泉可疏通手太阴经脉，活血止痛；配大肠经肩髃至曲池段、三焦经臑会至天井段、手三里、外关可疏通手阳明、手少阳经脉，活血止痛；配小肠经臑俞至小海段、后溪、大杼、昆仑可疏通手太阳经脉，活血止痛。

【注意事项】

1. 刮痧治疗肩痹以早期、发展期疗效最为显著，即时止痛作用明显。恢复期出现肌肉萎缩、粘连严重，除用刮痧疗法治疗外，应配合针灸推拿治疗，以解除粘连，舒筋通络，增加疗效。

2. 在刮痧治疗的同时，配合相应的功能锻炼，如患肢摸高，体后拉手，上肢内、外旋活动，摇动双肩，双手攀颈挺胸等活动，可有效防止肌肉萎缩的出现。

3. 注意局部保暖，避免长时间伏案工作，经常活动颈肩臂部，促进局部血液循环。

4. 刮痧后饮用 300 ~ 400 毫升温开水。

5. 间隔 3 ~ 6 日刮痧 1 次，连续 4 次为 1 个疗程，休息 2 周后再开始第 2 个疗程，应坚持治疗 2 ~ 3 个疗程。

痿　证

【概述】

痿证是指肢体筋肉迟缓，软弱无力，皮肤麻木，不能随意运动，日久导致肌肉萎缩的一种病证。临床上以下肢痿软、不能随意运动者较多见，故有"痿躄"之称。

西医学的多发性神经炎、脊髓空洞症、肌萎缩、肌无力、侧索硬化、运动神经元病、周期性麻痹、肌营养不良症、癔病性瘫痪和表现为软瘫的中枢神经系统感染后遗症等，均可归属于本病范畴进行辨证施治。

【病因病机】

痿证的发病常因外感燥邪，侵袭于肺，肺受灼热，耗伤津液，筋肉不得润养；或因坐卧湿地、冒雨涉水，湿邪侵袭，郁而化热，湿热闭阻经络；或因饮食不节，气血化生不足；或因久病体虚，房事过度，肝肾精血亏损，均可使筋肉失于濡养，以致弛缓不用。

痿证发病涉及肺、脾、肝、肾多脏，筋脉失于濡养是其主要病机。

【辨证分型】

痿证的辨证，重在审标本虚实。

起病急骤，发热后突然出现，病情发展较快者属实。兼见发热多汗，肢体软弱无力，缓纵不收，皮肤枯燥，心烦口渴，或咽干咳呛少痰，小便短赤，大便秘结，舌红苔黄，脉细数，为肺热津伤；兼见初期四肢感觉异常，继而手足无力，下肢困重麻木，胸脘痞闷，大便黏浊，小便赤涩，舌黄厚腻，脉滑数而濡，为湿热浸淫。

起病缓慢，病程较久，病情发展较慢者属虚。兼见肌肉瘦削，痿软无力，逐渐加重，食少便溏，面色苍白，神疲气短，舌苔薄白，脉细弱，为脾胃亏虚；兼见一侧或双侧下肢感觉障碍，或感觉消失，渐致下肢痿废不用，腰脊酸软，头晕耳鸣，遗精滑泄，或月经不调，舌淡红少苔，脉沉细数，为肝肾亏虚。

【刮痧治疗】

1. 实证

治法　祛邪通络，清热利湿，濡养筋脉。主取督脉、足太阳经、足阳明经、足太阴经，以泻刮为主。

处方与操作　泻刮督脉后发际经大椎穴至腰阳关穴的循行线、足太阳膀胱经第1侧线大杼穴至大肠俞穴的循行线，均要求出痧；采用叩击法对出痧之处进行叩击；采用擦法横向快速摩擦八髎穴区，使之产生热量并向深部渗透至小腹；角推脊柱两侧夹脊穴3～5遍；泻刮足阳明胃经足三里穴至下巨虚穴的循行线，以皮肤微红为度；补刮足太阴脾经阴陵泉穴至三阴交穴的循行线，以皮肤微红为度。

肺热津伤者，加角揉肺俞、尺泽穴；湿热浸淫者，加角揉脾俞、阴陵泉、丰隆等穴；上肢肌肉萎缩者，加角揉臑俞、肩髃、肩髎、曲池、手三里、合谷等穴；下肢肌肉萎缩者，加角揉髀关、梁丘、伏兔、足三里、阳陵泉、三阴交等穴。

方义　泻刮督脉后发际经大椎至腰阳关段、膀胱经第1侧线大杼至大肠俞段，摩擦八髎穴区，可调理脏腑，调理气血，祛除邪气，通经活络；角推夹脊，可调脏腑阴阳，调理气血；泻刮胃经足三里至下巨虚段，可祛邪通络，清热利湿；补刮脾经阴陵泉至三阴交，可健脾和胃，补益气血，濡养筋脉。配肺俞、尺泽清肺泄热；配脾俞、阴陵泉、丰隆清热健脾利湿；配臑俞、肩髃、肩髎、曲池、手三里、合谷疏通上肢经络，调理上肢气血；配髀关、梁丘、伏兔、足三里、阳陵泉、三阴交疏通下肢经络，调理下肢气血。

2. 虚证

治法 补益脾胃，补益肝肾，濡养筋脉。主取督脉、足太阳经、足阳明经、足太阴经、足少阴经、足厥阴经，以补刮为主。

处方与操作 补刮督脉后发际经大椎穴至腰阳关穴的循行线、足太阳膀胱经第 1 侧线大杼穴至大肠俞穴的循行线，均不必强求出痧；采用擦法横向快速摩擦八髎穴区，使之产生热量并向深部渗透至小腹；角推脊柱两侧夹脊 3～5 遍；补刮足阳明胃经足三里穴至下巨虚穴的循行线、足太阴脾经阴陵泉穴至三阴交穴的循行线、足少阴肾经阴谷穴至太溪穴的循行线、足厥阴肝经膝关穴至中封穴的循行线，均以皮肤微红为度。

脾胃亏虚者，加角揉气海、关元、足三里等穴；肝肾亏虚者，加角揉肝俞、肾俞、悬钟、阳陵泉等穴；上肢肌肉萎缩者，加角揉臑俞、肩髃、肩髎、曲池、手三里、合谷等穴；下肢肌肉萎缩者，加角揉髀关、梁丘、伏兔、足三里、三阴交等穴。

方义 补刮督脉后发际经大椎至腰阳关段、膀胱经第 1 侧线大杼至大肠俞段，可调理脏腑，调理气血，祛除邪气，通经活络；角推夹脊，可调脏腑阴阳，调理气血；补刮胃经足三里至下巨虚段、脾经阴陵泉至三阴交段，可健脾和胃，补益气血，濡养筋脉；补刮肾经阴谷至太溪穴段、肝经膝关至中封段，可补益肝肾，坚强筋骨。配气海、关元、足三里健脾益气；配肝俞、肾俞、悬钟、阳陵泉补益肝肾；配臑俞、肩髃、肩髎、曲池、手三里、合谷疏通上肢经络，促进上肢气血循行；配髀关、梁丘、伏兔、足三里、三阴交疏通下肢经络，促进下肢气血循行。

【注意事项】

1. 刮拭治疗痿证对肌肉萎缩的恢复有一定疗效，但应进行必要的检查以明确诊断，并配合中西药物综合治疗。

2. 患者宜加强营养，禁食辛辣烟酒及少食肥甘之品。调节情志，避免不良情绪的影响。

3. 患者应加强主动及被动的肢体功能锻炼，以助早日康复。卧床患者应保持四肢功能体位，以免造成足内翻或下垂。

4. 刮痧后饮用 300～400 毫升温开水。

5. 间隔 3～6 日刮痧 1 次，连续 4 次为 1 个疗程，休息 2 周后再开始第 2 个疗程，应坚持治疗 8～10 个疗程。

扭 伤

【概述】

扭伤是指四肢关节或躯体部的肌肉、经筋、络脉损伤，主要表现为扭伤部位疼痛，关节活动不利，继则出现肿胀，伤处虽无骨折、脱臼、皮肉破损，但肌肤发红或青紫，多发于腰、踝、膝、肩、腕、肘、髋等关节部位。

西医学的腰、踝、膝、肩、腕、肘、髋关节扭伤均可归属于本病范畴进行辨证施治。

【病因病机】

本病多由剧烈运动或负重、持重时姿势不当，或不慎跌仆、牵拉和过度扭转等原因，使受外力的关节超越正常的活动范围而引起的关节周围软组织损伤，以致经络不通，经气运行受阻，瘀血壅滞局部，甚至关节活动受限。

【辨证分型】

扭伤部位肿胀疼痛，关节活动不利，伤处肌肤出现红、青、紫等色。若新伤疼痛肿胀，活动不利，为气血阻滞；若陈伤每遇天气变化而反复发作，为瘀血阻滞。

【刮痧治疗】

治法　行气活血止痛。主取扭伤部位经络，以泻刮为主。

处方与操作　泻刮扭伤部位的经络循行线。

腰部受损者，泻刮督脉后发际经大椎穴至命门穴的循行线、足太阳膀胱经第 1 侧线大杼穴至肾俞穴的循行线，均要求出痧；采用拍法拍击委中穴，要求出痧；上肢受损者，加泻刮手少阳三焦经肩髎穴至液门穴的循行线、手太阳小肠经阳谷穴至后溪穴的循行线，均以皮肤微红为度；下肢受损者，加泻刮足少阳胆经环跳穴至膝阳关穴的循行线、足太阳膀胱经承扶穴至昆仑穴的循行线，均以皮肤微红为度。气血阻滞者，加角揉膈俞、合谷穴；瘀血阻滞者，加角揉血海、三阴交穴。

方义　泻刮扭伤部位经络循行线，可运行气血，疏通经络，活血止痛。配合谷、三阴交疏通气血；配血海、膈俞行血祛瘀。

【注意事项】

1. 刮痧治疗本病可改善患部疼痛症状，受伤后应适当限制扭伤部位局部的活动，避免加重损伤。必须依据相应的检查结果排除骨折、脱位、韧带断裂等情况。

2. 刮痧治疗时手法不宜过重，以免造成新伤。

3. 应注意局部保暖，避免风寒湿邪的侵袭，病情好转后进行适量的户外活动。

4. 刮痧后饮用 300～400 毫升温开水。

5. 间隔 3～6 日刮痧 1 次，连续 4 次为 1 个疗程，陈旧损伤可休息 2 周后再开始第 2 个疗程，应坚持治疗 2～3 个疗程。

腰　痛

【概述】

腰痛又称"腰脊痛"，是以腰脊疼痛为主要症状的病证，为临床常见症状，其疼痛部位或在脊中，或在一侧，或两侧俱痛，常伴有腰部活动功能受限。腰痛可见于任何年龄。

　　西医学的腰部软组织损伤、肌肉风湿病、腰椎退行性病变、腰肌劳损、腰椎间盘突出症、坐骨神经痛，均可归属本病范畴进行辨证施治。

【病因病机】

　　腰痛的发病内因多责之禀赋不足，肾亏腰府失养；外感多为寒湿诸邪痹阻经脉。若感寒湿，侵袭肌肤经络，郁遏卫阳，致腰府气血不通而痛；或劳力扭伤，气滞血瘀，经脉不通而致腰痛。

　　腰痛主要与足太阳膀胱经、督脉、带脉筋脉痹阻有关，腰部经脉、经筋、络脉的不通和失养，是其主要病机。

【辨证分型】

　　腰痛应注意辨别是虚是实。

　　一般发病迅速、疼痛剧烈、痛有定处者，多属实证。兼见腰部受寒史，腰部冷痛重着，转侧不利，逐渐加重，静卧病痛不减，寒冷和阴雨天加重，恶寒肢冷，舌质淡苔白腻，脉沉而迟缓，为寒湿腰痛；兼见腰部有陈旧伤史，每遇劳累而发，腰痛如刺，痛有定处，痛处拒按，日轻夜重，转侧俯仰不利，舌质暗紫，或有瘀斑，脉涩，为瘀血腰痛。

　　一般起病缓慢，隐隐作痛，绵绵不已者，多属虚证。兼见酸多痛少，腿膝无力，喜揉喜按，遇劳加重，舌淡苔白，脉沉细，为肾虚腰痛。

【刮痧治疗】

1. 实证

　　治法　散寒除湿，活血化瘀止痛。主取督脉、足太阳经，以泻刮为主。

　　处方与操作　泻刮督脉后发际经大椎穴至腰阳关穴的循行线、足太阳膀胱经第 1 侧线大杼穴至大肠俞穴的循行线，均要求出痧，采用叩击法对出痧之处进行叩击；角推脊柱两侧夹脊穴 3～5 遍；采用拍法拍击委中穴，要求出痧。

　　寒湿腰痛者，加角揉关元、命门、腰阳关等穴；瘀血腰痛者，加角揉膈俞、血海穴。

　　方义　泻刮督脉后发际经大椎至腰阳关段、膀胱经第 1 侧线大杼至大肠俞段，可疏通督脉、膀胱经脉气血，通经止痛；角推夹脊，可疏通局部经筋、脉络气血，活血止痛；拍击委中，可疏调腰背部膀胱经气血，通络止痛。配关元、命门、腰阳关祛风散寒，宣导阳气；配膈俞、血海活血化瘀止痛。

2. 虚证

　　治法　补气益肾，通络止痛。以取督脉、足太阳经，以补刮为主。

　　处方与操作　补刮督脉后发际经大椎穴至腰阳关穴的循行线、足太阳膀胱经第 1 侧线大杼穴至肾俞穴的循行线，均不必强求出痧，角揉命门、腰阳关、肾俞等穴；采用擦法横向快速摩擦八髎穴区，使之产生热量并向深部渗透至小腹；角推脊柱两侧夹脊穴 3～5 遍；采用摩法对刮拭之处进行旋摩；平刮委中穴。

乏力神倦肢冷者，加角揉命门、志室、太溪等穴。

方义　补刮督脉后发际经大椎至腰阳关段、膀胱经第 1 侧线大杼至肾俞段、摩擦八髎穴区，可疏通腰背部经脉气血，通经止痛；角推夹脊，可疏通局部经筋、脉络气血；角揉命门、腰阳关、肾俞可补虚益肾；拍击委中，可调和足太阳的经气。配命门、志室、太溪益肾壮腰。

【注意事项】

1. 刮痧治疗风湿性和腰肌劳损所致腰痛有较好的效果，治疗腰椎间盘突出引起的腰痛，必须严格注意刮拭力度及部位，以免加重病情，脊椎结核、肿瘤等引起的腰痛不属于刮痧治疗范畴。

2. 改善阴冷潮湿的生活、工作环境，勿坐卧湿地，勿冒雨涉水，劳作汗出后及时擦拭身体，更换衣服，或饮姜汤水驱散风寒，避免寒湿侵袭。

3. 注意腰部适当用力，不可强力举重、负重久行，坐、卧、行走保持正确姿势，若需做腰部用力或弯曲工作，应定时做松弛腰部肌肉的体操，劳逸适度，节制房事，避免跌仆闪挫。

4. 刮痧后饮用 300 ~ 400 毫升温开水。

5. 实证应间隔 3 ~ 4 日刮痧 1 次，虚证应间隔 5 ~ 6 日刮痧 1 次，连续 4 次为 1 个疗程，休息 2 周后再开始第 2 个疗程，应坚持治疗 2 ~ 3 个疗程。

第四节　五官科疾病

耳鸣耳聋

【概述】

耳鸣是指患者自觉耳内鸣响，如闻蝉声，或如潮声，听觉减退；耳聋则指患者不同程度的听觉减退，妨碍交谈，甚至听觉丧失，不闻外声，轻者称"重听"。二者可单独发生，也可相伴出现，耳聋常由耳鸣发展而来。二者在病因病机及刮痧治疗方面大致相同，故合并论述。

西医学的神经性耳聋等耳科疾病，以及由脑血管病、高血压病、动脉硬化、贫血等引起的耳鸣、耳聋均可归属本病范畴进行辨证施治。

【病因病机】

耳鸣、耳聋的发生，外因多由风热侵袭，邪郁不泄，壅遏清窍所致。内因多为病后或房劳，耗伤肾精，则耳窍失养，或脾胃虚弱，气血化生不足，或脾虚清阳不升，不能上荣于耳窍，都可导致耳鸣、耳聋。此外，情志不畅，肝失疏泄，气郁化火，或暴怒伤肝，肝胆之火循经上扰耳窍而致耳鸣、耳聋；嗜酒肥甘，脾胃湿热内生，聚成痰热，日久化火，痰火上升，壅塞耳窍而致耳鸣，甚至气闭而成耳聋。

【辨证分型】

本病应辨别虚实。

一般而言,新病暴鸣而声大者多为实证。外感热病过程中出现耳鸣,耳聋,头痛眩晕,心烦,耳中作痒,恶寒发热,舌偏红苔薄黄,脉浮或弦数,为风热上扰;兼见突然耳鸣或耳聋,头痛面赤,口苦咽干,心烦易怒,胸胁胀闷,大便秘结,小便短赤,舌红苔黄,脉弦数,为肝胆火盛;兼见耳鸣如蝉,时轻时重,甚则耳聋,胸闷心烦,口苦痰多,或见胁痛,喜太息,耳下胀痛,舌红苔黄腻,脉弦滑,为痰火郁结。

一般而言,久病渐鸣而声细者多为虚证。兼见耳鸣或耳聋,眩晕,腰膝酸软,颧红口干,五心烦热,遗精盗汗,舌红,脉细弱,为肾精亏虚;兼见耳鸣、耳聋,时轻时重,劳累加重,神疲乏力,大便溏薄,舌淡胖苔薄白腻,脉细弱,为清气不升。

【刮痧治疗】

1. 实证

治法 疏风泻火,清胆开窍。主取足少阳经、督脉、手阳明经,以泻刮为主。

处方与操作 泻刮头部两侧太阳穴经角孙穴至风池穴的连线,不必出痧;角揉风池、翳风穴;泻刮耳门穴经听宫穴至听会穴的连线,以皮肤微红为度;泻刮督脉后发际至腰俞穴的循行线,要求出痧;泻刮手阳明大肠经曲池穴至合谷穴的循行线,以皮肤微红为度;角揉外关穴。风热上扰者,加角揉合谷、中渚穴;肝胆火盛者,加角揉丘墟、足临泣穴。

方义 泻刮头部两侧太阳经角孙至风池段、角揉风池及翳风,可疏解外风,平息内风;泻刮督脉后发际至腰俞段、耳门经听宫至听会段,角揉外关,可疏通经气,聪耳明目;泻刮大肠经曲池至合谷段、角揉外关,可疏风清热。配合谷、中渚疏解少阳风热;配丘墟、足临泣清泻肝胆。

2. 虚证

治法 补肾填精,聪耳开窍。主取足太阳经、督脉、足少阴经、足太阴经,以补刮为主。

处方与操作 补刮耳门穴经听宫穴至听会穴的连线,以皮肤微红为度;补刮督脉后发际至腰俞穴的循行线、足太阳膀胱经第1侧线肝俞穴至肾俞穴的循行线,不必强求出痧;角揉三阴交、太溪穴。肾精亏虚者,加角揉关元、气海、命门等穴;清气不升者,加角揉足三里、中脘、气海等穴。

方义 补刮耳门经听宫至听会段,可疏通经气,聪耳明目;补刮督脉后发际至腰俞段、膀胱经第1侧线肝俞至肾俞段,可调理脏腑,补益肝肾,聪耳启闭;角揉三阴交、太溪,可健脾补肾。配命门、气海、关元补肾益精,上荣耳窍;配足三里、中脘、气海益气升清,以荣耳窍。

【注意事项】

1. 刮痧对耳鸣、耳聋有一定的疗效,但对鼓膜损伤致听力完全丧失者疗效不佳;

新病者通过刮痧治疗有望康复，慢性久聋者较难康复。

2. 良好的生活习惯及精神状态对耳鸣、耳聋的康复有着重要的意义，平时应调畅情志，预防外感，避免劳倦，节制房事，饮食忌辛辣肥甘，保持耳道清洁。

3. 刮痧后饮用 300~400 毫升温开水。

4. 实证耳鸣、耳聋可隔 3~4 日刮痧 1 次，虚证者可每隔 5~6 日刮痧 1 次，连续 4 次为 1 个疗程，休息 2 周后再开始第 2 个疗程，应连续治疗3~4个疗程。

咽喉肿痛

【概述】

咽喉肿痛是以咽喉部红肿疼痛、吞咽不适为主症的一种病证，又称"喉痹""乳蛾"等。本病全年均可发生，尤以冬、春季多见。

西医学的急慢性咽炎、急慢性扁桃体炎、扁桃体周围脓肿、咽部脓肿等疾病均可归属本病范畴进行辨证施治。

【病因病机】

咽喉肿痛多因风热犯肺，热邪熏灼肺系；或过食辛辣煎炒，胃热壅盛，肺胃郁热循经上扰；或肾阴亏虚，虚火上炎，灼于咽喉而致。

咽喉肿痛病位在肺、胃、肾，火热之邪扰动肺系是其主要病机。

【辨证分型】

咽喉肿痛临床辨证以热为主，但有虚实之分。

若咽部红肿，灼热疼痛，吞咽困难，高热头痛，口渴喜饮，咳嗽，痰黄黏稠，大便秘结，小便短赤，舌红苔黄，脉浮数或洪大，为实热。

若咽喉稍肿，色暗红，疼痛较轻，喉间有异物感，咽喉干燥，声音嘶哑，入夜症状加重，舌红苔少，脉细数，为虚热。

【刮痧治疗】

1. 实证

治法　清热利咽，消肿止痛。主取督脉、足少阳经、足太阳经、手太阴经、手足阳明经，以泻刮为主。

处方与操作　泻刮督脉大椎穴至身柱穴的循行线、足少阳胆经风池穴经肩井穴至肩峰的循行线、足太阳膀胱经第 1 侧线大杼穴至肺俞穴的循行线，均要求出痧；角揉风门、风池、大杼等穴；泻刮手太阴肺经尺泽穴至太渊穴的循行线、手阳明大肠经曲池穴至合谷穴的循行线，均以皮肤微红为度；角揉少商、合谷穴。高热者，加角揉大椎、外关、曲池等穴；大便秘结者，加角揉支沟、天枢穴。

方义　泻刮督脉大椎至身柱段，胆经风池经肩井至肩峰段，膀胱经第 1 侧线大杼至肺俞段，角揉风门、风池、大杼，可清泻肺热，凉血解毒。泻刮肺经尺泽至太渊段、大肠经曲池至合谷段，可清热解表，疏散阳明邪热。角揉少商、合谷，可疏风泄热，利咽消肿止痛。配大椎、外关、曲池清肺退热；配支沟、天枢清热通便。

2. 虚证

治法 滋阴益肾，降火利咽。主取督脉、足太阳经、足太阴经，以平刮为主。

处方与操作 平刮督脉后发际经大椎穴至命门穴的循行线、足太阳膀胱经第 1 侧线大杼穴至肺俞穴的循行线，均不必强求出痧；角揉肾俞穴；补刮足少阴肾经阴谷穴至太溪穴的循行线，以皮肤微红为度；角揉鱼际、太溪、照海等穴。

入夜症重者，加角揉三阴交穴。

方义 平刮督脉后发际大椎至命门段、膀胱经第 1 侧线大杼至肺俞段、角揉肾俞，可调整脏腑阴阳，疏通经脉，补肾益精；补刮肾经阴谷至太溪段，可滋阴益肾，清热利咽；角揉鱼际、太溪、照海，可滋阴益肾，降火利咽。配三阴交活血止痛。

【注意事项】

1. 刮痧治疗咽喉肿痛有较好的疗效，尤其对于实热证者效果明显。

2. 忌食辛辣刺激性食物，力戒烟酒。

3. 刮痧后饮用 300～400 毫升温开水。

4. 咽喉肿痛实热证刮痧后症状明显缓解者，可隔 3～4 日再行刮痧 1 次；咽喉肿痛虚热证可间隔 5～6 日刮痧 1 次，连续 4 次为 1 个疗程，休息 2 周后再开始第 2 个疗程，应连续治疗 2～3 个疗程。

失　音

【概述】

失音是指声音嘶哑，甚至完全不能发出声音的症状，古称"喑"。

西医学中由急慢性喉炎，喉头结核，声带创伤、结节、息肉等原因引起的失音及癔症性失音，均可归属本病范畴进行辨证施治。

【病因病机】

失音多因感受风寒燥热外邪，邪郁于肺，肺失宣畅，清肃之令不行，会厌开合不利，声道燥涩；或因嗜食肥甘厚味、饮酒吸烟，痰热内生，壅塞肺气，声音不扬；或因忧思郁怒，突受惊恐，气机郁闭；或因长期用声过度，气津被耗，或因慢性疾患，久咳劳嗽，肺肾阴津亏虚，虚火上炎，肺失濡润，均可致音喑不出。

失音病位在肺，与肝、肾两脏也密切相关；肺失宣畅，声道涩滞是其主要病机。

【辨证分型】

失音有暴喑、久喑之别，病有虚实之分。

凡卒然起病，声音不扬，甚则嘶哑，伴外感表证者为暴喑，属实。兼见咽痒、咳嗽不爽，鼻塞声重，胸闷，寒热头痛，口不渴，舌淡苔薄白，脉浮，为风寒袭肺；兼见语声重浊，咳痰稠黄，咽喉干痛，口干身热，舌红苔黄腻，脉滑数，为痰热壅肺；兼见因情志郁怒，悲忧而发，心烦易怒，胸闷气窒，咽喉梗阻不舒，舌红苔薄黄，脉弦，为气机郁滞。

凡缓慢起病，逐渐音哑，持续加重，因久病体虚者为久喑，属虚。兼见咽痛喉燥，口干，痰少而黏，舌红少津苔薄，脉细数，为肺燥津伤；兼见音哑日久不愈，干咳少痰，潮热盗汗，耳鸣目眩，腰酸膝软，形体日瘦，舌红苔少，脉细数，为肺肾阴虚。

【刮痧治疗】

1. 暴喑

治法　宣肺理气，化痰利咽。主取督脉、足太阳经、足少阳经、手太阴经、手阳明经，以泻刮为主。

处方与操作　泻刮督脉后发际经大椎穴至身柱穴的循行线、足少阳胆经风池穴经肩井穴至肩峰的循行线、足太阳膀胱经第1侧线大杼穴至肺俞穴的循行线，均要求出痧；角揉肺俞穴；泻刮手太阴肺经尺泽穴至太渊穴的循行线、手阳明大肠经曲池穴至合谷穴的循行线，以皮肤微红为度；角揉尺泽、鱼际、合谷等穴。

风寒袭肺者，加角揉风池、风门穴；痰热壅肺者，加角揉曲池、丰隆穴；气机郁滞者，加角揉膻中、太冲穴，角推从前正中线沿第6肋间经期门穴至腋前线，手法宜轻，以皮肤微红为度。

方义　泻刮督脉后发际经大椎至身柱段，可振奋阳气，调整阴阳，疏通经脉；泻刮胆经风池经肩井至肩峰段、膀胱经第1侧线大杼至肺俞段，可宣肺解表，透邪利咽；泻刮肺经尺泽至太渊段、大肠经曲池至合谷段及角揉尺泽、鱼际、合谷，可疏风解表，清热化痰利咽。配风池、风门宣肺祛风；配曲池、丰隆清泻阳明郁热；配膻中、期门、太冲疏肝理气，解郁开窍。

2. 久喑

治法　润肺滋肾，祛燥利咽。主取督脉、足太阳经、手太阴经、足少阴经，以补刮为主。

处方与操作　补刮督脉后发际经大椎穴至身柱穴的循行线、足太阳膀胱经第1侧线大杼穴至肾俞穴的循行线，不必强求出痧；角揉肺俞穴；补刮手太阴肺经尺泽穴至太渊穴的循行线，以皮肤微红为度；角揉尺泽、鱼际、合谷等穴；补刮足少阴肾经阴谷穴至太溪穴的循行线，以皮肤微红为度。

肺燥津伤者，加角揉列缺、照海穴；肺肾阴虚者，加角揉太溪、照海穴。

方义　补刮督脉后发际经大椎至身柱段、膀胱经第1侧线大杼至肾俞段，可疏通经气，养阴润肺滋肾；补刮肺经尺泽至太渊段，角揉尺泽、鱼际、合谷，可润肺利咽；补刮肾经阴谷至太溪穴段，可滋肾润燥。配列缺、照海养阴清火；配太溪、照海滋肾润肺。

【注意事项】

1. 刮痧治疗失音有较好的疗效，尤其对暴喑者疗效明显。治疗期间应避免过度用嗓及高声言语，以利恢复。

2. 避免感冒，忌食辛辣刺激性食物，力戒烟酒。

3. 刮痧后饮用 300~400 毫升温开水。

4. 暴喑刮痧后症状明显缓解者，可隔 3~4 日再行刮痧 1 次；久喑者可间隔 5~6 日刮痧 1 次，连续 4 次为 1 个疗程，休息 2 周后再开始第 2 个疗程，应连续治疗 2~3 个疗程。

鼻 渊

【概述】

鼻渊是以鼻流腥臭浊涕、鼻塞、嗅觉减退为主症的一种病证，严重者称"脑漏"。西医学的急慢性鼻炎、急慢性鼻窦炎、副鼻窦炎均可归属本病范畴进行辨证施治。

【病因病机】

鼻渊的发生，多因外感风热邪毒，或风寒入侵，郁而化热，郁闭腠理，使肺失清肃，邪热循经上犯于鼻而致。或因肝胆火旺，胆火循经上犯于脑而致。或因湿热邪毒，伤及脾胃，运化失常，清气不升，浊气不降，湿热循经上犯于鼻而致。

鼻渊的病变部位涉及肺、脾、肝、胆，病邪壅滞鼻窍是其主要病机。

【辨证分型】

本病的发病以实邪为主。

鼻渊临床主要表现为流涕、鼻塞、嗅觉减退，兼见病变初起鼻涕量多，头痛发热，咳嗽，舌红苔黄，脉浮数，为肺经风热；兼见鼻塞流涕经久不愈，反复发作，头昏头痛，额眉胀痛，舌红苔黄，脉弦滑，为脾经湿热；兼见鼻塞，多腥臭浊涕，头痛目眩，口苦咽干，舌红苔黄，脉弦数，为肝胆火旺。

【刮痧治疗】

治法 清热通络，宣通鼻窍。主取督脉、足太阳经，以泻刮为主。

处方与操作 泻刮督脉百会穴至印堂穴的循行线，不必出痧；平刮迎香穴至颧髎穴的连线，以皮肤微红为度；泻刮头部两侧太阳穴经角孙穴至风池穴的连线，不必出痧；泻刮足太阳膀胱经第 1 侧线大杼穴至胃俞穴的循行线，要求出痧。

肺经风热者，加泻刮手太阴肺经尺泽穴至列缺穴的循行线，不必强求出痧，角揉曲池、外关穴；脾经湿热者，加泻刮足阳明胃经足三里穴至丰隆穴的循行线，以皮肤微红为度，角揉中脘、气海、阴陵泉、三阴交等穴；肝胆火旺者，加泻刮足少阳胆经阳陵泉穴至悬钟穴的循行线、足厥阴肝经太冲穴至行间穴的循行线，均以皮肤微红为度，角揉率谷、侠溪、太冲、行间等穴。

方义 泻刮督脉百会至印堂段，可泄热祛风，疏通鼻窍；平刮迎香至颧髎的连线，可疏通经络，通利鼻窍；泻刮头部两侧太阳经角孙至风池的连线，可通络祛风。配肺经尺泽至列缺段及曲池、外关清泄肺热，宣通鼻窍；配胃经足三里至丰隆段及中脘、气海、阴陵泉、三阴交健脾祛湿，化痰通窍；配胆经阳陵泉至悬钟段、肝经太冲至行间段及率谷、侠溪、太冲、行间清泻肝胆，通利鼻窍。

【注意事项】

1. 刮痧对鼻窦炎的疗效较好，对副鼻窦炎疗效一般。

2. 积极参加体育锻炼，增强抵抗力，提高人体对不良条件的适应能力，积极治疗上呼吸道疾病及全身其他慢性疾患。忌食辛辣和刺激性食物，戒烟酒。

3. 刮痧后饮用 300 ~ 400 毫升温开水。

4. 可隔 3 ~ 6 日刮痧 1 次，连续 4 次为 1 个疗程，休息 2 周后再开始第 2 个疗程，应连续治疗 2 ~ 3 个疗程。

牙　痛

【概述】

牙痛是指以牙齿疼痛为主要症状的一种疾病，常因遇冷、热、酸、甜等刺激牙痛加剧。

西医学的各种牙病，如龋齿、牙髓炎、冠周炎、牙周炎、根尖炎等均以牙痛作为主要症状，均可归属本病范畴进行辨证施治。

【病因病机】

牙痛多因胃肠积热或风热外袭经络，郁于阳明，火邪循经上炎引起；亦可由肾阴不足，虚火上炎引起。

牙痛的发病与胃、肠、肾有关，风火、胃火、虚火循经上扰为其主要病机。

【辨证分型】

牙痛的辨证一般分为虚实两类。

牙痛甚剧属于实证。兼见口臭，口渴，便秘，舌苔黄，脉弦者，为胃火牙痛。兼见牙龈肿痛，身热，苔薄白，脉浮数者，为风火牙痛。

牙痛隐隐属于虚证。兼见时作时休，牙齿摇动，齿龈萎缩，腰脊酸软，舌红，脉细者，为肾虚牙痛。

【刮痧治疗】

1. 实证

治法　祛风泻火，通经止痛。主取足少阳经、足太阳经、足阳明经、手阳明经，以泻刮为主。

处方与操作　泻刮足少阳胆经风池穴至肩井穴的循行线、足太阳膀胱经第 1 侧线大杼穴至胃俞穴的循行线，均要求出痧；泻刮足阳明胃经下关穴至颊车穴的循行线，以皮肤微红为度；角揉下关、颊车穴；泻刮手阳明大肠经合谷穴至二间穴的循行线，以皮肤微红为度。

风火牙痛者，加角揉风池、外关穴；胃火牙痛者，加角揉足三里、内庭穴。

方义　泻刮胆经风池至肩井段、膀胱经第 1 侧线大杼至胃俞段，可祛风解表，通络止痛；泻刮胃经下关至颊车段，可清热泻火，通经止痛；泻刮大肠经合谷至二间段及角揉下关、颊车，可清泻阳明火邪，通络止痛。配风池、外关祛风解表散热；配足三里、内庭清热祛火止痛。

2. 虚证

治法 滋补肾阴，降火止痛。主取足阳明经、足少阴经，以补刮为主。

处方与操作 平刮足阳明胃经下关穴至颊车穴的循行线；平刮翳风穴至天容穴的连线；角揉合谷穴；补刮足少阴肾经阴谷穴至太溪穴的循行线，以皮肤微红为度；角揉太溪穴。

牙齿摇动，齿龈萎缩者，加角揉肾俞、三阴交穴。

方义 平刮胃经下关至颊车段、翳风至天容的连线，可疏通局部经络，清热降火止痛；角揉合谷，可泄热通络止痛；补刮肾经阴谷至太溪段、角揉太溪，可补肾固精，滋阴降火止痛。配肾俞、三阴交滋补肾精，固齿止痛。

【注意事项】

1. 刮痧疗法对牙痛有很好的即时止痛效果，疼痛缓解后需配合治疗原发病。
2. 平时宜注意口腔卫生，发现牙病应及时根治。
3. 刮痧后饮用 300～400 毫升温开水。
4. 牙痛实证者，可每日刮痧 1 次至症状缓解；虚证可间隔 5～6 日刮痧 1 次，连续 4 次为 1 个疗程，休息 2 周后再开始第 2 个疗程，应连续治疗 2～3 个疗程。

近　视

【概述】

近视是以视近物清楚、视远物模糊不清为主症的疾病，古称"能近怯远症"，青少年多发。

西医学的调节性近视、功能性（假性）近视及器质性（真性）近视等均可归属本病范畴进行辨证施治。

【病因病机】

本病多因先天禀赋不足造成肝血不足、肝肾亏损，肝血、肾精不能上注于目；或不良的用眼习惯造成久视伤血，致肝血不能上荣于目。

近视的病位在肝、肾，精血不能上荣是其主要病机。

【辨证分型】

近视主要表现为虚证。

若视力逐渐减弱，远视模糊，久视则眼酸头晕，眼球疼痛，两目干涩，舌淡，脉细者，为肝血不足；若视物昏花，失眠健忘，腰酸，舌红，脉细者，为肾精亏损。

【刮痧治疗】

治法 补肝滋肾，益气活血，通络明目。主取足少阳经、足太阳经及局部经络，以

补刮为主。

处方与操作　补刮足少阳胆经风池穴至肩井穴的循行线、足太阳膀胱经第 1 侧线膈俞穴至肾俞穴的循行线，均以皮肤微红为度；角推攒竹穴至丝竹空穴的连线，以皮肤微红为度；平刮头部两侧太阳穴经角孙穴至风池穴的连线，不必出痧；角揉睛明、承泣、光明等穴。

心脾亏虚者，加补刮足阳明胃经足三里穴至下巨虚穴的循行线，以皮肤微红为度，角揉足三里穴；肝肾亏虚者，加补刮足厥阴肝经膝关穴至中封穴的循行线、足少阴肾经阴谷穴至太溪穴的循行线，均以皮肤微红为度，角揉三阴交、太溪穴。

方义　补刮胆经风池至肩井段，可疏调肝胆，活络明目；补刮膀胱经第 1 侧线膈俞至肾俞段，可补益脏腑，养肝明目；角推攒竹至丝竹空的连线、平刮头部两侧太阳经角孙至风池的连线，角揉睛明、承泣、光明，可疏调局部经气，缓解眼部疲劳。配胃经足三里至下巨虚段、足三里补中益气，养血明目；配肝经膝关至中封段、肾经阴谷至太溪段、三阴交、太溪滋补肝肾，滋阴明目。

【注意事项】

1. 刮痧对假性近视疗效显著，可明显缓解视物疲劳等症状，但需坚持较长时间。视力恢复正常后，应坚持进行保健刮痧或自我按摩眼周腧穴，预防近视，提高视力。

2. 应注意科学用眼，坚持每日做眼保健操 2 次以上。

3. 刮痧后饮用 300 ~ 400 毫升温开水。

4. 间隔 3 ~ 6 日刮痧 1 次，一般 4 次为 1 个疗程，休息 2 周后再开始第 2 个疗程，应连续治疗 4 ~ 5 个疗程。

目赤肿痛

【概述】

目赤肿痛又称"赤眼""风火眼""天行赤眼"，俗称"红眼病"，临床以目赤而痛、羞明多泪为主症，一般为双眼同时发病，多见于春、夏两季，常伴有眼睑肿胀、头痛、发热、口苦、咽痛等症状，具有传染性和流行性。

西医学的急性结膜炎、假性结膜炎、流行性角膜炎等均可归属本病范畴进行辨证施治。

【病因病机】

目赤肿痛多因外感风热之邪或猝感时邪疫毒，以致经脉闭塞，血壅气滞，交攻于目；或因肝胆火盛，火郁不宣，循经上扰，气血壅滞于目，使目睛红肿热痛。

目赤肿痛病变主要在阳明、太阳、少阳之脉及肝胆，热邪循经上扰是其主要病机。

【辨证分型】

目赤肿痛在临床上以实证为主。

若起病较急，患眼灼热，流泪羞明，眼睑肿胀，白睛红赤，痒痛皆作，眵多黄黏，头痛，鼻塞，苔薄白或微黄，脉浮数，为外感风热。若起病稍缓，病初眼有异物感，视物模糊不清，畏光羞明涩痛，白睛混赤肿胀，口苦咽干，便秘，耳鸣，苔黄，脉弦数，为肝胆火盛。

【刮痧治疗】

治法 疏风泄热，清肝明目，消肿祛痛。主取督脉、足少阳经、足太阳经，以泻刮为主。

处方与操作 泻刮督脉百会穴至印堂穴的循行线，要求出痧；角揉攒竹、眉冲、鱼腰、丝竹空、太阳等穴；泻刮足少阳胆经风池穴经肩井穴至肩峰的循行线、足太阳膀胱经第1侧线大杼穴至膈俞穴的循行线，均要求出痧。

外感风热者，加角揉合谷、曲池、外关等穴；肝胆火盛者，加角揉太冲、侠溪、行间等穴。

方义 泻刮督脉百会至印堂段，可疏散热邪，清利头目；角揉攒竹、眉冲、鱼腰、丝竹空、太阳，可宣散局部壅滞，疏经通络，消肿止痛；泻刮胆经风池经肩井至肩峰段，可清泻肝胆而明目；泻刮膀胱经第1侧线大杼至膈俞段，可疏散脏腑之热，通经活络而明目。配合谷、曲池、外关清泻阳明热邪；配太冲、侠溪、行间清泻肝胆火热，明目止痛。

【注意事项】

1. 刮痧治疗目赤肿痛有显著疗效，可迅速缓解病情，且明显缩短病程。

2. 本病为眼科常见的急性传染病，常可引起流行，应注意防止患眼分泌物及眼药水流入健眼，注意眼部卫生。

3. 患病期间应注意休息，睡眠要充足，减少视力活动；忌发怒，戒房劳；不吃辛辣食物。

4. 刮痧后饮用300~400毫升温开水。

5. 间隔3~6日刮痧1次，至疾病痊愈。

第五节 美 容

痤 疮

【概述】

痤疮是一种毛囊与皮脂腺的慢性炎症性皮肤病，又名"粉刺"或"青春痘"，好发于面部，重者可发生于胸、背部，以丘疹如刺，可挤出白色碎米样粉汁、脓疱等为主要症状，尤其好发于青春期男女，男性比例略高于女性。本病病程长久，发病缓慢，30岁以后病情逐渐减轻或自愈，遗留或多或少的凹状萎缩性瘢痕或疙瘩。

西医学中由遗传、内分泌失调、皮脂腺分泌过多、皮肤毛囊感染、精神因素、消化功能失调所致的痤疮可归属本病范畴进行辨证施治。

【病因病机】

痤疮多由素体阳热偏盛，肺经蕴热，加之青春期生机旺盛，血热外壅，熏蒸面部；或因过食辛辣肥甘之品，脾胃积热，循经上熏于胸面，均可发为痤疮。若病情日久不愈，气血郁滞，经脉失畅，或脾胃湿热，久蕴不解，化湿生痰，则可形成痰瘀互结。

痤疮病变主要在肺、胃，热邪循经熏蒸面部是其主要病机。

【辨证分型】

痤疮的辨证以实证为主。

初期可见面部、胸背部出现粟粒或针孔大小圆锥状丘疹，毛囊口有栓塞，头黑体白半透明状，可挤出乳白色粉质样物；病情可演变为丘疹、脓疱、结节、囊肿，甚至瘢痕等，往往数种同时存在。若以丘疹为主，伴有脓疱、结节、囊肿，色红或有痒痛，舌红苔薄黄，脉浮数，为肺经积热。若颜面皮肤油腻，面部有脓疱、结节、囊肿，伴口臭，便秘尿黄，舌红苔黄腻，脉滑数，为脾胃湿热。若粟疹范围日渐扩大，或局部出现结节、囊肿累累相连，持久不消，舌暗红，苔腻，脉弦滑数，为痰瘀互结。

【刮痧治疗】

治法　清肺凉血，清热利湿，祛瘀化痰。主取督脉、足太阳经、手阳明经，以泻刮为主。

处方与操作　泻刮督脉百会穴至前发际的循行线，不必出痧；角揉风池；泻刮督脉后发际经大椎穴至身柱穴的循行线、足太阳膀胱经第1侧线大杼穴至胃俞穴的循行线，均要求出痧；采用叩击法或拍法对出痧之处进行叩击或拍击；泻刮手阳明大肠经曲池穴至合谷穴的循行线，以皮肤微红为度；角揉曲池、合谷。

肺经积热者，加泻刮手太阴肺经尺泽穴至太渊穴的循行线，以皮肤微红为度，角揉尺泽、鱼际穴；脾胃湿热者，加泻刮足阳明胃经足三里穴至下巨虚穴的循行线、足太阴脾经阴陵泉穴至三阴交穴的循行线，均以皮肤微红为度，角揉阴陵泉、三阴交、内庭等穴；痰瘀互结者，加泻刮足阳明胃经足三里穴至下巨虚穴的循行线，以皮肤微红为度，角揉膈俞、血海穴。

方义　泻刮督脉百会至前发际段、角揉风池，可清泻邪热，鼓邪外出，疏通面部经脉；泻刮督脉后发际经大椎至身柱段、膀胱经第1侧线大杼至胃俞段，可调理脏腑，疏通经络；泻刮大肠经曲池至合谷段，角揉曲池、合谷，可清泻阳明邪热。配肺经尺泽至太渊段、尺泽、鱼际清利肺气；配胃经足三里至下巨虚段、脾经阴陵泉至三阴交段、阴陵泉、三阴交、内庭清热解毒，健脾化湿；配胃经足三里至下巨虚段、膈俞、血海健脾和胃，利湿化痰，活血化瘀。

【注意事项】

1. 刮痧治疗痤疮有较好的疗效，尤其在痤疮的初期阶段，能够有效缓解症状，部分患者可治愈，故应尽量选择痤疮初期进行治疗。

2. 面部刮痧时可使用美容精油作为刮痧介质。

3. 忌食辛辣、油腻及糖类食品，多食新鲜蔬菜及水果，保持大便通畅。

4. 刮痧后饮用 300～400 毫升温开水。

5. 头部可每日刮痧 1 次，其他部位可间隔 3～4 日刮痧 1 次，连续 4 次为 1 个疗程，休息 2 周后再开始第 2 个疗程，应连续治疗 3～4 个疗程。

黄褐斑

【概述】

黄褐斑是一种以颜面部出现对称性黄褐色、淡褐色，或咖啡色，或淡黑色皮肤色素改变为主症的皮肤病，又称为"黧黑斑""面尘""肝斑""面黑皯"，俗称"妊娠斑""蝴蝶斑"，多见于怀孕、人工流产及分娩后的女性，最初为散在多发性，以后渐渐融合成片，对称分布于面部，以颧部、前额、两颊最突出，有时呈蝶翼状，边缘清楚或呈弥漫性，日晒可致加重。

西医学的雌激素代谢失调、植物神经功能紊乱、日晒、长期使用化妆品、长期服用某些药物（如避孕药），以及月经不调、盆腔炎症、肝病、甲亢、慢性酒精中毒、结核、肿瘤等导致的面部色斑，可归属本病范畴进行辨证施治。

【病因病机】

导致黄褐斑的主要原因是情志不遂、暴怒伤肝、思虑伤脾、惊恐伤肾，导致气机逆乱，气血瘀滞面部而生色斑；或因饮食不节，劳倦过度导致脾失健运，肝肾亏虚，气血阴精不能上荣于面而生色斑。

黄褐斑的发病与肝、脾、肾三脏功能失调密切相关；气血瘀滞或亏虚，不能上荣于面为主要病机。

【辨证分型】

黄褐斑的发病有虚有实。

面部色斑深重者为实。若面色晦暗，口唇周边暗红，女子痛经，胸胁胀痛，急躁易怒，喜叹息，舌暗红有瘀点或瘀斑，苔白，脉弦涩，为气滞血瘀。

面部色斑浅淡者为虚。若斑呈咖啡色，手足心热，失眠多梦，腰膝酸软，舌嫩红少苔，脉细数，为肝肾阴虚。若面色苍白，斑色暗淡，体胖乏力，舌淡胖边有齿痕苔白，脉濡细，为脾气不足。

【刮痧治疗】

1. 实证

治法　行气活血，化瘀消斑。主取色斑局部、督脉、足太阳经、足太阴经、足厥阴经，以泻刮为主。

处方与操作　平刮额部正中线经阳白穴至太阳穴的连线、面颊部迎香穴经颧髎穴至下关穴的连线、耳门穴经听宫穴至听会穴的连线，面部操作不可用力过重，均以皮肤微红为度；泻刮督脉后发际经大椎穴至命门穴的循行线、足太阳膀胱经第 1 侧线大杼穴至肝俞穴的循行线，均要求出痧；采用叩击法或拍法对出痧之处进行叩击或拍击；角揉膈俞、肝俞穴；泻刮足太阴脾经阴陵泉穴至三阴交穴的循行线；角揉血海、三阴交；角推足厥阴肝经中封穴至行间穴的循行线。

女子痛经者，加用擦法横向快速摩擦八髎穴区，使之产生热量并向深部渗透至小腹，角揉地机穴。

方义　平刮额部正中线经阳白至太阳的连线、面颊部迎香经颧髎至下关的连线、耳门经听宫至听会的连线，可疏调面部经气，化瘀消斑；泻刮督脉后发际经大椎至命门段、膀胱经第 1 侧线大杼至肝俞段、叩击或拍击出痧之处，可调节阴阳，调和气血，行气活血，疏肝解郁；泻刮脾经阴陵泉至三阴交段，角揉血海、三阴交，可补益脾胃，活血化瘀；角推肝经中封至行间段，可行气活血，疏肝解郁。配八髎、地机通经止痛。

2. 虚证

治法　补益肝肾，健脾益气。主取色斑局部、足太阳经、足太阴经、足少阴经，以补刮为主。

处方与操作　平刮额部正中线经阳白穴至太阳穴的连线、面颊部迎香穴经颧髎穴至下关穴的连线、耳门穴经听宫穴至听会穴的连线，面部操作不可用力过重，均以皮肤微红为度；补刮足太阳膀胱经第 1 侧线大杼穴至肾俞穴的循行线，不必强求出痧；角揉肝俞、肾俞穴；补刮足太阴脾经阴陵泉穴至三阴交穴的循行线、足少阴肾经阴谷穴至太溪穴的循行线，均以皮肤微红为度。

肝肾阴虚者，加角揉三阴交、太溪、照海等穴；脾气不足者，加角揉脾俞、胃俞、足三里等穴。

方义　平刮额部正中线经阳白至太阳的连线、面颊部迎香经颧髎至下关的连线、耳门经听宫至听会的连线，可疏调面部经气，化瘀消斑；补刮膀胱经第 1 侧线大杼至肾俞段，可调节阴阳，调整脏腑，调和气血，补益肝肾；补刮脾经阴陵泉至三阴交段、肾经阴谷至太溪段，可补肾健脾。配三阴交、太溪、照海补益肝肾；配脾俞、胃俞、足三里健脾和胃，补益中气。

【注意事项】

1. 刮痧治疗黄褐斑有较好的疗效，但疗程较长，黄褐斑的发生可受多种因素的影响，应积极治疗原发病。因服某些药物或使用化妆品引起的，要停用药物及化妆品。

2. 治疗期间应尽量避免日光照射。

3. 面部刮痧时可使用美容精油作为刮痧介质。

4. 刮痧后饮用 300～400 毫升温开水。

5. 面部可隔日刮痧 1 次，其他部位可间隔 3～6 日刮痧 1 次，连续 4 次为 1 个疗程，休息 2 周后再开始第 2 个疗程，应连续治疗 3～4 个疗程。

雀 斑

【概述】

雀斑是常见于面部的棕色点状色素沉着斑，以双颊、鼻部和目下最为明显，多为圆形或卵圆形，针尖或小米粒大小，状如雀卵之色，不高出皮肤，常左右对称出现，数目多少不定。本病有遗传倾向，皮肤白皙的女性尤易罹患。雀斑一般多自学龄前即可少数发生，青春发育期明显增多，颜色加深。雀斑虽无自觉症状，也不影响健康，但常在春夏日晒加重，冬日避晒减轻，病程较长，难于根除，直接影响容貌。

西医学中也称雀斑，认为与遗传、日晒等原因造成的黑色素细胞产生的黑素小体增加、基底细胞内黑素颗粒数量增多有关，可归属本病范畴进行辨证施治。

【病因病机】

雀斑多由于禀赋素弱，肾水不足，不能上荣颜面，虚火郁结阳明皮腠，而起棕色斑点；或由于素体阳盛，导致血热亢盛，内火郁于阳明皮腠之间，阻于颜面孙络，则生雀斑。

雀斑病在血分，与阳明经络瘀阻有关。

【辨证分型】

雀斑临床辨证有虚实之分。

属先天发病者多虚。常见家族中累代不绝，斑点色深淡黑，形似乌麻，数目众多，不高出皮肤，表面光滑，对称分布于目下、鼻周，舌红苔少，脉细数，为肾水不足。

后天发病者多实。多发于青年女性，无家族史，斑点淡黄或黄褐色，呈针尖至粟粒大小，稀疏散在于颜面及前额、手背等暴露部位，夏天或日晒后加重，舌淡红苔薄白或薄黄，脉数，为火郁血络。

【刮痧治疗】

1. 肾水不足

治法 滋阴益肾，降火祛斑。主取雀斑局部、督脉、足太阳经、足厥阴经、足少阴经，以补刮为主。

处方与操作 平刮额部正中线经阳白穴至太阳穴的连线、面颊部迎香穴经颧髎穴至下关穴的连线，面部操作不可用力过重，均以皮肤微红为度；平刮督脉大椎穴至命门穴的循行线、足太阳膀胱经第1侧线大杼穴至肾俞穴的循行线，不必强求出痧；补刮足厥阴肝经膝关穴至中封穴的循行线、足少阴肾经阴谷穴至太溪穴的循行线，均以皮肤微红为度；角揉太溪穴。

失眠者，加平刮手少阴心经少海穴至神门穴的循行线、手厥阴心包经曲泽穴至中冲穴的循行线，均以皮肤微红为度。

方义 平刮额部正中线经阳白至太阳的连线、面颊部迎香经颧髎至下关的连线，可疏调面部阳明经气，化瘀消斑；平刮督脉大椎至命门段、膀胱经大杼至肾俞段，可调节阴阳，调理脏腑，调和气血；补刮肝经膝关至中封段、肾经阴谷至太溪段、角揉太溪，可补益肝肾，养阴清热。配心经少海至神门段、心包经曲泽至中冲段清心安神。

2. 火郁血络

治法　清热活血，通络消斑。主取雀斑局部、督脉、足太阳经、足太阴经，以泻刮为主。

处方与操作　平刮额部正中线经阳白穴至太阳穴的连线、面颊部迎香穴经颧髎穴至下关穴的连线，面部操作不可用力过重，均以皮肤微红为度；泻刮督脉大椎穴至命门穴的循行线、足太阳膀胱经第 1 侧线大杼穴至肾俞穴的循行线，均要求出痧；采用叩击法或拍法对刮拭之处进行叩击或拍击；角揉膈俞穴；泻刮足太阴脾经阴陵泉穴至三阴交穴的循行线，以皮肤微红为度；角揉血海、三阴交穴。

月经不调者，加泻刮足厥阴肝经中封穴至行间穴的循行线。

方义　平刮额部正中线经阳白穴至太阳穴的连线、面颊部迎香穴经颧髎穴至下关穴的连线，可疏调面部阳明经气，化瘀消斑；泻刮督脉大椎至命门段、膀胱经大杼至肾俞段，角揉膈俞，可调节阴阳，调理脏腑，活血消斑；泻刮脾经阴陵泉至三阴交段，角揉血海、三阴交，可行气活血，化瘀消斑。配肝经中封至行间段活血调经消斑。

【注意事项】

1. 刮痧治疗雀斑有一定的疗效，但疗程较长，应积极保持心情舒畅，避免不良刺激。

2. 尽量避免日光照射，外出时面部注意遮光保护。

3. 面部刮痧时可使用美容精油作为刮痧介质。

4. 刮痧后饮用 300 ~ 400 毫升温开水。

5. 面部可隔日刮拭 1 次，其他部位可间隔 3 ~ 6 日刮痧 1 次，连续 4 次为 1 个疗程，休息 2 周后再开始第 2 个疗程，应连续治疗 4 ~ 5 个疗程。

酒渣鼻

【概述】

酒渣鼻又名鼻赤、鼻渣，俗称红鼻子。临床以鼻部、两颊、前额及颏部弥漫性、持续性皮肤潮红，伴发丘疹脓疱及浮络、孙络扩张为特征。本病多发生于中年时期，男女均可发病，尤以女性多见。

西医学的酒精性痤疮、玫瑰痤疮、颜面血管运动神经失调、螨虫感染诱发的慢性皮肤病可归属本病范畴进行辨证施治。

【病因病机】

本病的发病多因饮食不节，嗜酒过度，喜食辛辣刺激性食物，肺胃积热，或脾胃湿热，均可致邪热上蒸，热壅血瘀而成。

本病病位在肺、脾、胃，热盛血瘀是其主要病机。

【辨证分型】

本病临床辨证以实证为主。

若见鼻部、双颊、前额、颏部弥漫性皮肤潮红、丘疹、脓疱，大便干结，小便黄赤，舌红苔黄，脉数，为肺胃热盛。

若见患者鼻部、双颊、前额、颏部弥漫性皮色紫红，或丘疹暗红，脓疱囊肿、皮损肥厚，鼻翼赘肉，毛孔扩大，舌质暗红，苔薄黄，脉数，为热壅血瘀。

【刮痧治疗】

治法　清泄肺胃，清热利湿，活血化瘀。主取督脉、足太阳经、手阳明经、足阳明经，以泻刮为主。

处方与操作　泻刮督脉后发际经大椎穴至脊中穴的循行线、足太阳膀胱经第1侧线大杼穴至胃俞穴的循行线，均要求出痧，采用叩击法或拍法对出痧之处进行叩击或拍击；角揉肺俞、膈俞穴；泻刮手阳明大肠经曲池穴至合谷穴的循行线，以皮肤微红为度；角揉曲池；泻刮足阳明胃经足三里穴至下巨虚穴的循行线、足太阴脾经阴陵泉穴至三阴交穴的循行线，均以皮肤微红为度。

肺胃热盛者，加角揉合谷、天枢、内庭等穴；热壅血瘀者，加角揉血海、三阴交穴。

方义　泻刮督脉大椎至脊中段、膀胱经第1侧线大杼至胃俞段，角揉肺俞、膈俞，可调节阴阳，调理脏腑，清肺活血；泻刮大肠经曲池至合谷段、角揉曲池，可清泻阳明热邪；泻刮胃经足三里至下巨虚段、脾经阴陵泉至三阴交段，可清热泄胃，健脾利湿。配合谷、天枢、内庭清泻肺胃；配血海、三阴交活血化瘀。

【注意事项】

1. 刮痧治疗本病有较好的疗效，尤其在初期阶段，能够有效缓解症状，部分患者可治愈。因此，应尽量选择本病初期进行治疗，但局部不宜进行刮拭操作。

2. 忌食辛辣、油腻及糖类食品，多食新鲜蔬菜及水果，保持大便通畅。

3. 面部刮痧时可使用美容精油作为刮痧介质。

4. 刮痧后饮用300~400毫升温开水。

5. 可间隔3~6日刮痧1次，连续4次为1个疗程，休息2周后再开始第2个疗程，应连续治疗3~4个疗程。

肤色暗哑

【概述】

由于疾病或其他诸多因素导致原来白皙柔滑、红润光泽、富有弹性的皮肤变得干燥粗糙、枯瘪萎黄，或焦黑，或苍白，晦涩沉暗，特别是毫无光泽荣华，称为肤色暗哑。

人是一个内外相通、表里相应、彼此协调、相互作用的有机整体，皮肤与经络、脏腑密切相连，对人体起着抗外安内的作用。皮肤的色泽因人种不同有着很大的差异，且与人的年龄、身体状况、工作生活环境、保养程度、遗传因素等都有着十分密切的关系。通常面部皮肤完全暴露在外，可以直接反映脏腑、经络的状况，面部皮肤水嫩、细腻、红润，富有光泽和弹性，体现自然容光，是人体健康的重要标志。

【病因病机】

肤色暗哑主要因大病久病，失血过多，气血不足，或劳神房劳，伤及肾精，或长期失眠，暗耗阴血等原因致气血阴精不荣于面。或因长期便秘，浊气停滞，或因嗜烟无度，浊毒内郁，或因月经不调，瘀血停滞，或因忧思恼怒，气滞血瘀等原因，使浊瘀上泛于面，均可致肤色暗哑。

【辨证分型】

肤色暗哑临床有虚实之分。

大凡面部枯瘪，皱纹丛生，萎黄或苍白，毫无光泽荣华者为虚。兼见失眠心悸，气短乏力，精神萎靡，手足冰冷，纳呆便溏，舌淡，脉细者，为阴血不足。

大凡面色焦黑，或暗黄带绿，晦涩沉暗，毫无光泽亮度者为实。兼见胸闷太息，大便秘结，闭经痛经，舌暗苔腻，脉滑或涩者，为浊瘀内停。

【刮痧治疗】

1. 阴血不足

治法　补气养血，滋养肾精。主取面部、督脉、足太阳经、足阳明经、足太阴经，以补刮为主。

处方与操作　平刮额部正中线经阳白穴至太阳穴的连线、面颊部迎香穴经颧髎穴至下关穴的连线、耳门穴经听宫穴至听会穴的连线、下颌部承浆穴经地仓穴至下关穴的连线，面部操作不可用力过重，均以皮肤微红为度；补刮督脉后发际经大椎穴至命门穴的循行线、足太阳膀胱经第 1 侧线大杼穴至肾俞穴的循行线，均不必强求出痧；角揉肺俞穴；补刮足阳明胃经足三里穴至下巨虚穴的循行线、足太阴脾经阴陵泉穴至三阴交穴的循行线，均以皮肤微红为度；角揉三阴交穴。

失眠心悸者，加角揉内关、神门穴；手足冰冷者，加角揉气海、关元、足三里等穴。

方义　平刮额部正中线经阳白至太阳的连线、面颊部迎香经颧髎至下关的连线、耳门经听宫至听会的连线、下颌部承浆经地仓至下关的连线，可疏调面部经气，促使气血上荣于面；补刮督脉后发际经大椎至命门段、膀胱经第 1 侧线大杼至肾俞段、角揉肺俞，可调节阴阳，调整脏腑，补益气血，滋养肝肾；补刮胃经足三里至下巨虚段、脾经阴陵泉至三阴交、角揉三阴交，可补益脾胃，补益气血。配内关、神门养心安神；配气海、关元、足三里温养益气。

2. 浊瘀内停

治法　理气化瘀，通降浊气。主取面部、督脉、足太阳经、手阳明经、足阳明经、足厥阴经，以泻刮为主。

处方与操作　平刮额部正中线经阳白穴至太阳穴的连线、面颊部迎香穴经颧髎穴至下关穴的连线、耳门穴经听宫穴至听会穴的连线、下颌部承浆穴经地仓穴至下关穴的连线，面部操作不可用力过重，均以皮肤微红为度；泻刮督脉后发际经大椎穴至腰阳关穴的循行线、足太阳膀胱经第 1 侧线大杼穴至大肠俞穴的循行线，均要求出痧；角揉肺俞、膈俞、大肠俞等穴；泻刮手阳明大肠经曲池穴至合谷穴的循行线、足阳明胃经足三里穴至下巨虚穴的循行线、足厥阴肝经膝关穴至中封穴的循行线，均以皮肤微红为度；角揉血海、三阴交穴。

大便秘结者，加角推支沟穴、角揉天枢穴；闭经痛经者，加角揉气海、关元、地机等穴。

方义　平刮额部正中线经阳白至太阳的连线、面颊部迎香经颧髎至下关的连线、耳门经听宫至听会的连线、下颌部承浆经地仓至下关的连线，可疏调面部经脉气血，促使气血上荣于面；泻刮督脉后发际经大椎至腰阳关段、膀胱经第 1 侧线大杼至大肠俞段，角揉肺俞、膈俞、大肠俞，可调节阴阳，调整脏腑，泄肺通肠，活血化瘀；泻刮大肠经曲池至合谷段、胃经足三里至下巨虚段，可清泻胃肠，通降浊气；泻刮肝经膝关至中封段，角揉血海、三阴交，可疏肝理气，活血化瘀。配支沟、天枢理气通便；配气海、关元、地机通经止痛。

【注意事项】

1. 刮痧治疗肤色暗哑有较好的疗效，不仅可以通过出痧排出邪气，从整体上调整阴阳平衡，调整脏腑功能，还可通过对面部经络、腧穴的刮拭，改善皮肤气血运行，促进皮肤休养生息，加强皮肤除旧生新，延缓面部皮肤老化速度，有排毒养颜、舒缓皱纹、活血除痘、行气消斑、保健美肤的功效，能有效改善面部肤色，但宜坚持长期调理。

2. 忌食辛辣、油腻食品，多食新鲜蔬菜及水果，保证充足的睡眠时间，保持大便通畅。

3. 面部刮痧时可使用美容精油作为刮痧介质。

4. 刮痧后饮用 300～400 毫升温开水。

5. 面部可隔日刮拭 1 次，其他部位可间隔 3～6 日刮痧 1 次，连续 4 次为 1 个疗程，休息 2 周后再开始第 2 个疗程，应连续治疗 5～6 个疗程。

面部皱纹

【概述】

皱纹是皮肤老化的最初征兆，通常会在 25～30 岁之间出现。由于皮肤特质或生活方式不同，许多人的皮肤会过早衰老。面部皮肤暴露在外，出现皱纹尤其明显。最初的皱纹浅而少，多在额及上下睑处，进一步发展，则会在目外眦、耳前区、面颊、颈部形成多而深的皱褶。所以，及早养护皮肤、注意防皱去皱、延缓皮肤老化很重要。

【病因病机】

导致面部皮肤皱纹过早出现与大病久病，失血过多，气血不足；或劳神劳力，伤及肾精；或长期失眠，暗耗阴血等原因有关。

面部皱纹的出现与脾肾亏虚有关，气血阴精不能上荣于面是其主要病机。

【辨证分型】

面部皱纹临床辨证以虚为主。

面部干枯，皱纹浅而细小，面色萎黄，失眠心悸，气短乏力，纳呆便溏，舌淡，脉细，为气血不足。面部皱纹深而粗大，面白无泽，精神萎靡，手足冰冷，腰膝酸软，舌淡，脉细无力，为肾精不足。

【刮痧治疗】

治法　补益气血，补益肾精。主取面部、督脉、足太阳经、手阳明经、足阳明经，以补刮为主。

处方与操作　平刮额部正中线经阳白穴至太阳穴的连线、面颊部迎香穴经颧髎穴至下关穴的连线、耳门穴经听宫穴至听会穴的连线、下颌部承浆穴经地仓穴至下关穴的连线，面部操作不可用力过重，均以皮肤微红为度；补刮督脉后发际经大椎穴至命门穴的循行线、足太阳膀胱经第 1 侧线大杼穴至肾俞穴的循行线，均不必强求出痧；角揉肺俞、心俞穴；补刮手阳明大肠经曲池穴至合谷穴的循行线、足阳明胃经足三里穴至下巨虚穴的循行线，均以皮肤微红为度。

气血不足者，加补刮脾经阴陵泉穴至三阴交穴的循行线，皮肤微红为度，角揉足三里、三阴交穴；肾精不足者，加补刮足少阴肾经阴谷穴至太溪穴的循行线，以皮肤微红为度，角揉太溪穴。

方义　平刮额部正中线经阳白至太阳的连线、面颊部迎香经颧髎至下关的连线、耳门经听宫至听会的连线、下颌部承浆经地仓至下关的连线，可疏调面部经气，促使气血上荣于面；补刮督脉后发际经大椎至命门段、膀胱经第 1 侧线大杼至肾俞段，角揉肺俞、心俞，可调节阴阳，调整脏腑，补益气血，安神助眠；补刮大肠经曲池至合谷段、胃经足三里至下巨虚段，可补益气血，补益脾胃。配脾经阴陵泉至三阴交段、足三里、三阴交健脾益气养血；配肾经阴谷至太溪段、太溪滋养肾阴。

【注意事项】

1. 刮痧防皱祛皱有较好的疗效，可通过对面部经络、腧穴的刮拭，改善皮肤气血运行，延缓面部皮肤老化速度，舒缓皱纹，但宜坚持长期调理。

2. 面部刮痧时可使用美容精油作为刮痧介质。

3. 忌食辛辣、油腻食品，多食新鲜蔬菜及水果，保证充足的睡眠时间，保持大便通畅。

4. 刮痧后饮用 300～400 毫升温开水。

5. 面部可隔日刮拭 1 次，其他部位可间隔 3～6 日刮痧 1 次，连续 4 次为 1 个疗程，休息 2 周后再开始第 2 个疗程，应连续治疗 5~6 个疗程。

第六节　其他疾病

单纯性肥胖症

【概述】

肥胖是指体内脂肪过度积聚，体重超过标准体重的 20%，一般分为单纯性和继发性两类。单纯性肥胖症是指不伴有显著的神经、内分泌形态及功能变化，但可伴有代谢调节过程障碍，临床较为常见。继发性肥胖症常继发于神经、内分泌及代谢性疾病，或与遗传、药物等因素有关。刮痧以治疗单纯性肥胖症为主。

目前评估肥胖的主要依据是体重指数（BMI），即体重（kg）/身高^2（m^2）。WHO 在 2000 年特别为亚洲人群制定了以 BMI 为依据的肥胖标准，18 岁以上的亚洲人，BMI 在 18.5 至 23 之间为正常水平，≥23 为超重，≥25 则为肥胖。根据中国人的体型特点，目前我国成年人的肥胖标准：BMI≥24 为超重，≥28 为肥胖。

【病因病机】

本病的发生常与多食、少动、情志有关。脾气虚弱则运化传输无力，水谷精微失于输布，化为膏脂，痰湿内聚；胃肠热盛则食欲旺盛，消谷善饥，多食而滋生浊脂；肝郁气滞则影响胆汁疏泄，不能净浊化脂，浊脂内聚；肾阳虚衰则水液失于蒸化，二便排泄无力，水湿内停，皆可形成肥胖。

本病的病位主要在脾，多为本虚标实，本虚以气虚为主，标实主要为痰浊、膏脂、水湿、气滞等。气虚和痰湿是单纯性肥胖病机的关键环节。

【辨证分型】

本病的辨证以分清虚实为要。

一般形体肥胖，肌肉坚实，怕热汗多者属实。兼见食欲旺盛，消谷善饥，腹胀中满，大便秘结，口渴多饮，或口臭，舌红苔滑腻，脉滑有力，为胃热肠燥；兼见胸胁苦满，胃脘痞满，体重多因情志变化而增减，烦躁易怒，善太息，纳呆食少，舌暗苔薄白，脉细弦，为肝郁气滞。

一般肥胖浮肿，肌肉松弛，神疲乏力者属虚。兼见肢体困重，喜卧懒言，胸闷脘胀，头晕目眩，其则恶心呕吐，嗜睡健忘，饮食如常或偏少，小便不利，便溏或便秘，舌淡胖边有齿痕，苔腻，脉濡细，为脾虚湿阻；兼见面浮嗜睡，畏寒肢冷，腹胀便溏，自汗气喘，下肢浮肿，舌淡苔白，脉沉细，为脾肾阳虚。

【刮痧治疗】

1. 实证

治法　清利胃肠，疏理肝气，消脂降浊。主取足太阳经、任脉、手足阳明经，以泻刮为主。

处方与操作 泻刮足太阳膀胱经第 1 侧线大杼穴至肾俞穴的循行线，要求出痧；采用按法按压脾俞、胃俞、大肠俞等穴；角推脊柱两侧夹脊穴 3～5 遍，以皮肤微红为度；平刮任脉中脘穴至中极穴的循行线，注意避开肚脐，以皮肤微红为度；泻刮足阳明胃经天枢穴至水道穴的循行线，以皮肤微红为度；角揉天枢穴；泻刮手阳明大肠经曲池穴至合谷穴的循行线、足阳明胃经足三里穴至丰隆穴的循行线，均以皮肤微红为度。

胃热肠燥者，加角揉曲池、支沟、大横、内庭等穴；肝郁气滞者，加角揉合谷、太冲、行间等穴；腹部肥胖者，加角揉关元、水道穴；臀部肥胖者，加角揉秩边、环跳穴；臂部肥胖者，加角揉肩贞、臂臑、曲池、支沟等穴；大腿部肥胖者，加角揉伏兔、梁丘、风市、殷门等穴。

方义 泻刮膀胱经第 1 侧线大杼至肾俞段，按压脾俞、胃俞、大肠俞，可调理脏腑，调理脾胃，通调大肠；角推脊柱两侧夹脊，可调和五脏，通降腹气；平刮任脉中脘至中极段、胃经天枢至水道段、大肠经曲池至合谷段、角揉天枢，可通利肠腑，降浊消脂；泻刮足三里至丰隆段，可化痰消脂降浊。配曲池、支沟、大横、内庭清利胃肠；配合谷、太冲、行间疏理肝气；配关元、水道消化腹部浊脂；配秩边、环跳消化臀部浊脂，配肩贞、臂臑、曲池、支沟消化臂部浊脂；配伏兔、风市、梁丘、殷门消化大腿部浊脂。

2. 虚证

治法 健脾益肾，温阳化气，利湿降浊。主取足太阳经、任脉、足阳明经、足太阴经，以补刮为主。

处方与操作 补刮足太阳膀胱经第 1 侧线大杼穴至肾俞穴的循行线，不必强求出痧；角揉脾俞、胃俞、肾俞等穴；角推脊柱两侧夹脊穴 3～5 遍，以皮肤微红为度；补刮任脉脐下至中极穴的循行线、足阳明胃经天枢穴至水道穴的循行线，以皮肤微红为度；角揉天枢穴；补刮足太阴脾经阴陵泉穴至三阴交穴的循行线、足阳明胃经足三里穴至下巨虚穴的循行线，均以皮肤微红为度。

脾虚湿阻者，加角揉阴陵泉、三阴交穴；脾肾阳虚者，加角揉命门、关元穴；腹部肥胖者，加角揉气海、水道穴；臀部肥胖者，加角揉秩边、环跳穴；臂部肥胖者，加角揉肩贞、臂臑穴；大腿部肥胖者，加角揉伏兔、梁丘、风市、殷门等穴。

方义 补刮膀胱经第 1 侧线大杼至肾俞段，角揉脾俞、胃俞、肾俞，可调理脏腑，补益脾肾；角推脊柱两侧夹脊，可调和五脏，调理阴阳，振奋阳气；补刮任脉脐下至中极段、胃经天枢至水道段、角揉天枢，可温阳化气，利湿降浊；补刮脾经阴陵泉至三阴交段、胃经足三里至下巨虚段，可健脾化痰，消脂降浊。配阴陵泉、三阴交健脾利湿消肿；配命门、关元温阳化气行水；配气海、水道消化腹部浊脂，配秩边、环跳消化臀部浊脂，配肩贞、臂臑消化臂部浊脂，配伏兔、梁丘、风市、殷门消化大腿部浊脂。

【注意事项】

1. 刮痧对单纯性肥胖患者减肥效果肯定，无副作用。在逐步减轻体重的同时还能对全身脏腑进行综合调节，改善临床症状。

2. 刮痧减肥的同时应注意合理饮食，限定食量，少吃零食；坚持适度的体力劳动和体育锻炼，养成良好的饮食和生活习惯。

3. 刮痧后饮用300～400毫升温开水。

4. 刮痧减肥开始治疗时可间隔3～4日刮痧1次，连续10次为1个疗程，休息1周后再开始第2个疗程，应坚持治疗3～4个疗程，待体重基本恢复正常后，可改为6～7日刮痧1次，坚持治疗数月，以巩固疗效。

戒断综合征

【概说】

戒断综合征是指长期吸烟、饮酒、使用镇静安眠药或吸毒之人，在成瘾、产生依赖性后，突然中断而出现烦躁不安、呵欠连作、流泪流涎、全身疲乏、昏昏欲眠、感觉迟钝等一系列戒断现象。

【病因病机】

长期吸烟、饮酒、吸毒，外源性成瘾物质大量进入人体内，与中枢内阿片类受体结合，致使体内内源性阿片类物质的分泌受到抑制。一旦外源性成瘾物质停止供应，内源性阿片类物质的分泌不能满足人体需要，则诱发一系列难以忍受的戒断症状。

烟、酒、毒品中有害物质蕴结体内，气血津液受损，脏腑阴阳失调，气血瘀滞，毒瘀互阻，是其主要病机。

（一）戒烟综合征

【辨证分型】

有较长时间吸烟史，每天吸20～30支，戒断期间精神萎靡，疲倦乏力，焦虑不安，面色晦暗，呵欠连作，流泪流涎，口淡无味，咽喉不适，胸闷，恶心呕吐，甚则肌肉抖动，感觉迟钝，舌暗红苔厚腻，脉弦滑，为痰湿内蕴。

【刮痧治疗】

治法　宣肺化痰，宁心安神。主取足太阳经、手太阴经，以泻刮为主。

处方与操作　泻刮足太阳膀胱经第1侧线大杼穴至胃俞穴的循行线，要求出痧，采用叩击法或拍法对出痧之处进行叩击或拍击；采用按法按压肺俞、脾俞穴；泻刮手太阴肺经尺泽穴至列缺穴的循行线，不必强求出痧；角揉神门、内关、合谷、足三里等穴；平刮足太阴脾经阴陵泉穴至三阴交穴的循行线，以皮肤微红为度。

胸闷气促痰多者，加角揉膻中、丰隆穴。

方义　泻刮膀胱经第1侧线大杼至胃俞段，叩击或拍击出痧之处，角揉肺俞、脾俞，可调理脏腑，清肺健脾化痰；泻刮肺经尺泽至列缺段，可宣肺化痰，戒除烟瘾；角揉神门、内关、合谷、足三里，可镇静宁心安神，戒除烟瘾，清泻阳明蕴毒；平刮脾经阴陵泉至三阴交段，可健脾化痰。配膻中、丰隆宽胸理气，降逆化痰。

【注意事项】

1. 刮痧对戒烟效果较好，对自愿接受戒烟治疗者，大多可以达到预期的效果。对于烟龄较长、每日吸烟量较大或因职业及环境造成吸烟习惯者，效果较差。

2. 刮痧戒烟后可配合耳穴贴压巩固疗效。

3. 刮痧后饮用 300~400 毫升温开水。

4. 可间隔 3~6 日刮痧 1 次，连续 4 次为 1 个疗程，休息 2 周后再开始第 2 个疗程，应坚持治疗 2~3 个疗程。

（二）戒酒综合征

【辨证分型】

有长期大量饮酒史，戒断期间全身疲乏，软弱无力，呵欠连连，手脚震颤，流泪流涕，厌食恶心欲吐，烦躁不安，失眠或嗜睡，记忆力减退，厌世悲观，精神抑郁，舌红苔黄厚腻，脉弦滑，为痰热内蕴。

【刮痧治疗】

治法 健脾祛湿，清肝利胆，调和气血，宁心安神。主取督脉、足太阳经、任脉、足太阴经、足厥阴经，以泻刮为主。

处方与操作 泻刮以百会穴为中心向前至神庭穴、向左右至角孙穴、向后至哑门穴的全头部；点按百会穴；泻刮督脉大椎穴至命门穴的循行线、足太阳膀胱经第 1 侧线膈俞穴至肾俞穴的循行线，均要求出痧；采用叩击法或拍法对出痧之处进行叩击或拍击；采用按法按压肝俞、胆俞、脾俞、胃俞等穴；泻刮任脉巨阙穴至水分穴的循行线，不必强求出痧；角揉中脘、内关、神门、足三里等穴；泻刮足太阴脾经阴陵泉穴至三阴交穴的循行线、足厥阴肝经膝关穴至中封穴的循行线，均以皮肤微红为度；角揉三阴交。

烦躁不安者，加按法按压心俞穴，角揉劳宫穴。

方义 泻刮以百会为中心向前至神庭、向左右至角孙、向后至哑门的全头部，可镇静宁神，清利头目；泻刮督脉大椎至命门段，膀胱经第 1 侧线膈俞至肾俞段，叩击或拍击出痧之处，角揉肝俞、胆俞、脾俞、胃俞，可调理脏腑，疏肝利胆，健脾和胃；泻刮任脉巨阙至水分段、角揉中脘，可调理脾胃，化痰降浊；角揉内关、神门，可镇静宁心安神除烦，戒除酒瘾；角揉足三里，可清泻阳明蕴毒；泻刮脾经阴陵泉至三阴交段、肝经膝关至中封段、角揉三阴交，可疏肝健脾，调和气血。配心俞、劳宫清泻心火，宁心安神。

【注意事项】

1. 刮痧对戒酒效果较好，对自愿接受戒酒治疗者，大多可以达到预期的效果。对于酒龄较长、平时每日饮酒量较大或因职业及环境造成饮酒习惯者，效果较差。

2. 刮痧戒酒后可配合耳穴贴压巩固疗效。

3. 刮痧后饮用 300 ~ 400 毫升温开水。

4. 可间隔 3 ~ 6 日刮痧 1 次，连续 4 次为 1 个疗程，休息 2 周后再开始第 2 个疗程，应坚持治疗 2 ~ 3 个疗程。

（三）戒毒综合征

【辨证分型】

当长期使用毒品，药物突然撤除或减少用量后 8 ~ 12 小时出现呵欠出汗，流泪流涕，瞳孔扩大，打喷嚏，毛发竖立，寒战，厌食，恶心呕吐，腹痛腹泻，筋骨疼痛，软弱无力，失眠，情绪恶劣，烦躁易怒，抑郁不安，甚则打人毁物，36 ~ 72 小时达到高峰，大部分症状在 7 ~ 10 天内消失。

临床辨证应分虚实。兼见性情暴躁，精神恍惚，烦躁不安，抽搐谵妄，自残毁物，彻夜不眠，目红口苦，涕泪齐下，腹痛腹泻，舌红苔黄，脉弦滑数，为肝风扰动，属实。精神疲乏，萎靡不振，肢体困倦，汗出流泪，口流涎沫，不思饮食，头晕不寐，心悸气促，腹痛腹泻，肌肉震颤，舌淡苔少，脉细，为脾肾两虚，属虚。

【刮痧治疗】

1. 实证

治法 清肝泻火，息风除痰，调神定志。主取督脉、足太阳经、手厥阴经、足厥阴经，以泻刮为主。

处方与操作 泻刮督脉百会穴至前发际、百会穴至后发际的循行线，不必出痧；角揉风池；泻刮足太阳膀胱经第 1 侧线心俞穴至胃俞穴的循行线，要求出痧，采用叩击法或拍法对出痧之处进行叩击或拍击；泻刮手厥阴心包经间使穴至劳宫穴的循行线，不必强求出痧；角揉内关、合谷、丰隆等穴；泻刮足厥阴肝经膝关穴至中封穴的循行线，以皮肤微红为度；角推足厥阴肝经太冲穴至行间穴的循行线，以皮肤微红为度。

抽搐者，加角揉大椎、阳陵泉穴；腹泻者，加角揉天枢、足三里穴；失眠者，加按法按压心俞穴，角揉神门、安眠穴。

方义 泻刮督脉百会至前发际、百会至后发际段，角揉风池，可醒脑开窍，调神定志；泻刮膀胱经第 1 侧线心俞至胃俞段、叩击或拍击出痧之处，可调理阴阳，调理脏腑，调理气血；泻刮心包经间使至劳宫段、角揉内关，可宁心安神，清心除烦；角揉合谷，可通行气血，镇痛宁神；角揉丰隆，可健脾化痰，息风通络；泻刮肝经膝关至中封段、角推肝经太冲至行间段，可清泻肝火，息风镇惊止抽。配大椎、阳陵泉息风定惊止搐；配天枢、足三里健脾和胃止泻；配心俞、神门、安眠宁心安神助眠。

2. 虚证

治法 健脾益气，补益肾精。主取督脉、足太阳经、手少阴经、足太阴经、足少阴经，以补刮为主。

处方与操作 补刮督脉百会穴至前发际、百会穴至后发际的循行线，不必出痧；角揉风池；补刮足太阳膀胱经第 1 侧线心俞穴至肾俞穴的循行线，不必强求出痧；角揉脾

俞、肾俞穴；补刮手少阴心经少海穴至神门穴的循行线，以皮肤微红为度；角揉内关穴；补刮足太阴脾经阴陵泉穴至三阴交穴的循行线、足少阴肾经阴谷穴至太溪穴的循行线，均以皮肤微红为度；角揉足三里、三阴交、太溪等穴。

腹痛腹泻者，加角揉天枢、命门穴；肌肉震颤者，加角揉合谷、阳陵泉穴，角推太冲穴。

方义 补刮督脉百会至前发际段及百会至后发际段、角揉风池，可醒脑开窍，调神定志；补刮膀胱经第1侧线心俞至肾俞段，角揉脾俞、肾俞，可调理阴阳，调理脏腑，调理气血，补益脾肾；补刮心经少海至神门段、角揉内关，可宁心安神定志；补刮脾经阴陵泉至三阴交段、角揉足三里，可健脾益气；补刮肾经阴谷至太溪段，角揉三阴交、太溪，可补益肾精。配天枢、命门健脾温肾止泻；配合谷、阳陵泉、太冲镇痛宁神，舒筋养血，柔筋息风。

【注意事项】

1. 戒毒综合征的治疗分为脱毒、康复两个阶段，刮痧在脱毒阶段有较好的协同治疗作用，可改善戒断症状，使患者安全度过急性期，减少西药用量，防止新的药物依赖产生；在康复阶段，刮痧作为主要治疗方法，以促进机体尽快恢复。

2. 对患者要有的放矢地进行思想教育和心理疏导。

3. 刮痧后饮用300~400毫升温开水。

4. 脱毒阶段，可间隔3~4日刮痧1次，连续8次为1个疗程，至症状明显减轻；康复阶段，可间隔5~6日刮痧1次，连续8次为1个疗程，休息2周后再开始第2个疗程，应坚持治疗2~3个疗程。

慢性疲劳综合征

【概说】

慢性疲劳综合征是一组病因不明、各项现代手段检查无任何器质性病变，持续6个月以上的慢性、反复发作性，以极度疲劳为主要特征的综合征。患者以20~50岁的中青年居多，且女性发病率较高。基本特征为疲劳、休息后不能缓解，低热（或自觉发热）、咽喉痛、肌痛、多关节痛、头痛、淋巴结轻度肿痛和抑郁、注意力不集中等精神神经症状，理化检查一般无明显改变。

西医学认为其病因可能与病毒感染、免疫异常、内分泌异常、代谢异常及心理行为异常有关，多采取对症治疗，但疗效不够满意。

中医学无此病名，根据慢性疲劳综合征的临床表现可参照"虚劳""郁证""不寐""百合病""心悸""懈怠"等病证辨证施治。

【病因病机】

慢性疲劳综合征多因情志不遂，所欲不得，肝气郁滞，疏泄失职，气滞不通，血瘀络阻；或因恣食膏粱厚味，直接伤及脾胃，糟粕浊邪内停，浊瘀互结，清阳不升，浊阴不降；或因劳神劳力过度，伤及心脾，气血生化乏源；或因酒色、劳神过度，伤及肝血肾精而致。

慢性疲劳综合征的病位在心、肝、脾、肾，精血不足或浊停血瘀为基本病机。

【辨证分型】

慢性疲劳综合征临床辨证应分虚实。

一般病程较短者为实证。若胸胁胀满疼痛，善太息，精神抑郁，情绪不宁，焦虑不安，脘闷纳呆，大便不调，舌苔薄白，脉弦，为肝郁气滞；若疲乏无力，嗜睡头晕，精神不振，失眠健忘，工作学习耐力差，行动笨拙，反应迟钝，四肢有肿胀感，大便秘结，面色、唇色灰暗，舌暗红有瘀斑苔厚腻，为浊停血瘀。

一般病程较长者为虚证。若精神萎靡，倦怠乏力，心悸健忘，失眠多梦，头晕目眩，纳呆腹胀，面色苍白或萎黄，便溏，舌淡嫩苔白，脉细弱，为心脾两虚；若疲乏无力，腰膝酸软，头晕目眩，失眠健忘，盗汗消瘦，男子遗精，女子带下，须发早白，牙齿松动，舌红少苔，脉细数，为肝肾不足。

【刮痧治疗】

1. 实证

治法　疏肝理气，活血降浊，消除疲劳。主取督脉、足少阳经、足太阳经，以泻刮为主。

处方与操作　泻刮督脉百会穴经前发际至印堂、百会穴至后发际的循行线，均不必出痧；角揉四神聪；泻刮足少阳胆经风池穴经肩井穴至肩峰的循行线，要求出痧；采用颤法颤动天宗穴；泻刮足太阳膀胱经第1侧线大杼穴至肾俞穴的循行线，要求出痧，采用叩击法或拍法对出痧之处进行叩击或拍击；采用擦法横向快速摩擦八髎穴区，使之产生热量并向深部渗透至小腹；角推脊柱两侧夹脊穴3~5遍。

肝郁气滞者，加泻刮足厥阴肝经膝关穴至中封穴的循行线，以皮肤微红为度；角推太冲穴至行间穴的循行线，以皮肤微红为度。浊停血瘀者，加泻刮足阳明胃经足三里穴至下巨虚穴的循行线，以皮肤微红为度；角揉膈俞、血海、足三里等穴。

方义　泻刮督脉百会经前发际至印堂及百会至后发际段、角揉四神聪，可健脑益神，清利头目；泻刮胆经风池经肩井至肩峰段、颤动天宗，可疏泄肝胆，通经活血，缓解疲劳，促进体力恢复；泻刮膀胱经第1侧线大杼至肾俞段、叩击或拍击出痧之处，可调理脏腑，调理气血；摩擦八髎穴区，可调理气血，通经活络，有效缓解疲劳；角推脊柱两侧夹脊，可调脏腑阴阳，调理气血，有效缓解疲劳。配肝经膝关至中封段、太冲至行间可疏肝解郁；配胃经足三里至下巨虚段、膈俞、血海、足三里可活血化瘀，理气通便，通降浊气。

2. 虚证

治法　补益心脾，补益肝肾，消除疲劳。主取督脉、足太阳经，以补刮为主。

处方与操作　补刮督脉百会穴经前发际至印堂、百会穴至后发际的循行线，均不必出痧；角揉四神聪；采用颤法颤动天宗；补刮足太阳膀胱经第1侧线大杼穴至肾俞穴的循行线，不必强求出痧；采用擦法横向快速摩擦八髎穴区，使之产生热量并向深部渗透至小腹；角推脊柱两侧夹脊穴3～5遍；补刮任脉脐下至关元穴的循行线，以皮肤微红为度。

心脾两虚者，加补刮足阳明胃经足三里穴至下巨虚穴的循行线、足太阴脾经阴陵泉穴至三阴交穴的循行线，以皮肤微红为度；角揉三阴交。肝肾不足者，加补刮足厥阴肝经膝关穴至中封穴的循行线、足少阴肾经阴谷穴至太溪穴的循行线，均以皮肤微红为度；角揉太溪穴。

方义 补刮督脉百会经前发际至印堂、百会至后发际段，角揉四神聪，可健脑益神，清利头目；颤动天宗，可通经活血，缓解疲劳，促进体力恢复；补刮膀胱经第1侧线心俞至肾俞段，可调理脏腑，调理气血；摩擦八髎穴区，可调理气血，通经活络，有效缓解疲劳；角推脊柱两侧夹脊，可调理脏腑阴阳，调理气血，有效缓解疲劳；补刮任脉脐下至关元段，可温补阳气，补益气血。配胃经足三里至下巨虚段、脾经阴陵泉至三阴交段、三阴交可健脾益气，培补后天；配肝经膝关至中封段、肾经阴谷至太溪段、太溪可滋补肝肾。

【注意事项】

1. 刮痧治疗能较好地缓解慢性疲劳综合征的躯体症状，调节患者的情绪和睡眠，并在一定程度上改善患者体质虚弱的状况。

2. 除刮痧治疗外，还应配合饮食疗法，补充维生素和矿物质。

3. 保持情绪乐观，避免精神刺激；日常生活要有规律，勿过于劳累；参加适当的体育锻炼和各种娱乐活动，有助于康复。

4. 刮痧后饮用300～400毫升温开水。

5. 间隔3～6日刮痧1次，一般4次为1个疗程，休息2周后再开始第2个疗程，应连续治疗4～5个疗程。

主要参考书目

1. 梁繁荣，王华. 针灸学. 5 版. 北京：中国中医药出版社，2021
2. 王敬，杨金生. 中国刮痧健康法大全. 北京：北京科学技术出版社，2013
3. 杨金生，王莹莹. 中国标准刮痧. 上海：上海第二军医大学出版社，2011
4. 吴勉华，王新月. 中医内科学. 9 版. 北京：中国中医药出版社，2012
5. 李曰庆，何清湖. 中医外科学. 9 版. 北京：中国中医药出版社，2012
6. 马宝璋，齐聪. 中医妇科学. 9 版. 北京：中国中医药出版社，2012
7. 汪受传，虞坚尔. 中医儿科学. 9 版. 北京：中国中医药出版社，2012